Peter Jentschura · Josef Lohkämper

# Gesundheit durch Entschlackung

Schlackenlösung
Neutralisierung
von Giften und Säuren
Ausscheidung

J

Verlag Peter Jentschura · Münster

Die Ratschläge in diesem Buch sind von den Autoren und dem Verlag sorgfältig erwogen und geprüft; dennoch kann eine Garantie nicht übernommen werden. Sie sollen bei bestehenden Krankheiten auch nicht den Besuch eines Arztes oder Heilpraktikers ersetzen.

Eine Haftung der Autoren bzw. des Verlages und seiner Beauftragten für Personen-, Sach- und Vermögensschäden ist ausgeschlossen.

Die Deutsche Bibliothek – CIP-Einheitsaufnahme

**Jentschura, Peter:**
Gesundheit durch Entschlackung:
[Schlackenlösung, Neutralisierung von Giften und Säuren, Ausscheidung] / Peter Jentschura; Josef Lohkämper.
Münster: Verlag Peter Jentschura, 1998
1. Auflage Dezember 1998
2. erweiterte Auflage März 1999
3. unveränderte Auflage August 1999
4. erweiterte Auflage Dezember 1999
5. erweiterte Auflage Mai 2000
6. Auflage Oktober 2000
7. Auflage März 2001
8. erweiterte Auflage Dezember 2001
ISBN 3-933874-33-5



ISBN 3-933874-33-5

# Inhalt

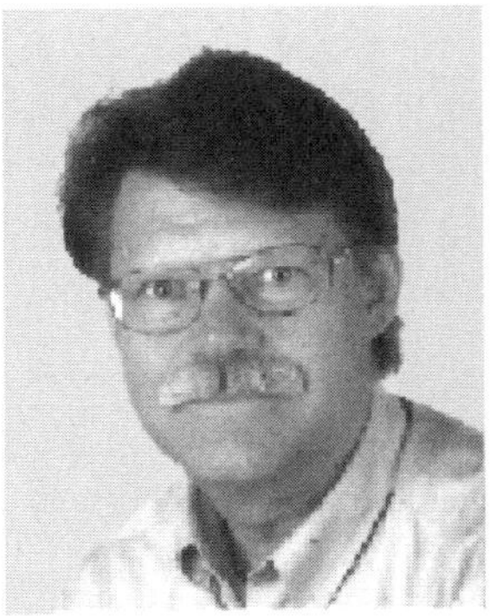

Peter Jentschura

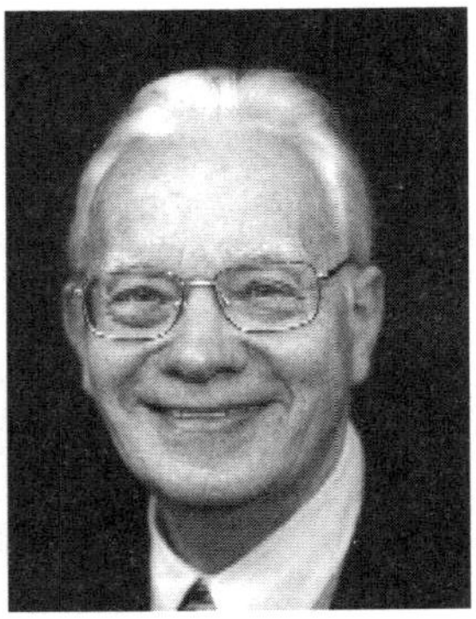

Josef Lohkämper

Liebe Leserin,
lieber Leser,

wie lesen Sie ein Sachbuch? Lesen Sie es, ohne abzusetzen schnell von vorne bis hinten durch? Das wird in den seltensten Fällen gelingen. Ganz sicher finden Sie immer verschiedene Kapitel, vielleicht in diesem Buch diejenigen über den Haarwuchs, über die Cellulite, über den Genuß oder über andere Themen besonders interessant und lesen diese zuerst.

Wir haben deshalb jedes einzelne Kapitel so gestaltet, daß es, für sich gelesen, möglichst schlüssig und umfassend dargestellt ist und auch dann verstanden wird, wenn man nicht sämtliche vorherigen Kapitel bereits gelesen hat oder alle folgenden noch lesen muß.

Insofern wiederholen sich verschiedene Aussagen öfter, was wir für den Fall zu entschuldigen bitten, daß gerade Sie dieses Buch ohne abzusetzen von der ersten bis zur letzten Seite durchlesen sollten. Seien Sie hiermit zu Beginn Ihrer Lektüre ganz herzlich begrüßt.

Sie wollen, ebenso wie wir, die beiden Autoren dieses Buches, möglichst lange leben, das Leben genießen und dabei gesund bleiben. Gelänge einem das, bliebe man mit Sicherheit gleichzeitig lange jung und schön, voll von Kräften des Körpers und des Geistes, der Seele und der Sexualität. Dieses Gottesgeschenk wünschen wir Ihnen, sind wir doch zu keinem anderen Zweck als Menschen auf die Erde gekommen, um als ursprünglich geistige Wesen auf dem Planeten Erde die Verbindung von Geist und Materie zu erleben. Diese Einfleischung (Inkarnation) von Geist in Materie macht LEBEN aus, – ob bei Pflanze, Tier oder Mensch!

Wir sind sicher, daß alle Menschen ihre Inkarnation gewünscht haben, weil sie ihren Geist in der Materie erleben wollten. Dieses Erleben kann ein hoher und lange anhaltender Genuß sein. Möglicherweise wird es aber auch ein kurzer und heftiger Genuß, gefolgt von jahrzehntelangen Qualen. Diese werden umso schmerzhafter sein, je weniger das Haus gepflegt wurde, in welches der Geist während der Menschwerdung einzog, in unseren Körper.

Leider gibt es die unbestreitbare Tatsache, daß viele Menschen jahrelang „auf Teufel komm heraus“ leben, ohne daß körperliche Probleme auftreten. Sie können sich aufgrund ihrer Veranlagung und ihres Erbgutes als Kinder verantwortungsvoller Eltern alle Genüsse unserer Zeit scheinbar ungestraft leisten. Allerdings zeugen sie kranke und schwache Kinder, die sich den fröhlichen Lebenswandel ihrer Eltern nicht mehr werden leisten können.

Alle Menschen müssen aufpassen, daß sie ihr körperliches Startkapital hüten und nicht unnötig schnell verlieren oder verspielen.

Wir leben auf dem Planeten der Aufmerksamkeit. Hier gilt es, jeden Tag und jeden Augenblick auf der Hut zu sein, daß weder der eigene Körper noch unser Geist von uns wissentlich oder unwissentlich beschädigt werden. Ist das der Fall, senden sowohl der Körper als auch der Geist sofort Warnsignale. Wir sollten sie kennen und auf sie hören! Tun wir das, werden wir mit einer langen, glücklichen und gesunden Inkarnation belohnt werden.

Dieses ist ein Buch des gesunden Menschenverstandes und der mutigen Hypothesen für eine neue Zeit und Gesundheit, weniger ein Buch der akademischen Wissenschaftlichkeit. Diese hat nach dem offenkundigen Scheitern der Raumfahrt, nach dem gefahrvollen Experimentieren mit der Atomtechnologie und jüngstens mit ihrem Schritt in die Genmanipulation viel von ihrem alten Ansehen eingebüßt. Nachdem dann noch neueste soziologische Studien gezeigt haben, daß die immer wieder postulierten „neuesten wissenschaftlichen Erkenntnisse“ eine durchschnittliche Halbwertszeit von lediglich zweieinhalb Jahren haben, bis „allerneueste wissenschaftliche Erkenntnisse“ exakt das Gegenteil der nunmehr überholten Erkenntnisse beweisen, erfreuen wir uns an der brandneuen These: „Wissenschaftlichkeit ist Irrtum auf dem neuesten Stand.“

Diese Verfallszeit wissenschaftlicher Erkenntnisse und Dogmen betrug in der Antike Jahrtausende, im Mittelalter Jahrhunderte, in der Moderne Jahrzehnte und jetzt noch wenige Jahre. Das Ende der jetzigen Zivilisation ist dann gekommen, wenn die Halbwerts- oder Verfallszeit gegen Null geht. Das ist gleichzeitig der Zeitpunkt der Erkenntnis, daß alle bisherigen Forschungsergebnisse falsch waren. Nach Adam Riese sind es bis dahin noch sechs bis maximal zwölf Jahre.

Korrekterweise bezeichnet sich z.B. die Medizin nicht als Wissenschaft, sondern als KUNST. Das sollte sie auch sein, ist doch in der Natur kein Mensch wie der andere. Selbst keine einzige Schneeflocke sieht so aus wie die nächste. In der Medizin bzw. in der medizinischen Behandlung von Mensch und Tier ist nichts mit gleichem Erfolg exakt wiederholbar.

Jedes lebendige Wesen – ob Pflanze, Tier oder Mensch – ist ein unverwechselbares Individuum.

> **Viele wollen nicht über 80 werden**
>
> **Hamburg (dpa). Viele Deutsche (44 Prozent) wollen nicht älter als 80 Jahre alt werden. Das ergab eine Forsa-Umfrage für die Hamburger Zeitung „Die Woche“. Nur 18 Prozent der Deutschen wollen 100 Jahre alt werden.**
>
> Westf. Nachrichten, 07. 08. 97

So wird es bleiben, solange es Wissenschaftlern nicht gelingt, diese gottgewollte Individualität außer Kraft und an ihre Stelle eine homogene und immer wieder reproduzierbare Masse gleichartiger Pflanzen, Tiere und Menschen zu setzen.

Davor bewahre uns der allmächtige Gott, unser eigener gesunder Menschenverstand und eine gehörige Portion Mut oder Zivilcourage!

Zu welchem Zweck werden jetzt Tiere geklont? Sinn und Zweck kann nur die problemlose wie hemmungslose Massen-„produktion“ mit anschließendem „Verbrauch“ sein. Ob wir es wahrhaben wollen oder nicht, – uns Menschen droht ein gleichartiges Schicksal, wenn wir in den nächsten Jahren nicht auf der Hut sind!

Wir Menschen vom alten Menschenschlage wollen jedoch weder als Verbraucher noch als Arbeitnehmer, Rentner, Pensionäre oder sonstwie „verbraucht“ werden! Wir wollen unser Leben mit seinen vier Abschnitten in eigener Selbstbestimmung gestalten: Unsere Kindheit, unsere Jugend, unser Erwachsensein und unser Alter.

Dafür brauchen wir einen gesunden Körper mit einem neuen Körperverständnis, wie es uns bereits die alten Griechen lehrten. Diese betrachteten ihren Körper als „Tempel ihrer Seele“. Dieses Körperverständnis gilt es zu erneuern. Dafür brauchen wir vor allen Dingen viel Wissen um die täglichen wie lebenslangen stofflichen Abläufe in unserem Körper, damit wir während eines langen Lebens stets gesund an Körper und Geist bleiben.

Folgt man einer Pressemitteilung vom 07. August 1997, dann wollen 44 Prozent der Deutschen nicht älter als 80 Jahre alt werden. Diese Mitteilung erfreut sicherlich die Rentenversicherer und die Regierenden.

Wir freuen uns über die 18 Prozent der Befragten, die gerne 100 Jahre alt werden möchten. Dabei ist unsere Vermutung diejenige, daß lediglich 18 Prozent unserer Bevölkerung so gesundheitsbewußt leben, daß sie für sich einen beschwerdefreien Lebensabend erwarten.

Die mehrheitlichen 82 Prozent sind sicherlich von einem Leben über 80 voller Krankheiten und Schmerzen überzeugt. Sie müssen der Meinung sein, daß die Jahre über das achtzigste Lebensjahr hinaus nur noch körperliche Leiden, jedoch keine Freuden mehr für sie bereithalten. Ganz sicher leben sie so, daß sie recht behalten würden. Ihre Ansicht vom Altern als schneller und schmerzhafter Verfall des Körpers ist jedoch weder richtig, noch ist dieser Prozeß zwangsläufig, wie wir noch sehen werden.

Das zentrale Anliegen dieses Buches ist die Darstellung der zur Zeit zu beobachtenden lebenslangen Vergiftung und Verschlackung des Menschen und die Aufzeigung von Möglichkeiten, entweder schlackenfrei zu leben oder sich bereits abgelagerter Schlacken sinnvoll zu entledigen.

Aber auch einige andere Bereiche und auch Krankheiten, die wir in jahrzehntelanger Gesundheitsberatung kennengelernt und erforscht haben, werden in diesem Buch besprochen.

Das gilt sowohl für den unterschiedlichen Stoffwechsel von Mann und Frau, für die Einsatzmöglichkeiten basischer statt saurer Körperpflege und für andere Themen wie z.B. für die Definitionen von Gesundheit, Krankheit und Genuß.

Dabei sind wir, die Autoren Peter Jentschura und Josef Lohkämper, keineswegs das, was man heutzutage als „Forscher" bezeichnet, auch wenn wir selbst uns als Naturforscher sehen. Wir sind keine akademischen Naturwissenschaftler, sondern von Beruf beide Drogisten vom alten Schlage, die sich gern als die „letzten Druiden" bezeichnen.

Von diesen lebens-, krankheits- und gesundheitserfahrenen Männern und Frauen gab es früher in Deutschland viele Tausend. Heute ist dieser frühere Heilberuf praktisch ausgestorben, und nur noch die Älteren unter uns können sich daran erinnern. Zu ihnen kamen oft in letzter Verzweiflung die Austherapierten, die absolut Hoffnungslosen, die Todgeweihten. Zu ihnen kamen alle die Ratsuchenden, die schon alle Stufen des etablierten Gesundheitssystems durchlaufen hatten, denen jedoch niemand hatte helfen können. Heute hat diese Position der Heilpraktiker oder der Arzt für Naturheilkunde übernommen.

Besonders haben wir uns bei einer Heilpraktikerfamilie zu bedanken, der Familie Leisen aus Sinzig am Rhein. Diese Familie, insonderheit der verstorbene Vater Matthias Leisen, aber auch seine Tochter, Frau Vanselow-Leisen, haben in über siebzigjähriger Forschungsarbeit Grundlegendes über die Körperchemie erforscht.

Noch heute sind wir unserem früheren Kollegen Joachim Wedhorn aus Münster dafür dankbar, daß er uns Anfang der 80er Jahre auf das so wichtige Buch „DIE LEISENKUR" aufmerksam gemacht hat. In diesem Buch weist Frau Vanselow-Leisen nach, welche chemischen Elemente an welchen Krankheitsgeschehen beteiligt sind. Das sind nach Leisen z. B. die sieben Schlacken von Arsen, Eisen, Germanium, Blei, Samarium, Zinn und Zink beim Krebs.

Insofern macht es einen Sinn, wenn Heilpraktiker bei Krebs Pb D 20 verschreiben, um die Bleischlacken aufzulösen und auszutreiben. Mit diesem Mittel treffen sie allerdings nur eine von insgesamt neun Krebsschlacken. Wir haben nämlich weitergeforscht und festgestellt, daß am Krebsgeschehen neben den von Vater und Tochter Leisen erforschten

**Energiereiche, neutralisierungsfähige Elemente in den Gemüsen**
**(nach Leisen / Lohkämper)**

**Rote Beete**
Elemente: As, Ca, Co, Cs, Er, Fe, Ge, J, Li, Mg, Na, P, S, Si, Sm, Sr, Te, Zn

**Sauerkraut**
Elemente: Ag, Al, Au, Br, Ca, Cu, Fe, Ge, Hf, K, Mg, O, S, Sb, Sr, Zn

**Zwiebeln**
Elemente: Cd, Cr, Cs, Cu, K, Li, Mg, P, Pt, S, Sr, Zn

**Rettich, weiß**
Elemente: F, H, Hf, J, Mn, Os, S, Sm, Sr

**Spargel**
Elemente: C, Cl, Fe, Ge, H, K, Mg, O, P, S, Se, Si, Zr

Elementen auch noch diejenigen von Strontium und Titan beteiligt sind. Diese Schlacken sind keine Krebsursachen, sondern lediglich Krebssymptome und -begleiter, die sich im Kampf des Organismus gegen den Krebs geopfert bzw. verschlackt haben.

Gleichzeitig hat die Heilpraktikerfamilie Leisen erforscht, welche Elemente in welchen Pflanzen, Gemüsen, Salaten, Gewürzen, usw. wirksam enthalten sind. Die Forschungen und Erkenntnisse dieser Familie waren für uns Grundlage und Anstoß zu eigenen Forschungen. In Abstimmung mit Frau Vanselow-Leisen haben wir die Forschungen fortgesetzt, die sie und ihr Vater begonnen haben.

So waren wir in der Lage, sowohl Rezepturen für einen Tee als auch für ein Lebensmittel und ein Körperpflegemittel zu entwickeln, welche sämtliche Elemente enthalten, die an unserem menschlichen Stoffwechsel beteiligt sind. Dadurch kann jeder Körper mit einem solchen Tee alle möglichen Schlacken aller möglichen chemischen Zusammensetzungen auflösen, Säuren und Schlacken über die Haut ausscheiden und sich aus den angebotenen Mineralstoffen entsprechend zusammengestellter Lebensmittel alle die Elemente entnehmen, derer er gerade bedarf.

Bei Tee und Lebensmitteln spielt die Forderung nach der Anwesenheit aller Elemente, Mineralstoffe und Spurenelemente, aus denen unser menschlicher Stoffwechsel besteht, eine besondere Rolle. Bei der Körperpflege spielt diese besondere Rolle die Forderung, daß Körperpflege, die der Entschlackung dienen soll, basisch sein muß. Sie sollte nicht chemisch sauer sein, wie es im Augenblick von der Mehrzahl der Wissenschaftler empfohlen wird, die unsere moderne Körperpflege zu verantworten haben.

Insofern empfehlen wir Ihnen unbedingt die Lektüre des im Turm-Verlag erschienen preiswerten Buches DIE LEISEN-KUR. Die Forschungsergebnisse der Familie Leisen beruhen auf über siebzigjähriger

**Die Elementeschlacken und Elementedefizite sind von Krankheit zu Krankheit verschieden.**

**Energetisch verbrauchte bzw. mit Säuren verbundene Elemente (nach Leisen / Lohkämper)**

**Aids**
beteiligte Elemente: Au, Ca, Cd, Cl, Co, Cu, Fe, Ge, Hf, Hg, Ir, K, La, Mg, N, Na, Ni, O, Os, P, Rb, Se, Si, Sr, Te, Ti, Zn

**Amalgamvergiftung**
beteiligte Elemente: As, Bi, Br, Ca, Cl, Co, F, Hg, Ni O, Pb, Sn, V

**Diabetes mellitus**
beteiligte Elemente: Au, Cr, Hf, J, La, Pt, S, Zn

**Krebs**
beteiligte Elemente: As, Fe, Ge, Pb, Sm, Sn, Sr, Ti, Zn

**Rheuma**
beteiligte Elemente: Br, Ce, Cr, Cs, Cu, Hg, Li, Mg, Sn, Sr

Empirik. Sie entsprechen mithin einem Höchstmaß an Wissenschaftlichkeit.

Natürlich reklamieren auch wir Wissenschaftlichkeit für uns. Es ist dies unsere jahrzehntelange Beratungs- und Forschungserfahrung, die „Wissen schafft“, basierend auf jahrhunderte- oder sogar jahrtausendealter Überlieferung unserer eigenen und anderer Kulturen.

Jahrzehntelang haben wir liebe Kunden, Freunde, Bekannte und Verwandte erlebt, wie sie verblühten, erkrankten oder starben, ohne daß wir oder sonstwer ihnen hätte helfen können. Bis wir vor etwa zwanzig Jahren den Entschluß zu dem Versuch gefaßt haben, das Wesen der sog. „modernen Zivilisationskrankheiten“ zu ergründen und aus den gewonnenen Erkenntnissen Therapien, Ernährungsformen, Produkte und Geräte zu entwickeln, die bei diesen Krankheiten hilfreich sein sollten.

In diesen zwanzig Jahren ist uns klargeworden, daß es weder dieses Buches bedürfte, noch der Heerscharen von Therapeuten, noch der Flut von Krankenhäusern und Arzneimitteln unserer Zeit, wenn es denn eine an der Gesundheit der Menschen orientierte Politik gäbe. Das Gegenteil ist leider der Fall.

Die EG-Gesundheitsminister unterschreiben sogar jegliche großflächige Zigarettenwerbung anstatt sie zu verbieten. Dabei haben sie einen Eid darauf geleistet, gesundheitlichen Schaden von den ihnen anvertrauten Völkern und Menschen zu wenden!

Einzig und allein aus dem Fehlen einer offiziellen wirklichen Gesundheitspolitik resultiert der individuelle Zwang, daß sich jeder von uns selbst um seine eigene Gesundheit kümmert. Außer ihm selbst und denen, die ihn lieben, ist zur Zeit kaum jemand daran interessiert.

Dabei ist oder wäre es so unendlich einfach, gesund zu sein und lange zu bleiben! Ganz bestimmt werden Sie sich im Verlaufe der Lektüre immer wieder fragen: „So einfach soll das alles sein?!“

Wir wollten es vor Jahren auch nicht glauben, als uns die Schuppen von den Augen fielen. Den meisten Zivilisationskrankheiten liegt ein einziger gemeinsamer Nenner oder Sockel zugrunde. Es ist ein Phänomen namens GENUSS. Mit der Erkenntnis dieses Phänomens, seiner Ursachen und Verschiedenartigkeit, seiner Folgen von Verätzung, Verschlackung und Degenerierung und deren Überwindung liegt plötzlich das ganze Feld der modernen Zivilisationskrankheiten so leicht lösbar vor einem, wie wenn man einen gestrickten Pullover von der letzten bis zur ersten Masche aufribbelt.

Bevor wir uns jetzt auf unsere Entdeckungsreise begeben, nehmen wir Gelegenheit, uns bei Herrn Heilpraktiker und Psychotherapeuten Karl-Heinz Hanusch in Wiesbaden für seine liebevolle Mitwirkung an diesem Buche zu bedanken.

Peter Jentschura · Josef Lohkämper

## Vorwort zur vierten Auflage

Liebe Leserin,
lieber Leser,

haben Sie ganz herzlichen Dank für die großartige Aufnahme, die unser Buch bei Ihnen gefunden hat. Wer hätte vor einem Jahr gedacht, daß wir innerhalb von zwölf Monaten sage und schreibe vier Auflagen drucken würden?!

Unser Dank gilt auch all denen, die uns auf Druckfehler aufmerksam gemacht, uns fachliche Anregungen gegeben oder uns wichtige Fragen gestellt haben. Letztere haben dazu geführt, daß wir uns in der Zwischenzeit mit einigen Themen beschäftigt haben, deren Beantwortung wir in dieser Ausgabe vorlegen. Die wichtigsten dieser Fragen waren:

Wie kann man immer noch zu beobachtende Erstverschlimmerungen beim Entschlacken vermeiden?
Wie kann man die Ausschwemmung von Schadstoffen, Säuren und Schlacken verbessern?
Wie takten die Säure- und Basenfluten durch den Rhythmus von Tag und Nacht?
Gibt es einen besonderen Geheimtip für die Gesunderhaltung?

Eine wunderbare Hilfe, Erstverschlimmerungen durch Säure und Gifte aus der Lösung von Schlacken zu vermeiden ist das Trinken von 1 bis 2 l Wasser neben dem schlackenlösenden Tee und der normalen täglichen Ernährung. Oftmals bringt das Trinken von einem einzigen Glas Wasser eine sofortige Linderung bei akuten Schmerzen, Mißbefindlichkeiten oder Anfällen. Das geschieht allein dadurch, daß die verursachenden Säuren und Giften verdünnt und weggeschwemmt werden.

Der Geheimtip ist lediglich die Erweiterung dieses guten Rates, täglich klares, weiches Leitungswasser oder mineralstoffarmes Heilwasser zu trinken um den Tip, dieses Wasser zu magnetisieren. Diese Magnetisierung kann dadurch erfolgen, daß man immer einige Gläser Wasser zu Hause oder am Arbeitsplatz stehen hat, in denen ein Magnetit liegt. Diesen Edelstein bekommen Sie für ein paar Mark beim Juwelier.

Innerhalb von ein bis zwei Stunden hat der Magnetit seine wichtige magnetische Energie auf das Wasser übertragen . Warum legen wir so großen Wert auf eine Magnetisierung des Wassers?

Wir wollen die Kraft und Substanz des Knochens stärken! Dazu bedarf es sowohl einer geeigneten Mineralstoffversorgung als auch magnetischer Kraft.

Wir alle sind z. Z. sowohl durch den Streß unserer Zeit als auch durch alle möglichen energetischen Belästigungen aus Funk und Fernsehen, Radar, Halogenstrahlern, Mikrowelle, usw. elektrisch überfrachtet. An magnetischer Energie sind wir alle gleichermaßen verarmt.

In unserem Organismus ist der Knochen, „der Vater unserer Gesundheit“, der magnetische Gegenspieler der Elektrizität. Diese finden wir in allen Fließvorgängen unseres Körpers, sei es in den Blutgefäßen oder den Nerven oder sogar in den unsichtbaren Energiebahnen, in welche der Akupunkteur sticht.

Wir richten also in Zukunft ein besonderes Augenmerk auf die Stärkung unserer Knochen. Diese erreichen wir natürlich erstens mit einer Zufuhr energiereicher Mineralstoffe, dann aber auch dadurch, daß wir sie vor Säuren und Giften verschonen, jetzt zusätzlich dadurch, daß wir ihm seine magnetische Kraft stärken. Mißt man jeden Knochen radiästhetisch, stellt er sich uns als regelrechter Stabmagnet mit einem Plus- und einem Minuspol dar.

Die Knochen werden auch durch Vitamin D gestärkt. Erfahrungsgemäß bildet sich dieses durch Fotosynthese unter Einwirkung von Sonnenlicht aus dem eigenen Hautfett. Nehmen wir also bewußt Licht- und Luftbäder, ohne unsere Haut dabei zu strapazieren und zu verbrennen.

Wer eine trockene Haut hat, reibt sich vor dem Sonnenbad mit Weizenkeimöl, mit Mandelöl oder mit Olivenöl ein. Auch Lebertran mit täglich ein bis zwei Kapseln ist ein guter Helfer für den Erhalt unserer Knochen. Aus der täglichen Ernährung sind besonders hilfreich süße Mandeln, Haselnüsse, Walnüsse, auch Oliven und die Hirse!

In den letzten Monaten hat Josef Lohkämper ein feines Instrumentarium zur Überwindung von Mykosen entwickelt. Dieses Vorgehen sieht die Einnahme je eines Basentrunkes vor, das ist ein Glas Wasser mit einer Messerspitze Basensalz, jeweils um 10.00 Uhr, 16.00 Uhr und 22.00 Uhr.

Das zweite Instrumentarium dieser dreimonatigen Basenkur ist ein basischer Einlauf mit einem Liter Kräutertee pro Woche. Dazu wird eine Messerspitze Basensalz auf einen Liter Tee gegeben.

Als wir diese intuitive Festlegung auf exakt diese Zeiten untersuchten, stießen wir auf ein Phänomen. Genau in diesem Sechs-Stunden-Takt gehen Basenfluten durch den Organismus, dann noch eine weitere um 4.00 Uhr morgens. Im gleichen Sechs-Stunden-Takt durchflutet Säure den Körper, jedoch zeitversetzt, so daß der Körper alle drei Stunden im Wechsel eine Säure- und eine Basenflut erlebt. Wer denkt da nicht sofort an den Takt von Ebbe und Flut. Wie sagte doch Hermes Trismegistos: –„Wie im Großen, so im Kleinen!“

An einem weiteren Thema arbeiten wir noch. Das sind grundlegende Ernährungsempfehlungen, die wir in einer der nächsten Auflagen in das Buch integrieren wollen. Eines können wir jedoch schon heute sagen. Wir alle haben den Verzehr von Fleisch und Fleischprodukten ebenso drastisch einzuschränken wie denjenigen von Milch und Milchprodukten. Besonders Kuhmilch ist herzlich wenig für den menschlichen Verzehr geeignet. Die für die Milchverdauung notwendigen Enzyme stehen dem Menschen lediglich in seinem Säuglingsalter zur Verfügung. Milch ist ein Nahrungsmittel für Kälber und Babys. Am wenigsten ist Milch geeignet, als Kalziumspender beispielsweise bei der Osteoporose wirksam zu sein. Ganz im Gegenteil ist Milch eher ein Kalziumräuber als ein Kalziumspender.

Das Trinken von energiereichem Wasser, eine vollwertig-vegetarische Küche und die Weglassung der augenblicklichen zivilisatorischen „Genüsse“ sind hilfreicher. Enthaltsamkeit bei all diesen „Genüssen“ wird belohnt durch einen gesunden Körper, einen wachen Geist und eine glücklich zufriedene Seele.

Peter Jentschura Josef Lohkämper

## Vorwort zur sechsten Auflage

Liebe Leserin, lieber Leser,

wir schreiben den Oktober des Jahres 2000, und wir drucken gerade die sechste Auflage mit weiteren 10.000 Exemplaren. Wer hätte das gedacht?!

Auch für diese Auflage galt es, noch einige Druckfehler zu korrigieren und einige wichtige Erweiterungen einzufügen. So sind beispielsweise zur Anwendung basischer und saurer Körperpflege einige neue Erkenntnisse in die Auflage eingeflossen. Wir weisen in der neuen Auflage darauf hin, daß man beispielsweise nach einem basischen Bad mit einem pH-Wert von etwa 8,5 keine drastisch saure Schlußspülung machen sollte. Für eine derartige Schlußspülung, die oftmals gemacht wird, wenn Hautjucken auftritt, genügen pH-Werte zwischen 5 und pH 6. Derartige Werte erreicht man, wenn man etwa 5 Litern basischen Badewassers eine halbe Flasche Brottrunk oder einen Schuß Obstessig hinzufügt.

Wichtig war uns auch der Hinweis auf die Notwendigkeit einer von uns entwickelten „Entlastungsentschlackung" bei Ulcus und Decubitus. Beide Krankheiten werden z. Zt. immer öfter mit Hauttransplantationen behandelt. Uns scheinen entlastende Ausleitungsmaßnahmen sinnvoller, welche den Ulcus oder den Decubitus als Orte der Ausleitung schonen und dadurch eine Regenerierung des oftmals desolaten Gewebes ermöglichen. Aus den Kreisen unserer therapierenden Leserschaft haben wir in den letzten Monaten wiederholt gehört, daß es nach Hauttransplantationen von Ulcus und Decubitus kurze Zeit später oder in Zeiträumen bis zu einem halben Jahr danach zu Schlaganfällen gekommen ist.

Sinnvoll ist die entlastende Entschlackung neben einer Leberstärkung mit basischen Wikkeln oder Kräutern wie Erdrauch, Artischocke, Löwenzahn und Mariendistel auch bei Hämorrhoiden. Diese sollten auf keinen Fall verödet werden. Bei ihnen handelt es sich um nicht mehr und nicht weniger als um einen Pfortaderrückstau bis zum Anus hinunter, wo der Körper „aufmacht", um das vergiftete Blut, den Menses vergleichbar, auszuscheiden. Bei Hämorrhoiden ist der Weg zur Heilung immer zuerst über die Suche nach den Ursachen zu finden. Das ist entweder eine übermäßige Vergiftung und Versauerung oder eine Schwäche der Leber. Diese ist zu stärken, während jede weitere Vergiftung und Versauerung auszuschließen ist. Vergiftung und Verschlackung werden mit Entschlackung therapiert. Dann verschwinden die Hämorrhoiden von selbst.

In der letzten Zeit haben wir uns noch einmal intensiv mit der Problematik des Haarverlustes beschäftigt und auch in diesem Kapitel einige wichtige Ergänzungen eingefügt. Besonders wichtig war uns die Erkenntnis, daß u. a. auch Zahnherde für Haarverlust verantwortlich sein können.

Die Anweisungen, was zur Regenerierung von Haarwuchs notwendig ist, haben wir wesentlich erweitert und verbessert. Die zahlreichen Berichte zu Erfolgen neuen Haarwuchses bestätigen die Richtigkeit unserer Thesen und Hinweise.

Peter Jentschura · Josef Lohkämper

# Medizingeschichte

**Am Ende des 20. Jahrhunderts unserer Zeitrechnung hat die Menschheit den Punkt ihrer Entwicklung erreicht, an welchem sie sich am weitesten vom verlorenen Paradiese entfernt hat. Waren dort und damals alle Lebewesen, den Menschen eingeschlossen, gesund und lebten in Harmonie zusammen, sind jetzt alle krank, und das Leben wird von Disharmonie, Ausbeutung und von Krankheiten bestimmt. Die herrschenden Zustände lassen einen drastischen Umbruch aller Lebensbereiche erwarten.**

Wir schreiben das Jahr 1998 und stehen damit kurz vor der Wende in das nächste Jahrtausend. Viele Menschen erwarten innerhalb der nächsten Jahrzehnte den Übergang in ein neues Zeitalter. Es heißt, daß wir jetzt das sog. Fischezeitalter verlassen und in das sog. Wassermannzeitalter eintreten. Blicken wir zurück, dann wissen wir auf alle Fälle, was wir vom Fischezeitalter gehabt haben. Es ist das Zeitalter von Blut, Schweiß und Tränen gewesen, vor allen Dingen das Zeitalter der Disharmonie, ein Zeitalter der Dualität, der Kriege und der Krankheiten.

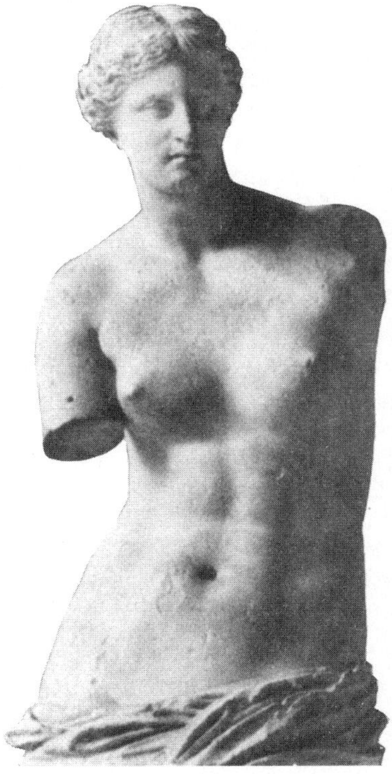

Derartiges wird aus der Antike nicht berichtet. Ganz im Gegenteil leuchten uns aus dieser Epoche der Menschheit strahlend schöne Skulpturen herüber, die von einer blendenden Gesundheit der damaligen Menschen zeugen. Das alte Griechenland betrieb für viele Jahrhunderte vorbildliche Körperkultur. Diese reichte von einer naturgemäßen Ernährung über sinnvolle und nicht übertriebene Gymnastik im Freien bis zu einer zeitaufwendigen und effektiven Körperpflege. Aus noch ferneren Vergangenheiten dringt der Mythos vom legendären Paradiese zu uns.

Scheinbar sind wir am finstersten Ende eines finsteren Zeitalters angelangt, richten sich doch die Erwartungen an das kommende neue Zeitalter wieder auf den verlorengegangenen Besitz von Gesundheit, Frieden, Harmonie und Schönheit.

Vor kurzem hatten wir Besuch von zwei Herren der Universität Peking, die uns im Verlaufe des Gespräches die augenblickliche gesundheitliche Lage des europäischen Menschen recht drastisch verdeutlichten. Sie suchten einen Importeur, der für Europa ein Energiepapier vertreiben sollte, welches sie in ihrer Universität entwickelt hatten. Es fühlte sich weich und samtig an wie ein Löschpapier. Auf unsere Frage, welches das hauptsächliche therapeutische Anwendungsgebiet für dieses Papier sei, erhielten wir die Antwort, daß es

**Der Gesundheitsmarkt**
**„Alle sind krank"**

Römisches Sprichwort:
„Je mehr Ärzte, je mehr Kranke"
- 22.000 Apotheken
- 300.000 Ärzte
- 530.000.000.000 DM Umsatz

Immer neue „Gesundheitsreformen" sind lediglich Krankheitsfinanzierungsreformen.

Das etablierte System beseitigt nicht die Krankheitsursachen, erforscht sie auch nicht, sondern es liefert lediglich immer neue „Therapieformen".

in China bei Krebs, in der Hauptsache beim Brustkrebs der Frauen, mit gutem Erfolg eingesetzt würde. Dieses Papier tragen krebskranke Frauen in China wie eine Stilleinlage.

Uns leuchtete die Argumentation sofort ein, betrachten wir selbst den Krebs doch ausschließlich als energiedefizitäres Geschehen, welches der Körper exakt im Verhältnis des erlittenen Energieverlustes mit Materiebildung beantwortet. Aber wir sahen vor dem gesetzgeberischen Hintergrund unseres Staates keine Möglichkeit, dieses Papier mit seiner Wirksamkeitsaussage in den Markt einzuführen.

Die beiden Herren waren recht enttäuscht und gaben uns vor ihrem Abschied folgendes zu bedenken: Wenn man in ihrem Lande tausend Menschen wahllos zusammensuche, dann träfe man fast nur gesunde und lächelnde Frauen, Männer und Kinder. Nur sehr wenige benötigten einen Arzt oder Medikamente.

Suche man bei uns in Europa tausend Personen wahllos zusammen, lächele kaum jemand, und mehr oder weniger alle seien in ärztlicher und medikamentöser Behandlung. Da hatten wir unser Fett!

**Krankheit ist immer individuelles und soziales Problem, die Gesundheit des einzelnen läßt sich vom allgemeinen Wohl nicht trennen. Medizin ist eine soziale Wissenschaft, und der Kampf um Gesundheit muß individuelle Veränderungen mit sozialer Reform verknüpfen. Das deutsche Gesundheitssystem kostet inzwischen an die 500 Milliarden DM im Jahr. Die AOK Deutschland ist so groß wie die Daimler Benz AG: 100 Milliarden Umsatz.**

Neues Deutschland, Februar 97

Mittlerweile bedauern wir sehr, diesen Kontakt nach Peking nicht weitergepflegt, sondern die Verbindung dorthin verloren zu haben. Nach Möglichkeit werden wir versuchen, den damaligen Zufallskontakt wieder neu zu knüpfen.

Bliebe noch anzumerken, daß in China der Arzt jahrtausendelang dafür und so lange entlohnt wurde, wie der Auftraggeber gesund blieb. Diese Honorierung ist ganz bestimmt sinnvoller als unser zur Zeit an der Krankheit orientiertes System.

Auf alle Fälle war der Besuch aus China für uns Anlaß, über die Medizingeschichte der Menschen und Völker nachzudenken.

Zu Ihrem Amüsement drucken wir die von dem Umsatz Verlag im Jahre 1987 entwickelte MEDIZINGESCHICHTE Europas ab. Natürlich ist sie uneingeschränkt unwissenschaftlich, rein hy-

# Medizin-Geschichte

| Zeitalter | Stadium | Stand der Medizin | Charakteristica | Gesundheitszustand | Krankheitszustand | Krankenstand in % der Bevölkerung |
|---|---|---|---|---|---|---|
| **Vorgeschichte** | Instinkt | es gibt keine | "Paradies" | alle Menschen sind gesund (oder tot) | niemand ist krank | **0 %** |
| **Urgeschichte** | Erfahrung | Beschwörung | erste medizinische "Hilfen" | hohe körperliche Widerstandskraft | Krankenpflege wird möglich | **0,01 %** |
| **Atlantis 30.10000 v. Chr.** | Erprobung und göttliche Belehrung | Behandlungen Ärzte, Medikamente | erste "Behandlungen" | Schwächung der Wider standskräfte durch die "erste Zivilisation" | die ersten Kranken | **1 %** |
| **Vorzeit 10000-5000 v. Chr.** | Überlieferung | Behandlung und Pflege | Verfall | Rückfall ins Stadium "Urgeschichte" | weniger Kranke | **0,01 %** |
| **Antike 5000 v. -1000 n. Chr.** | Vertiefung | Behandlung, Pflege, Operationen | "Je mehr Ärzte, desto mehr Kranke" (Rom) | Auftreten von "Zivilisationskrankheiten" u.a. Krebs | mehr Kranke und mehr Pflege in den reichen Familien | **0,3 %** |
| **Mittelalter 1000-1500 n. Chr.** | göttliche Belehrung | Behandlung, Pflege, Operationen und Ernährung (s-medizin) | göttliche Offenbarungen der heiligen Hildegard | erneuter "Verfall", gesund oder tot, Seuchen Spitäler | Zeitalter der Seuchen und der Toten - nicht der Kranken | **0,2 %** |
| **Spätmittelalter 1500-1700 n. Chr.** | Erforschung | Behandlung, Pflege, Operationen, Ernährung und chemische Medikamente | Alchimie - Paracelsus, Flegeljahre de Medizin | mehr Ärzte und Behandlungen und mehr Kranke | Beginn der "Experimente" mit den ersten iatrogenen Toten und Kranken/Krankheiten | **0,3 %** |
| **Moderne 18. Jahrhundert** | "zurück zur Natur" Heilung! | Naturheilverfahren Volksheilkunde Erfahrungsmedizin | Kneipp, Rademacher, Hannemann, "Klassik" | einsetzendes Bevölkerungswachstum; immer mehr "Schwache" überleben | klassische Epoche der Medizin Höchststand der Moral | **1 %** |
| **Moderne 19. Jahrhundert** | Verwissenschaftlichung | Labors, Chirurgie, Analysen, Krankenhäuser | Virchow, Röntgen, Siemens, Koch; -die großen "Siege" | mehr Krankenhäuser-mehr Kranke | Erweiterung des Krankheitsbegriffes | **3 %** |
| **Moderne 19./20. Jahrhundert** | Materialisierung | operative Medizin, Krankenhäuser, -kassen | Praxen, Fach-Ärzte, besonders Zahnarzt-Praxen | mehr Praxen, noch mehr Kranke, sinkende Sterblichkeit bei längerer Krankheit | das "Jahrhundert der Kranken" beginnt | **5 %** |
| **Moderne 1955** | Kommerzialisierung | Kuren, Medikamentenschwemme, Tierversuche | Kurorte, Sanatorien, Klinik-Komplexe | Beginn der Ära der Zivilisationskrankheiten, Beginn der Bevölkerungsexplosion | immer mehr Medizin-Kranke und Mißgeburten | **25 %** |
| **Moderne 1975** | Ausbeutung | Ärzte-, Apotheken- und Krankenhausschwemme | der Arzt als Spitzenverdiener | Allergien treten vermehrt auf, die Lebenserwartung sinkt wieder | gigantischer Arzneimittelkonsum mit Krankheitsfolge | **50 %** |
| **Moderne 1985** | Ausplünderung | Krebs-/Zahn- und andere "Vorsorge"-Untersuchungen | immer stärker steigende Beitragssätze der Krankenkassen | Alkohol-, Nikotin-, Coffein-, Zucker- und Medikamentensüchte | die Mehrzahl der Krankheiten resultieren aus der Zivilisation, Medizin und Pharmazie | **75 %** |
| **Moderne 2000** | Zusammenbruch | Diktatur der Schulmedizin und Schulpharmazie | Unterdrückung von Volks- Natur- und Erfahrungsheilkunde und deren Präparaten (geplant) | Kollaps der körpereigenen Widerstandskräfte, Rückkehr für "besiegt" gehaltener Krankheiten. 95% aller Krankheiten iatrogen. | alle sind krank; große verdeckte Koalition zwischen Pharma, Medizin, Industrie und korrumpierter Polit-Bürokratie. | **100 %** |

**Der Schrecken der Moderne**

**Alle sind krank.
Der Körper, eine Müllhalde voll:**
- **Schlacken**
- **Medikamente**
- **Chemikalien**
- **Eiweiß**

pothetisch und mit der blanken Absicht erstellt, zum Nachdenken und zum Schmunzeln anzuregen.

Heute betrachtet sich der Arzt als "Gott in Weiß". Es ist sogar einmal ein Buch aus der Feder eines Arztes erschienen mit dem bezeichnenden Titel "Hinter uns steht nur der liebe Gott". Das behaupteten Jahrhunderte vorher die Päpste. Heute sieht sich der Arzt in dieser Position auf einer Leiter der Hierarchie zwischen uns profanen Menschen und Gott.

Im Jahre 1998 hat der führende deutsche Ärztefunktionär seinem bislang hochangesehenen Berufsstand schweren Schaden zugefügt. Er prägte mit dem "sozialverträglichen Frühableben“ das Unwort des Jahres 1998. Der Mann gab der verblüfften Öffentlichkeit zu verstehen, daß die bislang von der Ärzteschaft geübte Sorgfalt und liebevolle Lebenserhaltung dem kranken Menschen gegenüber nur solange Gültigkeit hat, wie die Gelder für seinen Berufsstand so reichlich weitersprudeln wie seit Jahrzehnten. Herr Dr. Vilmar muß aufpassen, daß er mit derartigen Sprüchen aus den bisherigen „Göttern in Weiß“ nicht „Götzen in Weiß“ macht.

In vielerlei Hinsicht ist die Medizin in die mittlerweile überwundenen Ansprüche und Verhaltensweisen der früheren "Kirche" geschlüpft. Logischerweise sind heute nicht mehr Kirchen die größten Gebäude, die gebaut werden, sondern riesige Klinikpaläste! Traditionell baut die jeweils herrschende und reichste Klasse die größten Gebäude. Gleichfalls logischerweise bewegt der sog. "Gesundheitsmarkt" mit einem Gesamtvolumen von über 500 Milliarden Mark pro Jahr (1996) mehr Geld als der deutsche Finanzminister in Bonn. Die größte Krankenkasse in Deutschland, die AOK, macht den gleichen Umsatz von ca. 100 Milliarden DM wie das größte deutsche Industrieunternehmen, die Daimler - Benz AG in Stuttgart.

Die alten Römer würden sich über die 2000 Jahre nach ihnen eingetretenen Zustände verwundert die Augen reiben. Sie hatten eine ganz und gar andere Meinung von Gesunderhaltung und faßten diese in den knappen Satz: "Je mehr Ärzte - desto mehr Kranke!" Sie bewältigten 1000 Jahre lang ihre ganze Medizin so simpel und drastisch wie erfolgreich. Alles Ungemach oberhalb des Bauchnabels wurde nach oben "abgeführt". Alles Ungemach darunter wurde nach unten bzw. hinten abgeführt.

Rom kannte zwei Heilmittel, den Salbei für die innerliche und das Kohlblatt für die äußerliche Anwendung. Damit war im großen und ganzen die römische Medizin nicht am Ende, sondern hinreichend ausgestattet und obendrein erfolgreich; und Rom hatte Zeit, sich um wichtigere Dinge zu kümmern. Ganz offensichtlich befleißigte man sich damals einer Lebensführung, welche die Menschen gesund erhielt. Ganz im Gegensatz zu heute.

Phasen, in denen viele Menschen krank sind, treten grundsätzlich immer an den von materiellem Reichtum geprägten Enden großer Kulturen auf, die dann regelmäßig zu "Zivilisationen" verkümmern. In diesen Phasen treten dann auch die "großen Ärzte" auf. Das war Hippokrates in Griechenland, Galen in Rom; und heute sind es Männer wie Sauerbruch, Virchow oder Hackethal. Bezeichnenderweise warnte schon Hippokrates vor den schlechten Säften, besonders vor den Säuren. Auch diese sind samt Zivilisation, Genuß und Ärzten zurückgekehrt.

Ganz sicher verdankt die Menschheit all diesen Männern wichtige medizinische und gesundheitliche Erkenntnisse. Jedoch ist zu hoffen, daß wir daran im nächsten Zeitalter keinen Bedarf mehr haben, wenn mit der augenblicklichen, durch und durch kranken Zivilisation auch deren Krankheiten verschwunden sein werden.

Es ist gerade hundert bis maximal zweihundert Jahre her, da erlebte der nordamerikanische Kontinent eine gigantische "ethnische Säuberung." Von den vorher dort beheimateten Indianern ist überliefert, daß sie auf einige tausend Stammesangehörige einen einzigen Medizinmann benötigten, um gesund zu bleiben. Der Mann war Arzt und Priester in einer Person.

Heute benötigen zweihundertfünfundsiebzig Angehörige der sogenannten westlichen Wertegemeinschaft einen Arzt.

Mit der Krankheit geht es mit den jungen Frauen in der Schwangerschaft los, die nicht mehr als Höchstmaß von Gesundheit verstanden wird, sondern als regelmäßig per Ultraschall oder sonstwie zu beobachtende Krankheit. Und selbstverständlich muß dann auch das Neugeborene zu regelmäßigen "Vorsorgeuntersuchungen", zum Impfen, usw., usw. Das moderne sog. "Gesundheitswesen" vermittelt den Eindruck, als gäbe es in der ganzen ansonsten gelungenen Schöpfung eine einzige mißlungene Ausnahme, den Menschen.

## Vilmar schuf das Unwort '98

**Frankfurt/Main** (AP). Das Unwort des Jahres 1998 ist „Sozialverträgliches Frühableben". Die polemische Äußerung des Ärztekammerpräsidenten Vilmar zu den Folgen der Bonner Gesundheitsreform habe das Rennen gemacht, weil es „blanken Zynismus" und „kalten Standesegoismus" zum Ausdruck bringe, erläuterte der Jury-Vorsitzende Schlosser gestern in Frankfurt am Main. Wer auch nur einen Anklang an das Euthanasieprogramm der NS-Zeit wekke, dürfe sich nicht wundern, „wenn das Aufjaulen in der Republik groß ist", betonte der Germanistikprofessor. Auf den Plätzen zwei bis vier der Negativliste plazierte das Gremium „Belegschaftsaltlasten", „Humankapital" und „Moralkeule".

> ## Wissen vermitteln
>
> Gesundheit
>
> **Artikel „Reform-Schicksal steht auf dem Spiel“**
>
> Es ist eine simple Lebensweisheit, daß eine Fehlerquelle nur dann bereinigt werden kann, wenn die Ursache, die dazu geführt hat, erkannt und bewußt gemacht wird. So können dann künftig jene Fehler vermieden werden, die die Fehlentwicklung einleiten und dann zu einem Mißstand werden lassen. Allerdings, wie im obigen Artikel nochmals herausgestellt wurde, hat diese Vorgehensweise in der Gesundheitspolitik bei den großen Volksparteien, der CDU/CSU und der SPD sowie dem Koalitionspartner in der Regierung, der FDP, keine Gültigkeit. Ursächliche Fragen werden nicht gestellt. Man beschäftigt sich mit dem, was das System hervorbringt. Also mit der Kostenflut, und dies mit so einer Akribie, daß das Wesentliche verdeckt wird.
>
> Ein System, welches auf der Verpackung zwar Gesundheitswesen stehen hat, deren inhaltlicher Mittelpunkt aber die Reparaturen von Krankheiten sind, täuscht nicht nur etwas vor, sondern das System ist schon im Denkansatz falsch.
>
> Die Gesundheit ist zuerst da, und man sollte den jungen Menschen ein Gesundheitswissen vermitteln, welches sie in die Lage versetzt, verantwortungsvoll mit ihrer Gesundheit umzugehen. Erwachsene Menschen werden durch Aufklärung und gesundheitsfördernde Maßnahmen in die Lage versetzt, daß sie durch Eigeninitiative die Gesundheit möglichst lange bewahren können.
>
> **Bernd Thier, Münster**
>
> Westfälische Nachrichten, 7. Oktober 1998

Die überdimensionierte medizinische Betreuung setzt sich fort mit allen möglichen Vorsorgeuntersuchungen in der Schule über die Untersuchungen zur “Krebsvorsorge” bis in den nicht mehr bezahlbaren Diagnosekult unserer Tage. Mit der Diagnose konnte die Therapie leider nicht Schritt halten. Deren Möglichkeiten sind in den letzten Jahrzehnten eher verkümmert. Deshalb verpuffen die riesigen Aufwendungen für viele teure Diagnosen wirkungslos.

Oftmals wird mittlerweile von Therapeuten wie von Patienten Diagnose sogar mit Therapie verwechselt. Oder die nicht endenden Diagnosemaßnahmen werden für die Therapie gehalten.

Logischerweise bleiben Heilungsversuche aus, während chronische Krankheiten bzw. die Zahl der chronisch Kranken unablässig steigen. Beides läßt sich vermeiden, wenn in Zukunft die drei von uns formulierten Grundgesetze menschlicher Gesundheit, bzw. die **Drei Gebote** beachtet würden. Sie lauten:

- **Meide Schädliches!**
- **Iß, trink, tue Nützliches!**
- **Scheide Schädliches aus!**

Statt daß jedoch Schädliches ausgeschieden wird, praktiziert der Unverstand unserer modernen oder modernden Zeit Ausscheidungsverhinderungen en masse. Dazu zählen Deodorants und Antitranspirants ebenso wie zu saure Körperpflege, wie Kortikoide oder Hauttransplantationen, wie Verödungen oder die sog. „Pille“.

# Naturverständnis

**Unsere Epoche sieht Gott, den Menschen und die Natur als begrenzte und voneinander getrennte Sphären. Jede jeweils übergeordnete Sphäre geht nach eigenem Gutdünken mit der untergeordneten um. Deshalb unterliegt zur Zeit die Natur der ungehinderten Ausbeutung durch den Menschen. Er betrachtet jede Erscheinungsform von Materie und Energie als Natur, damit als Sache, die er sich ungestraft in jedem Umfang und mit jeder Methode nutzbar machen darf.**

**Das ganzheitliche Naturverständnis der Zukunft sieht Gott, den Menschen und die Natur als eine große Einheit. In dieser sind alle Sphären füreinander verantwortlich.**

Es ist das Naturverständnis unserer Zeit, welches uns in die augenblicklichen Zustände gestürzt hat, die von Krankheit, Verbrechen, Krieg und jeglicher Art von Verunstaltung gekennzeichnet sind. Es ist die atheistisch-materialistische Weltanschauung, die Virchow beim Sezieren einer Leiche einmal die an seine Studenten gerichtete Bemerkung entlockte: "Hier finden wir keine Seele!". Ein Studiosus soll so geistreich wie süffisant gekontert haben: "Aber auch keinen Verstand!" Was Virchow sagen wollte, war, daß der Mensch Materie ist und nichts als Materie.

Wir sehen das anders und glauben, daß jegliches Leben die Verbindung von Geist und Materie ist. Dabei ist für uns auch Materie nicht "tot". Wir sind der Meinung, daß selbst jedes Atom ein Universum für sich darstellt, voll organisierter Energie und höchster, verantwortungsvoller Intelligenz.

Beide sind im Atom in einem Höchstmaß von Disziplin organisiert und obendrein in einem exakten Gleichgewicht der Kräfte zwischen expansiver und impansiver Energie. Im Gleichgewicht dieser beiden Energien existiert Materie. Diese ist nichts anderes als organisierte Energie. Die expansive Energie hat alles Männliche hervorgebracht. Die impansive Energie hat alles Weibliche geprägt. Dabei ist die expansive Energie stets rechtsdrehend (positiv) und die impansive Energie linksdrehend (negativ).

Nach diesem Naturverständnis schläft Gott im Stein und ruht in der Pflanze. Nach diesem Naturverständnis träumt Gott im Tier und erwacht im Menschen. Er lebt in den Göttern, nicht zu verwechseln mit den Außerirdischen, die uns als "Gott" in der Bibel oder als Götter in anderen Mythen der Völker entgegentreten! Gott ist alles und in allem. Die Gesamtheit der Welt, der Natur, des Kosmos ist Gott; und wir sind ein Teil von ihm bzw. ihr.

**Unser Naturverständnis**

- **Gott schläft im Stein.**
- **Gott atmet in der Pflanze.**
- **Gott träumt im Tier.**
- **Gott erwacht im Menschen.**

| **Gebot** | **Verbote** |
|---|---|
| Lebe in Harmonie mit Gott, der Natur und den Menschen! | Du sollst nicht töten! Du sollst nicht in das Atom und nicht in die Gene eingreifen! |

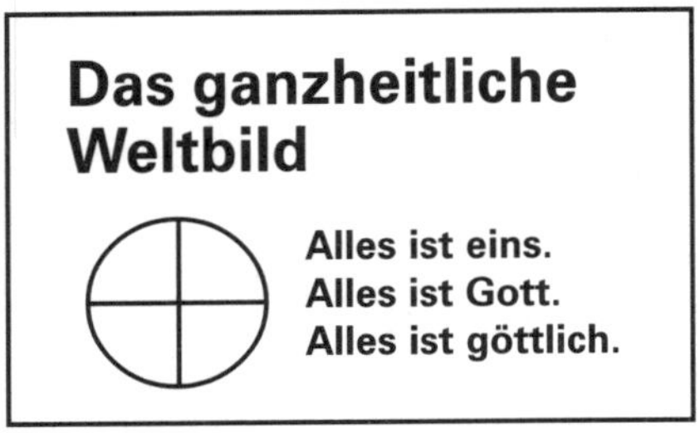
Das ganzheitliche Weltbild
Alles ist eins.
Alles ist Gott.
Alles ist göttlich.

Leider hat das Christentum seinem Gott nur die Herrschaft über eine Hälfte des Naturreiches zuerkannt. In der anderen regiert Satan, der Teufel. Selbstverständlich bringt diese Dualität Konflikte. Diese erleben wir jetzt seit zweitausend Jahren mit sich steigernder Tendenz.

Unser Naturverständnis ist ein ganzheitliches, ein holistisches. Es sieht alle sichtbaren und unsichtbaren Erscheinungsformen der Welt in einem einzigen großen Naturgeschehen vereint: Gott, den Kosmos, den Menschen, das Tierreich, das Mineralreich, das Pflanzenreich, das Menschenreich ebenso wie alle Erscheinungsformen der sichtbaren und unsichtbaren Energien. Wir folgen Max Planck in seiner Erkenntnis, daß Materie ohnedies nichts weiter ist als organisierte Energie.

Innerhalb eines solchen allumfassenden Weltbildes ist jegliche Erscheinungsform göttliche Energie oder von göttlicher Energie aufgebaut und durchströmt. In einem solchen Weltbild trägt jedes Atom Verantwortung für die höher organisierte Materieform, in welche es eingebunden ist. In diesem Weltbild ist jeder Mensch für seine Art genauso verantwortlich wie für das Mineralreich, für das Pflanzen- und Naturreich, wie natürlich erst recht für seinen Heimatplaneten und damit für einen Teil des Kosmos.

Ganz offensichtlich ist unser z. Zt. herrschendes Weltbild diesem Verantwortungsbewußtsein wenig förderlich. Der Mensch sieht sich außerhalb des Naturreiches. So kommt schwerlich Verantwortung auf. Die sowohl größte „wissenschaftliche“ Torheit als auch Verantwortungslosigkeit gegenüber Natur und Gott stellt der Tierversuch dar. Einzig aus dem Tierversuch jedoch leitet jedes moderne Medikament seine „Wissenschaftlichkeit“ ab. Aber nichts ist weniger tauglich, einen auf den Menschen übertragenen Wirksamkeitsnachweis zu erbringen als gerade der Tierversuch.

Der Mensch bedient sich zur Erlangung eines möglichst hohen Maßes von "Wohlstand" aller belebten und unbelebten Erscheinungsformen der Natur. Geht er dabei allzu rücksichtslos vor, nennt man das "Sünde". Diese wird jedoch gegen entsprechende Zahlung an Kirchen, Parteien, Behörden, Bürokratien o.ä. "vergeben".

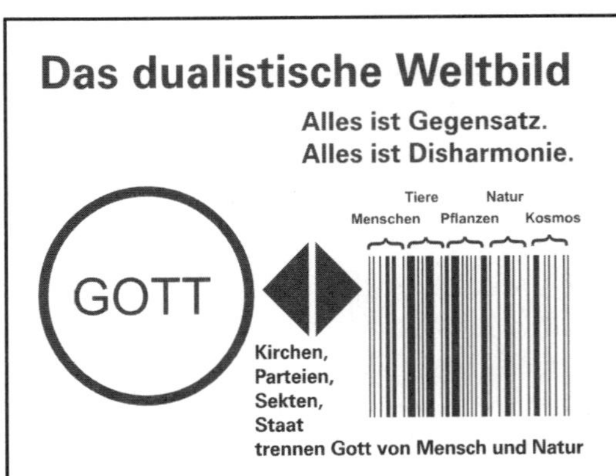
Das dualistische Weltbild
Alles ist Gegensatz.
Alles ist Disharmonie.
Tiere
Natur
Menschen
Pflanzen
Kosmos
GOTT
Kirchen,
Parteien,
Sekten,
Staat
trennen Gott von Mensch und Natur

Die großen Weltkirchen sollten sich zusammen mit Philosophen und Moralisten in das holistische Konzept integrieren und sich nicht länger zwischen dem Menschen und Gott angesiedelt sehen. Es gibt ohnedies unzählige Menschen, die jeder für ihr Leben höhere kritische und moralische Maßstäbe anlegen, als die Philosophen, Moralisten und Kirchen predigen oder praktizieren.

Die Kirchen haben eine Entkernung des Menschen vorgenommen. Sie haben ihm mit seiner Göttlichkeit seinen Maßstab genommen. Seither weiß er nicht mehr selber, was gut und was böse ist. Das muß er sich deshalb ununterbrochen von selbsternannten Autoritäten vorgeben lassen, die sich selbstverständlich auch anmaßen, über ihn zu richten. Schauen Sie unsere beiden Grafiken an, dann können Sie sich ein wirkliches Bild von dem machen, wie wir uns Naturverständnis denken.

**Die Hierarchie von Intelligenz und Skrupel**

Intelligenzgrad und Skrupel organisierter Materie sinken mit steigendem Organisationsgrad.

- Gott (höchster IQ und SQ*)
- Energiequant
- Atom
- Molekül
- Zelle
- Organ
- Mensch
- Familie
- Stamm
- Staat
- Weltstaat (niedrigster IQ und SQ)

*SQ = Skrupelquotient

Sicher wird uns das neue Zeitalter auch ein neues Gott- und Naturverständnis bringen. Dann wird das oberste Gebot lauten: "Lebe in Harmonie mit der Natur!" Dann werden als oberste Verbote gelten: Du sollst nicht töten! Du sollst nicht in das Atom eingreifen! Du sollst nicht in die Gene eingreifen!

Wenn der Mensch unserer Zeit nicht davon abläßt, alle diese Gebote und Verbote zu mißachten, wird er sehr bald in eine ungeheuere Katastrophe steuern. Seine Hilflosigkeit im Umgang mit dem Atommüll läßt Schlimmes befürchten.

Die Wissenschaftler wissen überhaupt nicht, was sie vor sich haben mit den sogenannten "abgebrannten Brennelementen". Es sind, was die atomare Struktur angeht, ihrer männlich-expansiven Energie beraubte "weibliche" Uranatome. Diese zehren in wahrhaft entsetzlicher Intensität jegliches Leben aus bestehender, gesunder Materie in sich hinein und schwächen damit die Materiestruktur im weitesten Umkreis dort, wo sie gerade lagern. Sie entziehen gleichermaßen der belebten wie der angeblich toten Materie die ihnen im Atomkraftwerk geraubte, d.h. die aus ihnen "gewonnene", rechtsdrehende Expansionsenergie.

**Glauben Sie an den Fortschritt?**

**1972 - 60%**
**1993 - 31%**
**1996 - 26%**
**1999 - ? %**

Es gibt keine nukleare Strahlung! Es gibt nur nukleare Zehrung!! Es ist diese Zehrung, die dickste Rohre in den Atomkraftwerken porös werden und dicksten Beton zerbröckeln läßt. Die atomare Struktur ganzer Gegenden und Landstriche wird noch porös werden und zu Rissen und großen Einbrüchen der Erdkruste führen. Das alles wird und kann nur geschehen, weil unsere Wissenschaftler alles

## Big Brother's System

**statt energiereicher Lebensmittel gibt es:**

- energielose Nahrungsmittel
- vergiftete Körperpflege (Fluor, usw.)
- süchtig machende Genußmittel
- krank machende Medikamente

**unser Soll-Lebenslauf**

- 0 - 20 Jahre
  dumm - frech - schwach
- 20 - 50 Jahre
  süchtig
- 50 - 65 Jahre
  krank
- ab 65 Jahre
  tot

Mögliche verstehen, nur nicht das wirkliche Wesen der Natur und der Materie.

In deren Werdegang hat sich nach uns bisher unbekannten Vorstufen zuerst das Atom gebildet, welches sich Moleküle schuf. Diese bauten Zellen und diese wiederum Organe. Es entstanden Pflanzen, Tiere und Menschen. Diese wiederum formten Familien, dann Staaten, und diese schicken sich jetzt an, den Weltstaat zu schaffen.

Selbstredend ist in der eben aufgezeigten Entstehungskette das Atom sowohl mit dem höchsten Grad an Energie als auch mit dem höchsten Grad an Intelligenz und Verantwortungsbewußtsein ausgestattet. Diese drei Komponenten nehmen mit zunehmendem Organisierungsgrad drastisch ab.

Der Mensch ist also mitnichten die "Krone der Schöpfung". Er steht zwar nicht ganz am Ende der Intelligenz- und Energiekette, sondern er behauptet eine Mittelposition. Er ist jedoch so dumm, daß bei seinen vielen törichten Entscheidungen immer wieder seine Organe, Zellen, Moleküle und Atome mit der ihnen innewohnenden höheren Intelligenz sein Überleben gewährleisten müssen. Dieses gefährdet er selbst immer wieder mit seiner schwachen Gehirnleistung. Leider war diese Selbstgefährdung niemals so ausgeprägt wie in den letzten Jahrzehnten.

Kein Wunder, daß immer weniger Menschen an das glauben, was in den letzten Jahrhunderten als angeblicher "Fortschritt" die Herzen und Gemüter der Menschen bewegte. Sie wähnten sich in dem direkten Aufstieg in das vor Urzeiten verlorene Paradies, als sie unbeirrt auf dem Wege zunehmender Technisierung und Industrialisierung voranschritten. Es sollte ein Paradies des Reichtums, der Bequemlichkeit und der Gesundheit werden. Es wurde ein Weg in immer hektischere Arbeit, in Existenzangst, Ausbeutung, Krankheit und immer neue Kriege.

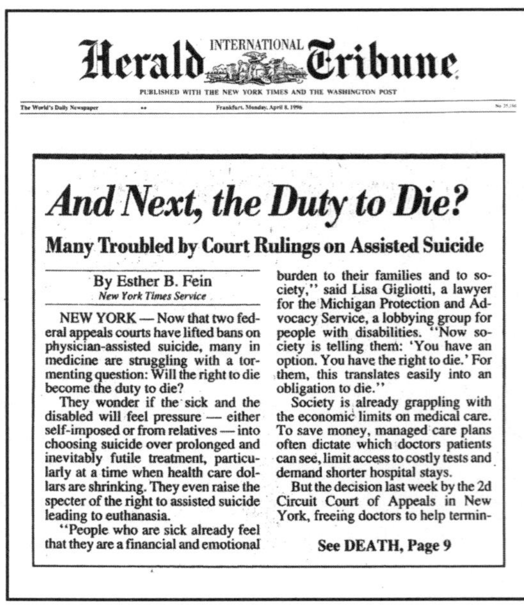

Herald International Tribune

PUBLISHED WITH THE NEW YORK TIMES AND THE WASHINGTON POST

The World's Daily Newspaper ** Frankfurt, Monday, April 8, 1996

**And Next, the Duty to Die?**

**Many Troubled by Court Rulings on Assisted Suicide**

By Esther B. Fein
*New York Times Service*

NEW YORK — Now that two federal appeals courts have lifted bans on physician-assisted suicide, many in medicine are struggling with a tormenting question: Will the right to die become the duty to die?

They wonder if the sick and the disabled will feel pressure — either self-imposed or from relatives — into choosing suicide over prolonged and inevitably futile treatment, particularly at a time when health care dollars are shrinking. They even raise the specter of the right to assisted suicide leading to euthanasia.

"People who are sick already feel that they are a financial and emotional burden to their families and to society," said Lisa Gigliotti, a lawyer for the Michigan Protection and Advocacy Service, a lobbying group for people with disabilities. "Now society is telling them: 'You have an option. You have the right to die.' For them, this translates easily into an obligation to die."

Society is already grappling with the economic limits on medical care. To save money, managed care plans often dictate which doctors patients can see, limit access to costly tests and demand shorter hospital stays.

But the decision last week by the 2d Circuit Court of Appeals in New York, freeing doctors to help termin-

See DEATH, Page 9

Glaubten in unserem Lande im Jahre 1972 noch 60 % der Befragten an das, was sie damals unter „Fortschritt“ verstanden, so waren es im Jahre 1993 noch 31 % und im Jahr 1996 noch 26 %. Wen wundert es?!

Die großen Hoffnungsträger, welche in den 50er und 60er Jahren die Menschheit beflügelten, sind gescheitert: Die bemannte Raumfahrt, die Atomtechnologie und die Medizin. Es gibt keine Flüge bemannter Raumfahrzeuge zum Mond mehr. Die interstellare Raumfahrt ist ins Land Utopia entrückt. Die angeblichen Mondlandungen der Amerikaner waren wohl nichts als gelungene Hollywood-Inszenierungen.

Mit einer kostenlosen und straffreien Ausbeutung von Mond und Mars hat es nicht geklappt. Statt dessen haben sich extraterrestrische Wesen als “Visitors” eingestellt, und vorsichtig dosiert werden wir mit Fernsehsendungen, Postern und Kinofilmen auf das offizielle Erscheinen dieser reptiloid-humanoid-insektoiden ET-Wesen mit großen Köpfen und riesengroßen Augen vorbereitet.

Tschernobyl markierte die Wendemarke des seit Jahrhunderten verfolgten technologischen Irrweges, der in trauriger Konsequenz von Isaac Newton über Albert Einstein zu diesem Scheitern geführt hat. Es war der Weg der “Energiegewinnung”, der in Wirklichkeit ein Weg des Energieraubes war. Jetzt dämmert der Menschheit die Erkenntnis, daß Raub sich rächt. Das unerbittliche Gesetz von Ursache und Wirkung fordert in diesen Jahren seinen Preis.

Als nächstes dämmert in Wissenschaftskreisen die Erkenntnis, daß in einigen Jahren viele Infektionskrankheiten zurückkehren, die noch bis vor kurzem als “besiegt” galten.

| The Duty to Die (Die Pflicht zu sterben) | Lebens-jahre | Das Recht zu leben |
|---|---|---|
| Jung (dumm, frech, schwach) | | Jung (artig, fleißig, gescheit) |
| | 25 | |
| Genuß - süchtig | | |
| | 35 | schön intelligent |
| verbraucht | | |
| | 50 | |
| krank | | |
| | 75 | stark klug |
| tot | | |
| | 100 | |
| | | alt |
| | 125 | |
| | | weise |
| | 140 | |
| | | tot |

Das wird dann geschehen, wenn schon in wenigen Jahren die sogenannten Antibiotika, wörtlich “Wirkstoffe gegen das Leben”, ihre bisherige Wirksamkeit gegenüber den bald resistenten Erregern verloren haben werden. Schon heute gibt es in Krankenhäusern Populationen von Bakterien, die sich von Antibiotika regelrecht ernähren.

Gehen wir deshalb schon jetzt konsequent den Weg zur Stärkung der körpereigenen Abwehrkräfte!! Erinnern wir uns auch an ein altbewährtes Desinfiziens, welches immer noch zur Verfügung steht: Wasserstoffperoxyd.

Voll Schrecken blickt der Zeitgenosse in die Zukunft. Nachdem weder Wissenschaft noch

**„Europa gegen Euthanasie"**, so lautete der Veranstaltungstitel einer Versammlung im Bonner Universitätsclub. Der Vorsitzende der Selbsthilfegruppe „Schädel-Hirnpatienten in Not e.V.", Armin Nentwig, war dazu vom Verband der Ärzte Deutschlands „Hartmannbund" und dem niederländischen Ärzteverband „Nederlands Artsenverbond Eemnes" eingeladen worden. „Wir Ärzte müssen alles daran setzen, daß die Patienten sicher sein können, daß wir ihre Gesundheit wiederherstellen, Leiden lindern und daß wir ihnen helfen, wenn der Tod unvermeidbar ist. Eine Tolerierung aktiver Sterbehilfe müssen wir verhindern", so der Verbandsvorsitzende Dr. Hans-Jürgen Thomas, der hinzufügte, daß Ärzte nur Helfer *beim* Sterben, nicht aber Helfer *zum* Sterben sein dürften. Dr. K. Haasnoot, Vorsitzender des holländischen Verbandes, zeichnete ein erschreckendes Bild der niederländischen Wirklichkeit: „Bei jährlich 130 000 Todesfällen... schätze ich die Euthanasiefälle in einem Jahr auf 20 000." Euthanasie sei billiger als Pflege, so Haasnoot, der sogar vom „Tod auf Bestellung" im Nachbarland sprach. Inzwischen stünden sogar schon Ärzten, die sich weigerten, auf Verlangen Euthanasie durchzuführen, „Strafandrohungen ins Haus".

Neue Solidarität, September 96

Politik in der Lage sind, die Probleme der Menschheit zu lösen, gehen beide ans Werk, den Menschen zu entsorgen. Assisted Suicide (Sterbehilfe) scheint zur Devise für die Zeit nach der Jahrtausendwende zu werden.

Gibt es zu viele Menschen auf der Erde? Oder verhalten sich nur zu viele falsch?

Die Krankheiten der Menschen können von der modernen Medizin nicht geheilt werden, und die Pflege der chronisch Kranken, der Behinderten und der Alten wird zu teuer.

Die sozialen Systeme krachen und die Kartenhäuser der Staatsschulden obendrein. Da nimmt es nicht Wunder, wenn die International Herald Tribune am 8. April 1996 "Assisted Suicide" reklamiert und daß in Holland mittlerweile 20-25 % der Todesfälle vom Arzt besorgt werden. Das sind düstere Perspektiven am Ausgang des Fischezeitalters!

Fast meint man, "Big Brother" hinter unserem angeblichen Gesundheitsbetrieb zu erkennen. Statt energiereicher Lebensmittel bekommen wir in den Supermärkten energielose Nahrungsmittel zu kaufen. Sie heißen ehrlicherweise auch nicht mehr Lebensmittel.

Mißt man all diese Konserven, Chips und Süßwaren energetisch, sind es samt und sonders Energieverzehrer, obendrein Mineralstoffverzehrer, wie wir in unseren Betrachtungen über die Alterung und Verschlackung des Menschen noch sehen werden.

Geschäfte und Tankstellen sind voll von süchtig machenden Genußmitteln, die Apotheken voll von krank und süchtig machenden Medikamenten. Deren Auflistungen von möglichen Nebenwirkungen sind oft zweimal und dreimal so lang wie die Aufzählung der behaupteten Heilwirkungen. Es sind sogar Arzneimittel auf dem Markt zugelassen, bei denen als mögliche Nebenwirkung der TOD aufgelistet ist.

Körperpflege ist oftmals mehr Vergiftung als Pflege des Körpers, ob es sich um chemisch saure Pflegelotionen handelt, die gescheiterweise basisch sein sollten, oder um fluoridierte Zahncremes. Letztere sind dann noch mit Himbeergeschmack ausgestattet, so daß die kleinen Kinder das giftige Gebräu von Fluoriden und Schaumbildnern hinunterschlucken. Frühzeitiger körperlicher Verfall, Aggressivität und schwache Intelligenz sind oftmals die Folgen.

Ist unser Soll-Lebenslauf vielleicht derjenige, daß wir von unserer Geburt bis zu unserem 20. Lebensjahre dumm, frech und schwach sein sollen, dann von 20 bis 50 Jahren süchtig und von 50 bis 65 Jahren krank?! Und sollen wir uns vielleicht pünktlich beim Erreichen der Altersgrenze per Sterbehilfe von dieser schönen Welt verabschieden und uns gefälligst ins angeblich viel schönere Jenseits begeben?!

Ob wir heute Nahrungsmittel oder Körperpflegemittel kaufen, ob Genußmittel oder Arzneimittel, - angefangen von der industriell hergestellten Babymilch bis zu den unzähligen Konserven lassen sie alle keine schönen, starken, intelligenten und liebenswerten jungen Menschen heranwachsen, sondern die gerade schon erwähnte dumme, freche und schwache bzw. kranke Generation. Die stürzt sich dann begierig ab dem 10. bis 20. Lebensjahr auf all die vielen angebotenen "Genüsse" unserer Zeit.

Jungen und Mädchen konsumieren Sex und Sensationen, Süßwaren, Colagetränke und Kaffee, Fleisch, Zigaretten, Alkohol und Drogen. Diese Lebensführung halten sie mit Mühe und Not bis zum 50. Lebensjahre durch. Bis dahin haben sie zwei bis drei Jahrzehnte Beiträge in die Krankenkassen und Lebensversicherungen eingezahlt und sich vielleicht noch ein paar Mark verdient, die sie in Wertpapieren oder im Häuschen angelegt haben. Dieses Geld wird zwangsläufig und restlos in der verbleibenden Lebensspanne bis zum 65. oder 70. Lebensjahre für die erfolglosen Versuche zur Wiedergewinnung der zuvor verspielten Gesundheit aufgezehrt.

Trösten wir uns damit, daß es im avisierten Wassermannzeitalter besser wird. Ein Himmelszeichen soll es ankündigen. Geht es nach alten Weissagungen, dann war dieser Verkünder möglicherweise Hale - Bopp, der Komet des Frühjahres 1997?

Droht uns jetzt zum Ausgang des Fischezeitalters der "Assisted Suicide", so werden wir im Wassermannzeitalter "das Recht zu leben" haben. Dann wird es wieder energiereiche Lebensmittel geben, dafür keine energielosen und mit "Rückständen" belasteten Nahrungsmittel mehr, keine saure Körperpflege, keine süchtig machenden Genußmittel und keine krank und süchtig machenden Medikamente. Dann werden wir bis zu unserem 25. Lebensjahr Kind und bis zu unserem 50. Lebensjahr jung sein, bis zu unserem 100. stark und bis zu unserem 125. alt. Dann werden wir weise und beenden unsere Inkarnation im gesegneten Alter von ca. 140 Jahren. Für dieses Alter hat Gott der Herr die menschliche Zelle und damit uns Menschen erschaffen.

Dann werden wir statt in der augenblicklichen „kapitalistischen Schadensgesellschaft", in der möglichst viele Menschen von Schäden, Unfällen oder Krankheiten anderer leben, Mitglieder der zukünftigen „naturgemäßen Nutzengesellschaft" sein. In dieser leben möglichst viele Menschen vom größtmöglichen Nutzen und Gesundsein anderer.

# Die körperchemische Grundregulation

**Die körperchemische Grundregulation wird entscheidend von dem Zusammenspiel von Säuren und Basen bestimmt. Diese durchfluten in wechselndem Rhythmus den Organismus des Menschen. Der Mensch ist mit einem pH-Wert von 7,35 seines Blutes ein basisches Lebewesen.**

Schauen wir nach draußen in die Natur! Das größte Problem unserer Erde ist z. Z. die Übersäuerung der Grün- und Ackerflächen durch den sauren Regen. Bei Flüssen und Seen sehen wir, daß ab einem pH-Wert von 5 die Fische sterben. Was heißt "pH-Wert"?

Mit dieser wichtigen Meßzahl sind wir mittendrin im Säure-Basen-Haushalt, der nicht nur für die Natur draußen, sondern auch für die Grundregulation des menschlichen Lebens von entscheidender Bedeutung ist. Dieser Säure-Basen-Haushalt regelt wie ein strenger Buchhalter Atmung, Kreislauf, Verdauung, Ausscheidung, Abwehrkraft, Hormonproduktion und vieles andere. Fast alle biologischen Vorgänge laufen nur dann korrekt ab, wenn ein bestimmter pH-Wert gewährleistet ist.

Der Säure-Basen-Haushalt spielt sich ständig in unserem Körper ab, in unseren ungefähr hundert Billionen Körperzellen. In jeder dieser Zellen entsteht ständig bei der Energiegewinnung Kohlensäure. Dazu kommen weitere Säuren, die durch die Nahrung aufgenommen bzw. bei ihrer Verstoffwechselung gebildet werden.

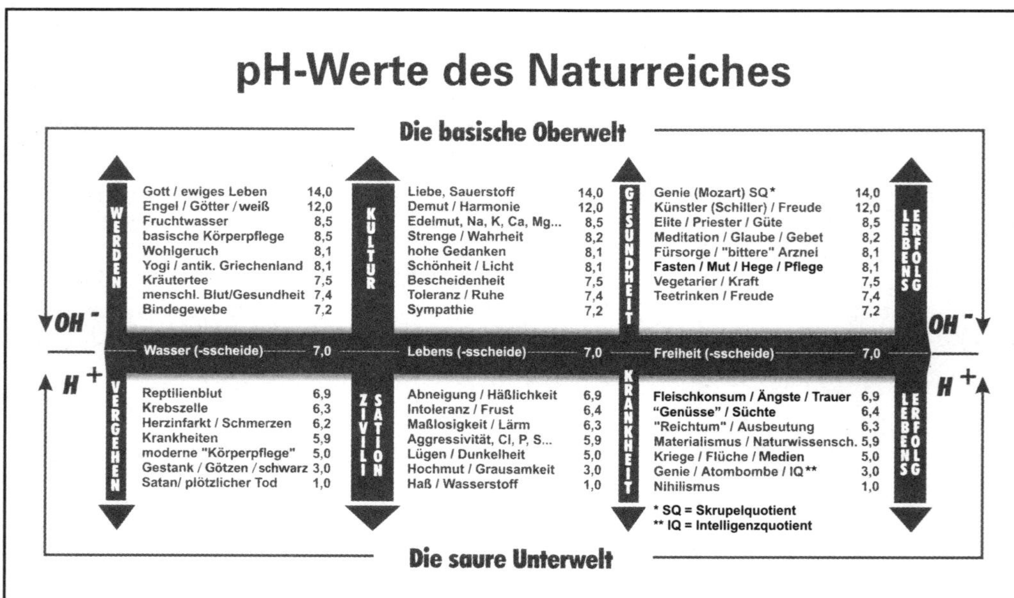

**pH = potentia hydrogenii**
**pondus hydrogenii**
**Kraft des Wasserstoffes (H)**

14 - 0,000 000 000 000 01
13 - 0,000 000 000 000 1
12 - 0,000 000 000 001
11 - 0,000 000 000 01
10 - 0,000 000 000 1
9 - 0,000 000 001
8 - 0,000 000 01
7 - 0,000 000 1
6 - 0,000 001
5 - 0,000 01
4 - 0,000 1
3 - 0,001
2 - 0,01
1 - 0,1
0 - 1

pH 1 = auf 1 Liter Flüssigkeit
6,022 x $10^{26}$ $H^+$-Ionen

Es gibt eine pH-Wert-Skala, auf welcher abzulesen ist, wie sauer (wieviel elektrisch positiv geladene Säuremoleküle) oder basisch (wieviel elektrisch negativ geladene Basenmoleküle) eine Lösung, eine Flüssigkeit, das Blut oder der Urin ist. Die Skala reicht von 1 bis 14. Bei 7 ist der Punkt der Neutralität. Dieses bedeutet, daß eine wäßrige Lösung gleichviel positiv geladene Wasserstoffionen enthält wie negativ geladene OH-Ionen, die sog. Hydroxyl-Gruppe.

Zum besseren Verständnis drucken wir zwei Folien ab, aus denen Sie ersehen können, welche Bedeutung die pH-Werte der Flüssigkeiten haben.

Bei pH-Wert 1 haben wir es mit der höchstmöglichen Konzentration von Wasserstoff in einer Säure zu tun, während bei pH-Wert 14 kaum noch Wasserstoffionen anzutreffen sind. Mit den OH-Ionen verhält es sich genau umgekehrt. Reines, neutrales Wasser enthält gleichviele Ionen beider Gruppen, nämlich 10 hoch minus 7 oder ein Zehnmillionstel. Das bedeutet, daß auf 10.000 l Wasser 1g geladene Ionen kommen. Über dem pH-Wert 7 überwiegen die OH-Ionen. Unter dem pH-Wert 7 überwiegen die Wasserstoffionen. Je höher also ein pH-Wert über 7 liegt, desto alkalischer/basischer ist die Flüssigkeit. Desto weiter ein pH-Wert unter dem Wert 7 liegt, desto stärker ist die vorliegende Säure.

Unser Blut hat einen pH-Wert von 7,35 bis 7,45 und ist damit leicht basisch. Der Urin kann schwanken zwischen pH-Werten von 4 bei Kranken bis 8 bei Babies. Bei denen liegt er teilweise sogar über dem pH-Wert von 8. Derart hohe Werte sind gleichbedeutend mit einem Höchstmaß an Gesundheit, wie es im Leben des Menschen nie wieder erreicht wird. Von seiner Geburt an lebt er nach dem Motto: „Von nun an geht's bergab", was die pH-Werte seiner Zellen und seines Urins angeht. Beide werden von Jahr zu Jahr saurer.

Ein Baby hat neun Monate lang im basischen Fruchtwasser der Mutter gelegen, dort bei pH-Werten über 8! Das hindert die offizielle Wissenschaft jedoch nicht daran, basische Körperpflege als hautschädigend anzusehen. Der Unverstand kennt keine Grenzen! Als wenn die Natur schon im Mutterleib Fehler machen würde, die es alsbald mit chemisch saurer Körperpflege auszubügeln gelte!

Was haben wir prompt bei immer mehr Kindern? - Hautallergien, Schuppenflechte, Akne, Neurodermitis. Über die Ursachen darf nachgedacht werden!

**H-Ionen / OH-Ionen**

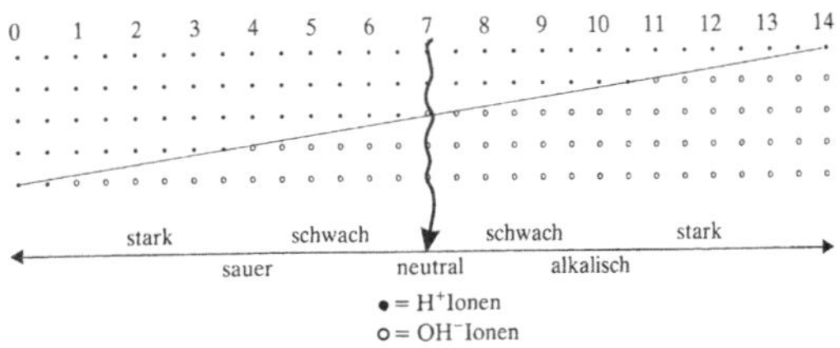


$$H^+ + OH^- = H_2O$$

= Wasser = neutral, d.h. die Zahl der elektrisch positiv geladenen Wasserstoffionen ist genauso groß wie die Zahl der elektrisch negativ geladenen OH - Ionen

Krankheit ist mit Säure vergesellschaftet, Gesundheit mit Base. Base hat im Deutschen noch einen zweiten Namen: – Lauge.

Säuren und Basen bzw. Laugen stehen im Körper zueinander im Verhältnis wie Tag und Nacht. Sie sollen im Fließgleichgewicht sein, wobei das Pendel aber auf der basischen Seite ausschlagen muß, weil wir Menschen zur „basischen Hälfte des Naturreiches" gehören, zu seiner „Oberwelt".

Lebenskraft und Gesundheit des Menschen liegen in den Basen, genauer gesagt in den Basenbildnern, den Mineralstoffen und Spurenelementen, sonst wäre der normale pH-Wert des Blutes nicht in dem genannten Bereich von 7,35 bis 7,45. Dieser Bereich darf auch nur unwesentlich verlassen werden, sonst drohen kritische, lebensbedrohliche Zustände.

Um ein starkes Schwanken dieses pH-Wertes zu verhindern, verfügt der menschliche Stoffwechsel über verschiedene Puffersysteme. Eines davon ist der Hämoglobinpuffer (Blutfarbstoffpuffer). Dieser sinkt sofort ab, wenn z. B. eine Blutarmut (Anämie) eintritt.

Die Niere ist unser wichtigstes Organ zur Ausscheidung überschüssiger Säure. Die „Basenpflege" dieses wichtigen Organes kann lebensentscheidend sein.

Die Lunge reguliert im Säure-Basen-Haushalt durch Abatmen den Anteil der Kohlensäure. Deshalb ist eine bewußte Ausatmung wichtig, die durch Atemübungen unterstützt werden sollte. Hierin liegt die besondere Bedeutung verschiedenster Atemtechniken.

Nach neueren Erkenntnissen ist aber auch die Leber ein wichtiges Organ der pH-Regulation. Ihre volle biochemische Stärke liegt ebenfalls im basischen Bereich. Das sollte bei allen Lebererkrankungen mit berücksichtigt werden!

Was tut der Körper, wenn trotz der Tätigkeit dieser Organe Säuren aus dem Stoffwechsel zurückbleiben? Diese können in unserem Bindegewebe nach ihrer Neutralisierung durch Mineralstoffe in Form von Schlacken „zwischengelagert" werden. Leider wird in unserer Zeit oft aus dem Zwischenlager ein Endlager für die Schlacken im Bindegewebe, und Verschlackungs-, sprich VERGIFTUNGSPROZESSE, sowie Alterung und Alterskrankheiten beginnen. Im Grunde ist das Altern nichts anderes als kontinuierliche Vergiftung durch saure Schlacken mit den daraus entstehenden Schädigungen und Mangelzuständen.

Für den Körperchemiker ist der Vorgang unserer stofflichen Alterung nichts als kontinuierlicher Mineralstoffverzehr zwecks Säureneutralisierung.

Besonders betroffen von einer möglichen Entgleisung des Säure-Basen-Haushaltes ist unser wichtigstes Organ, das Herz. Es ist ein überaus kräftiger Muskel, der natürlich für seine ständige Arbeit sehr viel Energie verbraucht. Also ist eine hohe Stoffwechselumsetzung notwendig. Die dabei entstehenden Kohlensäuren und Milchsäuren müssen abtransportiert werden. Ist aber das Transportmittel Blut in seinem Säurefassungsvermögen erschöpft, so kann es zu einem Rückstau von Säuren auch im Herzmuskel kommen. Die schlimmste mögliche Folge davon ist der Herzinfarkt.

Bei einem Arbeitsmuskel in den Armen und Beinen verspüren wir bei Überlastung einen Muskelkater. Ähnliches kann auch im Herzmuskel geschehen. Fehlen dazu basische Puffersalze, so werden bald Herzschmerzen, unklarer Pulsdruck, Stolperreaktion und andere Beschwerden auftreten.

Nach Dr. Kern, einem bekannten Internisten, ist der Herzinfarkt nichts anderes als eine der großen Säurekatastrophen, die dem Körper zustoßen können. Dazu zählen außerdem: Schlaganfall, Beinnekrosen (z. B. Raucherbein) und alle Arten von Durchblutungsstörungen.

Neben dem Hämoglobinpuffer verfügt unser Chemismus noch über einen weiteren Puffer, den Natriumbicarbonat-Puffer. Natriumbicarbonat, oder volkstümlich Natron, ist eine chemische Verbindung, die in bestimmten Magenzellen aus Kochsalz, Kohlensäure und Wasser gebildet wird. Dabei entsteht zusätzlich aus chemischen Gleichgewichtsgründen die Salzsäure, die ggf. als Sodbrennen spürbar werden kann. In den meisten Fällen wird nur von dieser Salzsäure gesprochen. Das fast noch wichtigere Natriumbicarbonat ($NaHCO_3$) wird gleichsam übersehen.

Sind im Herzen Schmerzen aufgetreten, die wir jetzt als Übersäuerungsschmerzen deuten können, so brauchen wir in der Naturheilkunde beispielsweise dieses Natriumbicarbonat, um rasch Säuren abpuffern zu können. Es kann geschluckt werden, am besten als Tablette oder Pulver, als BASENTRUNK in Wasser aufgelöst. Als schnell hilfreich haben sich auch basische Wickel und Waschungen und basische Bäder erwiesen.

Mit solch einfachen Mitteln könnte vielen Kranken oder Gefährdeten geholfen werden. Davon gibt es viele in unserem Land. Noch zu Zeiten der alten Bundesrepublik hat eine Repräsentativbefragung von 2 000 Personen durch das Allensbacher Institut für Demoskopie hochgerechnet folgende Ergebnisse gebracht:

- Von 49 Millionen Bundesbürgern im Alter von über 16 Jahren haben sich 8,54 Millionen als übergewichtig bezeichnet.
- 16,5 Millionen leiden an Bluthochdruck oder Herz-Kreislauf-Beschwerden.
- Über chronische Verstopfung klagen 9,8 Millionen Menschen.
- Leber-, Nieren- und Gallenbeschwerden haben 6,3 Millionen.

- An Gicht sind 1,8 Millionen erkrankt.
- 2,25 Millionen sind zuckerkrank (Diabetes mellitus) und unterliegen dauernder ärztlicher Behandlung.
- 3,5 Millionen befinden sich bereits im Vorstadium der Zuckerkrankheit.
- 6-12 Millionen haben einen gestörten Fettstoffwechsel.
- Weitere Millionen leiden an Rheuma und Allergien.
- 1,5 Millionen sind krebskrank, wovon jedes Jahr 225 000 sterben. Die Todesrate der Krebskranken steigt seit Jahrzehnten jedes Jahr ungebremst um 5000 Menschen, auch heute noch !

Heute gibt es sechsmal soviel chronisch erkrankte Menschen wie vor 50 Jahren. Dabei sind die z. Z. vorherrschenden Krankheiten chronisch-degenerativer Art und in der Mehrzahl der Fälle ernährungsabhängig.

Eine dpa-Meldung, die in allen deutschen Tageszeitungen Ende Juni 1994 zu lesen war, lautete wie folgt : „Durch ernährungsbedingte Krankheiten entsteht in Deutschland jährlich ein volkswirtschaftlicher Schaden von über 80 Milliarden Mark. Das berichtete gestern das Deutsche Institut für Ernährungsforschung in Potsdam."

Bei der Nahrungsmittelerzeugung herrscht Überproduktion. Nahrungsmittel gibt es überreichlich, was von LEBENSMITTELN nicht behauptet werden kann. Daher ist die richtige Ernährung bei den sich oft einander widersprechenden Empfehlungen zu einem der wichtigsten Gesundheitsprobleme geworden. Deren erste Spuren sind in der Regel chemischer oder biochemischer Art. Sie benötigen für Ihre Entstehung eine bestimmte Stoffwechsellage, einen günstigen Nährboden, ein im Ungleichgewicht befindliches inneres Milieu.

Eine Umstimmung leistet in vielen Fällen ganz Erstaunliches, wirkt zudem ausgesprochen schonend und entlastend, steigert die Reaktionsfähigkeit und damit die Selbstregulation des Körpers.

Die Prozesse der Grundfunktionen unseres menschlichen Stoffwechsels bilden die Basis, wenn die Gesundheit bewahrt oder bei bereits eingetretener Erkrankung wiederhergestellt werden soll. Es gilt, sich auf die persönliche Verantwortung zu besinnen und seine Umwelt und erst recht die eigene Gesundheit selbst zu gestalten. Dafür ist Sachwissen erforderlich, das Wissen um die Lebensprozesse und die ursächlichen Wirkungszusammenhänge.

Die Grundfunktionen des menschlichen Stoffwechsels müssen sich im Gleichgewicht befinden. Diese Grundfunktionen sind der Wasser-, der Elektrolyt- und der Säure-Basen-Haushalt. Entwicklungsgeschichtlich gesehen sind dies die ältesten Regulationssysteme, die schon bei der Entstehung des Lebens wirksam waren. Wir sehen das heute noch bei dem Urtier, der einzelligen Amöbe, und bei anderen Einzellern. Zellen sind die lebendigen Bausteine aller Lebewesen, also auch des Menschen. Alles Leben geht auf die Grundfunktionen zurück.

Das autonome Nervensystem und schließlich die Hormone sind erst eine spätere Entwicklung bei der Entstehung von Mehrzellern und wirken nicht auf die einzelne Zelle, sondern auf die Organe. Eine intakte Hormonproduktion ist beispielsweise nur auf der Basis eines intakten Säure-Basen-Haushaltes möglich.

Nicht nur der Organismus muß als Einheit gesehen werden! Auch die Regulation des Wasser- und des Elektrolythaushaltes sowie des Säure-Basen-Gleichgewichtes bilden eine komplexe Einheit. Die drei Grundregulationen sind im lebenden Organismus dynamische, d. h. rhythmische und lebendig wirksame Bewegungs- bzw. Fließvorgänge. Sie sind erforderlich zur Erhaltung des lebensnotwendigen Fließgleichgewichtes, das kennzeichnend ist für jeden gesunden Organismus.

Diese Fließvorgänge finden ständig über das Blut zwischen dem Bindegewebe und der Niere statt. Dabei soll die Funktion des Magens als Säurespender nicht geringgeschätzt werden. Diese Funktion entscheidet beispielsweise über die wichtige Verwertung von Eisen und über die chemische Abwehr von Viren, Bakterien und Pilzen durch die starke Magensäure. Das Bindegewebe bleibt nur dann funktionstüchtig, wenn es in Intervallen mit Säuren und Laugen gefüllt und von diesen entleert wird.

Der Vater der Säure-Basen-Theorie, Prof. Friedrich Sander, spricht deshalb von Säure- und Basen-Fluten. Fehlt diese rhythmische Stoffwechselpumpe, so wird das Bindegewebe geschädigt oder gar blockiert. Die Zellen und damit die Organe können dann aus dem Blut über das Bindegewebe nicht mehr ausreichend mit Sauerstoff und Nährstoffen versorgt werden.

Der ganze Körper wird dadurch in Mitleidenschaft gezogen, so daß eigentlich alle Organe betroffen sein können. Bei allen chronischen Krankheiten findet sich eine Beeinträchtigung der Fließvorgänge, die zwischen der Niere und dem Bindegewebe über das Blut stattfinden. Dabei zeigt sich eine deutliche Wechselwirkung zwischen Organismus und dem Angebot von Wasser und Nahrung.

Hier müssen vor allen Dingen chemische Reaktionen berücksichtigt werden. Es genügt nicht, die Nahrung nur als Kalorienspender und Vitalstoffträger zu betrachten, da sie immer zugleich ein Wasserstoffionen- "Spender" ist. Und der Gehalt an Wasserstoffionen macht den Grad der Säure, die Potentia Hydrogenii, den pH-Wert, aus!

Wichtig ist, daß neben den aufgenommenen Nähr- und Wirkstoffen gleichzeitig der Wasser-, der Elektrolyt- und der Säure-Basen-Haushalt in der Nahrungswahl entsprechend berücksichtigt werden. Ist das der Fall, so kann die dadurch bewirkte Umstimmung in vielen Fällen die Selbstheilungskräfte des Körpers stärken. Dieser ist dadurch weniger auf die Anwendung aggressiver Methoden angewiesen. In der Regel können dann auch stark wirkende Medikamente, die oftmals Nebenwirkungen haben, eingespart werden. Arzneimittel sind ohnehin kein Ersatz für richtig gewählte Ernährung, wirken sie doch in aller Regel selbst chemisch sauer.

Die Wiederherstellung eines gestörten Stoffwechsels ist nicht ohne intakte Grundfunktionen möglich. Bisher kam dieses Wissen nur in der Intensivmedizin zur Anwendung. Deren Aufgabe besteht darin, die Körperfunktionen aufrechtzuerhalten, wenn die körpereigenen Regulationssysteme bereits vollständig zusammengebrochen sind. Durch Substitution, d. h. durch künstliche Zufuhr von Infusionslösungen, versucht man beispielsweise, die vom Körper selbst ausgeübten Funktionen auf rein symptomatischem Wege zu ersetzen.

Wir können uns aber nicht damit begnügen, nur die Symptome zu bekämpfen. Denn diese Behandlungsweise ist schließlich nur darauf gerichtet, die Folgen einer Krankheit zu lindern und Gefahr abzuwenden, statt krankheitsverursachende Umweltfaktoren auszuschalten. Darum sollte dieses Wissen nicht länger auf die Intensiv- und Akutmedizin beschränkt bleiben, sondern auch in der Langzeittherapie und vor allen Dingen in der Gesundheitsvorsorge angewandt werden. Es ist dazu erforderlich, die grundsätzlichen Vorbedingungen der Gesundheit zu verstehen.

Wasser ist das wichtigste Lösungsmittel für die Körperstoffe, die nur im gelösten Zustand die notwendigen chemischen Umsetzungen miteinander eingehen. Stoffwechselreaktionen sind für den Chemiker typische „Reaktionen in wässriger Lösung". Deshalb ist bei Stoffwechselprozessen grundsätzlich eine Abhängigkeit des Reaktionsablaufes vom pH-Wert zu unterstellen.

Die Stärke einer Säure hängt von der Wasserstoffionenkonzentration (H plus-Ionen) und die Stärke einer Base von der Hydroxyl-Ionenkonzentration (OH minus-Ionen) ab. Reines Wasser enthält gleichviel Wasserstoff- und Hydroxyl-Ionen. Daher liegt ein ausgeglichener Zustand vor. Das Wasser ist chemisch und energetisch neutral.

Heutzutage wird für die Wasserstoffionenkonzentration lediglich der sog. pH-Wert angegeben. Diese Bezeichnung ist aus dem lateinischen (Potentia Hydrogenii = Wirksamkeit des Wasserstoffes) abgeleitet. Um die Schreibweise noch mehr zu vereinfachen, wird hierbei lediglich der negative Exponent der Basis 10 angegeben, wobei man auch noch das negative Vorzeichen wegläßt.

Wir bezeichnen die Konzentration der Wasserstoffionen (H +), die in einem Liter Lösung enthalten ist, demnach mit dem pH-Wert. Für den Nichtchemiker verständlicher ausgedrückt, ist es einfach die Säurestärke. Die Meßskala für den pH-Wert geht von 0 bis 14. Man könnte sie mit der Thermometerskala vergleichen. Hier entspricht der Nullpunkt dem Neutralpunkt, denn wir registrieren dann weder Kälte noch Wärme. Nach oben weist die Thermometerskala die Wärmegrade, nach unten die Kältegrade aus.

Bei der von 0 bis 14 reichenden pH-Skala kennzeichnet der mittlere Wert 7 den Neutralpunkt. Der pH-Wert von Säuren liegt unter 7, der von Basen über 7. Die Wertfolge ist logarithmisch. Das bedeutet z. B., daß der pH-Wert 5 eine zehnmal so große Säurestärke aufweist wie pH-Wert 6!

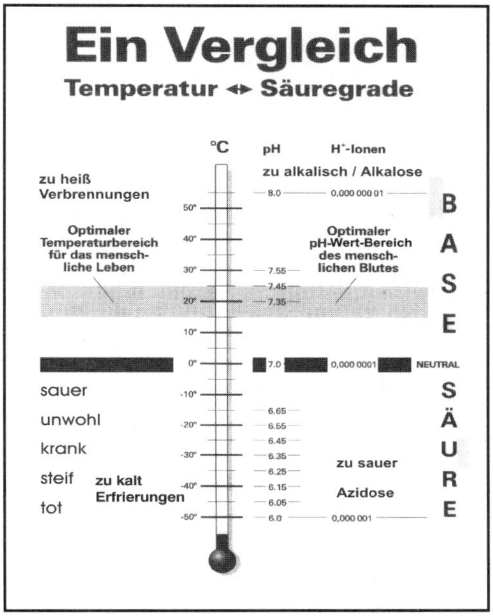


Wir stellen fest, daß der zentrale pH-Wert des Menschen mit demjenigen seines Blutes von etwa 7,35 im schwach basischen Bereich liegt. Genauso fühlen wir uns bei schwach warmen Temperaturen um etwa plus 20 Grad C am wohlsten. Beide Dinge sind absolut gleichwertig und parallel zu sehen!

Unser Stoffwechsel lebt in einem Gleichgewicht zwischen Säuren und Basen. Dieses Gleichgewicht gilt auch für die verschiedenen Organe. Nehmen wir unseren Verdauungstrakt. Der vom Mund bis zum After reichende Verdauungsschlauch ist im Wechsel alkalisch/basisch und sauer. Ist der Mundspeichel schwach sauer bis neutral, so ist der Magensaft sauer. Sind Galle und Bauchspeichel wieder alkalisch, so ist das Milieu im Dünndarm logischerweise basisch, um dann im Dickdarm eine fast neutrale Balance zu finden, – wenn der Mensch denn nur gesund ißt bzw. lebt!

Das Haar gilt als Barometer der Gesundheit. Wer ist heute aber noch ganz gesund?! Immer mehr Männer und Frauen leiden an so starkem Haarschwund, daß sie sich zum Tragen eines Haarersatzes veranlaßt sehen. Haarersatz ist aber eine Belastung für die Kopfhaut und für die noch verbliebenen Haare, da eine gut sitzende Perücke fest und unauffällig haften muß. Haarersatz sollte daher aus gesundheitlichen Gründen nicht ununterbrochen getragen werden, sondern mehrmals am Tage für mindestens eine Stunde gelüftet werden.

Der von Nahrung und Darmfunktion abhängige Allgemeinzustand zeigt sich oftmals an ausgehendem und immer dünner werdendem Haar. Eine Regelung der Verdauung und Nahrungsumstellung kann sich schon als hilfreich erweisen. Jedes Haarwürzelchen wird schließlich über das Blut ernährt. Das Haar speichert sogar Gifte. Das können Chemiker selbst nach Ablauf vieler Jahre durch chemische Untersuchungen nachweisen. Auf alle Fälle liegt bei der Mehrzahl der Personen mit Haarausfall, bei Frauen wie bei Männern, eine leichte Erhöhung der Blutsäurewerte vor, dazu eine Entkalzinierung bzw. Entmineralisierung des Haarbodens zum Zwecke von Säureneutralisierung via Salzbildung.

Das Blut kann seine lebenswichtigen Aufgaben nur erfüllen, solange die Grundregulationen im Gleichgewichtszustand sind. Eine Schlüsselstellung nimmt dabei das Säure-Basen-Gleichgewicht ein.

Das Blut hat normalerweise einen pH-Wert von ca. 7,4. Dieser Wert wird äußerst genau eingehalten. Die normale Schwankungsbreite liegt höchstens zwischen 7,25 und 7,45.

## Säuren und Basen im Wechsel

| | | |
|---|---|---|
| **Mund** | - | **neutral** |
| **Magen** | - | **sauer** |
| **Dünndarm** | - | **basisch** |
| **Dickdarm** | - | **schwach basisch** |
| **Ampulla recti** | - | **neutral** |

PH-Werte des Blutes unter 7,0 und über 7,8 lassen sich mit dem Leben schon nicht mehr vereinbaren. Bei derartigen Werten besteht Lebensgefahr!

Bei Senkung des pH-Wertes des Blutes unter 7,35, also bei Säureüberschuß, sprechen wir von einer AZIDOSE (lat. acidus = sauer). Eine Erhöhung des pH-Wertes des Blutes über 7,45 durch Basenüberschuß oder Säuremangel (Säuredefizit) wird als Alkalose bezeichnet. Obwohl aus dem Stoffwechsel ständig saure Stoffwechselprodukte (Wasserstoff-Ionen, H+-Ionen) an das Blut abgegeben werden, bleibt der pH-Wert des Blutes beim Gesunden konstant. Dieser Zustand einer konstanten Wasserstoffionenkonzentration im Blut wird als Isohydrie bezeichnet.

Wichtig für eine Aufrechterhaltung des ausgeglichenen Säure-Basen-Haushaltes sind auch Atmung und Nieren. Die Nieren scheiden Stoffwechselprodukte (Metabolite) aus, die nicht gasförmig ausgeschieden werden können. Man bezeichnet diese daher als "nicht flüchtige" oder "fixe" Säuren.

Ebenso wichtig ist natürlich die kontinuierliche Ausscheidung der flüchtigen, gasförmigen Stoffwechselgifte. Die "Winde" müssen zwingend und sofort hinaus, bevor sie sich mit den Körpersäften zu giftigen Säuren verbinden!!

## pH-Werte

| | |
|---|---|
| Magensaft | 1,5 - 1,8 |
| Nierensperre | 4,0 - 4,4 |
| Herzinfarkt | 6,4 - 6,2 |
| Herzmuskel | 6,9 |
| Morgenurin | 5,0 / 5,5 - 7,0 |
| Bindegewebe | 7,1 - 7,25 |
| Speichel | 6,5 - 7,0 |
| Meersalz | 7,35 |
| Blut | 7,35 - 7,45 |
| Totes Meer-Salz | 7,5 |
| Bauchspeichel | 8,3 |
| Fruchtwasser | 8,5 |
| basische Körperpflege | 8,5 |
| Galle | 8,8 |

Auch eine verminderte Atmung bzw. unvollständige Abatmung der Kohlensäure führt zu (respiratorischer) Azidose. Selbstredend versucht der Organismus bzw. Chemismus, respiratorische Störungen, also solche der mangelhaften Kohlensäureabatmung, durch sinnvolle Stoffwechselreaktionen zu beheben. Gleichfalls wird er versuchen, Stoffwechselstörungen über eine beschleunigte Atmung auszugleichen.

Verschiebungen nach der sauren Seite, zur Azidose hin, sind bei der heutigen Lebens- und Ernährungsweise häufiger als Alkalosen und rufen die meisten und stärkeren Störungen hervor. Sie führen mit der Zeit zu einer eingeschränkten Nierenfunktion, die um so schlechter behoben werden kann, je weiter die Stoffwechselentgleisung fortgeschritten ist. Man darf aber durch eine übertriebene Furcht vor Übersäuerung nicht ins andere Extrem verfallen und durch ein fortgesetzt einseitiges Überangebot von basischen Substanzen, z.B. von Natron, eine Alkalose hervorrufen.

Nur bei einem annähernden Gleichgewicht zwischen Säuren und Basen ist ein geregelter Stoffwechsel im Körper möglich. Nur so bestehen im inneren Milieu die Möglichkeiten zum optimalen Ablauf der Vitalfunktionen. Zwischen dem Säure-Basen-Haushalt, dem Wasser- und dem Elektrolyt-Haushalt bestehen enge Beziehungen. Diese Wechselwirkung ist entscheidend für den gesamten Stoffwechsel und für die Zelltätigkeit. Außerdem sind die Enzyme pH-Wert-abhängig, die das ganze stoffliche Geschehen in der lebenden Zelle steuern. Die gleiche Abhängigkeit dürfte auch für die Hormone gelten.

Die GRUNDREGULATION unterscheidet drei wichtige Teilbereiche:

1. Regulation des Säure-Basen-Haushaltes
Der Säure-Basen-Haushalt hat u.a. die wichtige Aufgabenstellung des Abfilterns und Ausscheidens von Stoffwechselschlacken aus dem zirkulierenden Blut. Es sind vor allem die beim Eiweißabbau anfallenden stickstoffhaltigen Stoffwechselschlacken, wie Harnstoff und Harnsäure, die ausgeschieden werden müssen. Dazu kommen aus Gärungs- und Fäulnisprozessen im Darm zahlreiche weitere Säuren hinzu, weiterhin körperfremde und giftige Substanzen, die zum Teil aus dem eigenen Stoffwechsel stammen, aber auch solche, die über die Nahrung und durch Medikamente in den Körper gelangen.

2. Regulation des Wasserhaushaltes
Rund 60 % des Körperinhaltes eines erwachsenen Menschen bestehen aus Wasser. Ohne Wasser gibt es kein Leben! Schon ein Verlust von nur 11 % des Körperwassers läßt sich mit dem Leben nicht mehr vereinbaren. Wasser ist das natürliche Lösungsmittel für den menschlichen Chemismus. Es steht auch für den Transport der Nahrungsstoffe, für den Zellstoffwechsel und für die Ausscheidung von Stoffwechselprodukten durch die Nieren zur Verfügung. Diese sind das entscheidende Organ bei der Regulation des Wassershaushaltes. Pro Tag sollte der Mensch 1 bis 1,5 Liter reines, möglichst weiches Wasser trinken.

3. Regulation des Mineralhaushaltes (Elektrolythaushalt)
Durch die in den Körperflüssigkeiten gelösten Mineralstoffe sind diese für elektrische Ströme leitfähig. Die Mineralstoffe liegen in den Körperflüssigkeiten in Form elektrisch geladener Teilchen, den Ionen (positiv geladene Kationen und negativ geladene Anionen) vor. In der Fachsprache wird daher auch allgemein nicht vom Mineralstoff- sondern vom Elektrolythaushalt gesprochen. Die Elektrolyte beeinflussen den gesamten Stoffwechsel. Die Körperflüssigkeiten beim Gesunden haben einen ganz bestimmten charakteristischen und konstanten Gehalt an Elektrolyten. Leider werden diese (Metalle) zur Neutralisierung der heutzutage im Übermaß anfallenden Säuren im menschlichen Chemismus gebraucht bzw. verbraucht. Dieser vorzeitige Verlust ist gleichbedeutend mit vor- bzw. frühzeitigem Altern. Die Regulation der Elektrolyte steht in engem Zusammenhang mit dem Wasser- und dem Säure-Basen-Haushalt.

Einer der ersten, der auf die Säurewirkung, beispielsweise auf das Herz, und exakt auf die Entstehung des Herzinfarktes, aufmerksam gemacht hat, war der Stuttgarter Arzt Dr. Kern. Er hat sich intensiv mit der Entstehung von beispielsweise Angina pectoris und Schlaganfall beschäftigt und diese als Azidosen erkannt. Nach seinen Erkenntnissen wird das Kapillarblut, das durch chemisch sauer gewordenes Gewebe fließt, dort gesäuert. Dadurch werden die Erythrozyten, die roten Blutkörperchen, zuerst steif und später bei besonders niedrigen pH-Werten starr.

Sie konnten die feinen Kapillare passieren, obwohl sie vom Durchmesser her größer sind als diese feinsten Blutgefäße, solange sie sich bei normalen pH-Werten zwecks Passage entsprechend verformen konnten. Ab einem pH-Wert von 6,5 - 6,4 werden sie jedoch steif und starr, können sich nicht mehr verformen, klemmen sich fest, und die Kapillare ist gesperrt. Wenn es nur bei einer Kapillare passiert, ist das nicht weiter schlimm, denn es gibt diese ja massenhafte im Gewebe. Wenn es aber in einem größeren Gebiet erfolgt, dann ist die Ernährung einfach abgeschnitten, und das Gewebe geht dort zugrunde. DAS ist der Herzinfarkt. DAS ist der Schlaganfall. DAS ist die Beinnekrose. Es sind also Kapillarschäden, Säureschäden der Kapillaren, der feinen Blutgefäße. Und das hat nichts mit Arterien, den großen Hauptschlagadern zu tun!

Nach Dr. Kern beträgt der pH-Wert des arbeitenden Herzmuskels etwa pH 6,9 im Normalzustand, also leicht sauer wegen der dort kontinuierlich anfallenden Kohlen- und Milchsäure. Bereits bei Werten von 6,5 bis 6,4 ist die Infarktgefahr da. Der Spielraum im Gewebe ist also außerordentlich gering. Schon ein halber bis ganzer pH-Wert Unterschied führt zum Gewebeuntergang durch Azidose. Nach Dr. Kern gehen dem Herzinfarkt drei Stufen bestimmter Herzmuskelsymptome voraus. Die üblichen Symptome bei Azidose sind:

1. Herzbeschwerden aller Art: Stechen, Drücken, Ziehen, Klemmen, Schmerzen, usw.
2. Die charakterischen Herz-Schlaf-Störungen, daß man in der Nacht aufwacht, ein bis zwei Stunden wachliegt und erst gegen Morgen wieder einschlafen kann
3. Mißgefühle beim Liegen auf der linken Seite, daß es irgendwie drückt oder beengt, Herzschmerzen, Herzrhythmusstörungen, usw.

Dr. Kern empfiehlt bei Infarktgefährdung eine generelle Entsäuerung als Azidosevorsorge. Nach seinen Ausführungen ist Schlaganfall genauso eine Säurekatastrophe im Gehirn, wie der Herzinfarkt eine Säurekatastrophe des Herzmuskels ist.

Wenn jemand jung und gesund ist, dann machen ihm die anfallenden Säuren aus den zuviel gegessenen säurebildenden Lebensmitteln wenig aus. Aber mit dem Älterwerden sehen wir das anders. Erstens wird der Stoffwechsel mit dem Älterwerden immer stärker sauer. Säuglinge haben ja bekanntermaßen einen Urinwert zwischen 8 oder sogar 8,5. Das kann man nachprüfen, wenn man nasse Windeln mit einem pH-Streifen testet.

Aber mit dem Älterwerden wird man immer saurer. Vor allen Dingen schwinden die Vorräte an neutralisierungsfähigen Mineralstoffen! Das Alter versauert im chemischen Sinne. Gleichzeitig wird das alternde Gehirn, oder auch ein vorgeschädigtes Gehirn, empfindlicher gegen diese Säureschäden. Naturgemäß hat man diese Vorboten und auch die Schlaganfälle selbst vorwiegend bei alten Menschen und eben nicht bei Kindern und Jugendlichen.

Vorboten, die auf eine Säureschädigung hindeuten und eine gewisse Gefahr im Hintergrund aufzeigen, sind Hirnsymptome wie z. B. Schwindel, Benommenheit, „Mattscheibe", dumpf im Kopf, Kopfdruck (nicht Kopfschmerz, nur dumpfes Druckgefühl). Auch das Denken ist ein bißchen mühsam an solchen Tagen. Die Zustände wechseln. Es gibt gute und schlechte Tage. Aber an schlechten Tagen hat man Mühe, sich auf etwas zu besinnen, einen Gedanken fortzuspinnen.

Solche Symptome sind also verdächtig oder vielmehr hinweisend, daß da jemand stark übersäuert ist bzw. im eigenen Gehirn empfindlich gegen Säure ist. Dann muß dringend entsäuert werden. Dazu kann man drei Wochen lang dreimal täglich 1 Messerspitze Natron (Natriumbicarbonat), in Wasser gelöst, nach den Mahlzeiten einnehmen oder sich eine Zeitlang mit Mineralstoffen überversorgen. Das Gleiche erreicht man natürlich mit dem regelmäßigen Trinken geeigneter Kräutertees, einer sinnvollen, an einem hohen Mineralstoffbedarf orientierten Ernährung, und mit einer regelmäßigen Entsäuerung in basischen Bädern. Gleichzeitig werden pro Tag 1 bis 1,5 Liter reines, weiches Wasser getrunken.

Es wird empfohlen, sich solange zu entsäuern und zu remineralisieren, bis am Morgen der erste Urin pH-Werte von ca. 6,0 – 6,7 anzeigt. Das entspricht dem erforderlichen Gleichgewichtssollwert des Blutes, welches ja einen pH-Wert von 7,35 hat, und zeigt an, daß die Nieren jetzt weder einen Säuren- noch einen Basenüberschuß aus den Geweben auszuscheiden haben. Eine ernährungsbedingte Übersäuerung kann natürlich auch durch Ändern der Kostgewohnheiten behoben werden. Das ist natürlich richtiger und ideal. Doch praktisch sündigt der Zeitgenosse natürlich weiter, was sowohl den Genuß von Fleisch und Käse als auch natürlich erst recht von Süßwaren, Colagetränken und Limonaden betrifft. Vielen anderen „säuernden Streßfaktoren" wie Aufregung, Anstrengung und Lärm können wir uns alle ohnehin nicht entziehen.

Dagegen reagieren basisch hauptsächlich Kartoffeln und Gemüse und süßes, sonnenreifes Obst, Datteln, Feigen und Bananen. Aber natürlich auch unsere Kräutertees. Bei denen sind die bittersten die basischsten wie beispielsweise Wermut, Schafgarbe und Tausendgüldenkraut.

Logischerweise denkt man bei der Beschäftigung mit den modernen Säurekrankheiten sofort an den Sauerstoff. Dabei hat die Bezeichnung „Sauerstoff" nichts mit einer sauren Reaktion zu tun, sondern ist lediglich historisch bedingt. Vor 200 Jahren hatte der Chemiker Lavoisier die Theorie aufgestellt, daß sämtliche Säuren Sauerstoff enthalten sollen. So entstand der „wissenschaftliche" Name OXYGENIUM, d. h. Säurebildner, auf deutsch Sauerstoff. Erst 100 Jahre später fand Justus von Liebig, daß Säuren keine Sauerstoff-, sondern Wasserstoffverbindungen sind. Da lag das Kind aber schon im Brunnen. Die Elemente Wasserstoff und Sauerstoff waren beide auf den/die falschen Namen getauft worden.

Säuren bestehen also aus Wasserstoff (Hydrogenium, H) und dem sog. Säurerest. Das sind entweder Sauerstoffverbindungen vor allem der Nichtmetalle Phosphor, Schwefel und

Kohlenstoff oder Chlor oder Fluor oder diese Nichtmetalle ohne Sauerstoffverbindung in ihrer elementaren, atomaren Form. Metalle wie Natrium, Kalium, Kalzium und Magnesium, usw. können den Wasserstoff der Säure ersetzen und mit dem Säurerest Verbindungen eingehen. Diese nennt man Salze. Sie reagieren nicht mehr sauer. Derartige Salze, neutralisierte Säuren, nennt der Volksmund "Schlacken".

Für den Chemiker ist das Gegenteil von sauer nicht süß sondern basisch bzw. alkalisch. Denn die Erd- und Alkalimetalle können auch die Stelle des Wasserstoffes im normalen Wasser einnehmen. Es bilden sich basisch reagierende wässrige Lösungen, die sog. Alkalien oder Laugen. Als bezeichenden Rest enthalten Basen nicht einfach nur Sauerstoff, sondern eine Gruppe aus Sauerstoff und Wasserstoff, die sog. Hydroxyl- oder OH-Gruppe.

Basen und Säuren verbinden sich unter Wärmeentwicklung zu Wasser, das nicht mehr basisch oder sauer reagiert, und zu einem Salz. Wir sprechen jetzt von der Neutralisation. Beispielsweise neutralisieren sich so gefährliche Chemikalien wie Natronlauge und Salzsäure zu dem harmlosen Kochsalz und dem gleichfalls harmlosen Wasser.

Selbstverständlich benötigt der Organismus auch Säuren. Sie tragen durch Verbrennung zur Energiegewinnung bei. Daher ist ursprünglich in der Natur auch keine Substanz absolut sauer oder basisch. Säuren und Basen sind aber nicht nur gegensätzlich. Sie ergänzen sich auch. Wir sprechen deshalb ja auch beim gesunden Menschen von dem Säure-Basen-Gleichgewicht. Beim gesunden Stoffwechsel entstehen jedoch hauptsächlich saure Endprodukte, besonders beim Abbau der Proteine, und Kohlendioxyd beim Abbau der Fette und Kohlenhydrate. Unter gewissen Bedingungen bilden sich spezielle Säuren, beispielsweise Milchsäure bei der Muskelkontraktion.

Der gesunde Körper scheidet die überschüssigen Säuren über die Nieren und Lungen, auch über die Haut, aus. Auf diese Weise wird ein Säure-Basen-Gleichgewicht mit dem schwach basischen und möglichst konstanten pH-Wert des Blutes von 7,35 beibehalten. Dieser Vorgang wird durch eine basenüberschüssige, besser gesagt mineralstoffüberschüssige Ernährungsweise unterstützt. Bei Störungen des Stoffwechselgeschehens, auch bei Erkrankungen der Ausscheidungsorgane oder der Lunge kann es zu Übersäuerungen kommen. Je mehr Säuren in den Blutstrom gelangen, umso mehr werden die basenbildenden Mineralstoffbestände zwecks Neutralisierung via Salzbildung im Körper abgebaut. In erster Linie wird zum Abpuffern das Kalzium dem Gewebe und den Knochen, auch dem Haarboden, entzogen.

**Schlacken sind neutralisierte und dann abgelagerte Säuren und Gifte.**

Sind mit fortschreitender Übersäuerung die letzten Mineralstoffreserven erschöpft, versucht der Chemismus, bevor er Knochensubstanz anzapft, die überschüssigen Säuren als Schlackendepots in für den Blutkreislauf weniger wichtige Körperbereiche abzuschieben. In diesen "Schlackenhalden" werden ebenso alle nicht ausscheidbaren und hinderlichen Stoffwechselschlacken zunächst abgeladen, meist in das tiefere Binde- und Fettgewebe. Bei erstbester Gelegenheit versucht der Körper, diesen Abfall mit Hilfe eines Heilfiebers zwecks Schlackenverbrennung abzubrennen. Das gelingt ihm dann, wenn er nicht durch Antibiotika an diesem natürlichen Aufräumvorgang gehindert wird. Leider ist das jedoch oft der Fall mit der Folge, daß das gesamte Abwehrsystem geschwächt wird.

So entstehen bald verkapselte Herde, saure Müllhalden, die weiterhin Giftstoffe in die Blutbahn abgeben, die körpereigene Abwehr schwächen, so daß sich natürlich derjenige "abgeschlafft" fühlt, dessen Fieber "besiegt" worden ist. Bei der geringsten Belastungsprobe bricht das Abwehrsystem zusammen, und es kann zu massiven, für alle Organe gefährdenden Infekten kommen. Schauen wir uns nur unsere Kinder an!

Einerseits setzt die Schulmedizin künstlich erzeugtes Fieber (Hyperthermie) zum Verbrennen und Auflösen von Tumorzellen erfolgreich ein, bekämpft jedoch auf der anderen Seite diesen natürlichen Reinigungs- und Heilprozeß. Je länger jedoch Azidosefolgeschäden nur mit Symptombehandlung angegangen werden, umso schneller ersticken auch gesunde Zellen in den Gift- und Schlackstoffen, die sich kontinuierlich anhäufen. Alle Medikamente und der Streßfaktor "Sich-krank-fühlen" versauern zusätzlich die Körperflüssigkeiten. Dazu leiden die gesunden Zellen zunehmend an Nährstoff- und Sauerstoffmangel, und die Lebensenergie nimmt weiter ab.

Den Nieren obliegt die Aufgabe, überschüssige Säuren auszuscheiden. Sie werden durch die tägliche Säureflut überlastet, welche durch Streß, falsche Ernährungsweise, Chemie- und Umweltgifte verursacht wird. Die geschwächten Nieren können die durch säuernde Nahrung ständig im Körper entstehenden Säuren wie Harnsäure, Essigsäure, Milchsäure, Schwefelsäure, usw. nicht mehr ausreichend ausscheiden. Dadurch entsteht ein Rückstau der sauren Körpersäfte in den Lymphbahnen. Der Körper schwemmt auf, ist aufgedunsen (Wasserstau) und zeigt Ödeme, Wasserzurückhaltung zwecks Säureverdünnung. Er versucht nämlich, die Giftstoffe durch Zurückhaltung von Wasser zu verdünnen. Bei Versulzung der Säuren können die Lymphknoten anschwellen.

Die sich immer mehr ausbreitende Pilzerkrankung Candida albicans, eine Begleiterscheinung, - eher eine Folgeerscheinung der Azidose, schädigt durch Stoffwechselgifte (Ammoniak, Aldehyde, Aflatoxine u. a.) massiv die Leber- und Gehirnzellen. Pfortaderrückstau und infolge davon Hämorrhoiden können sich einstellen.

Heute kennt jeder die zerstörenden Auswirkungen des sog. "sauren Regens" auf die Umwelt. Doch über das saure Körpermilieu ist unsere westliche Zivilisation bisher noch wenig aufgeklärt. Die meisten Menschen leben heute mit übersäuerten Körpersäften, die ca 70 % unseres Körpergewichtes ausmachen!

Mit unserer denaturierten Zivilisationskost führen wir unserem Körper täglich 80 - 90 % säurebildende Nahrung und Getränke zu. Davon schmeckt das meiste nicht sauer sondern

**Ödeme sind Wasserzurückhaltungen zwecks Säure- und Giftverdünnung**

süß, wird jedoch im Körper chemisch sauer verstoffwechselt. Alle mit Zucker und Süßstoffen angereicherten Nahrungsmittel und Getränke wirken säurebildend. Hinzu kommen die stark säuernden Hauptnahrungsmittel wie Fleisch, Geflügel, Fisch, Eier, erhitzte Fette, Sauermilchprodukte, Käse, Teig- und Brotwaren. Ein Übermaß an Fett kann der Körper nicht verbrennen und läßt Essigsäure und essigsaure Salze zurück. Der übermäßige Eiweiß- bzw. Fleischkonsum verursacht Harnsäuren und harnsaure Salze. Deren Bildung zwingt den Körper zum Mineralstoffraub zwecks Säureneutralisierung.

Die harntreibende Wirkung all der Säuren bewirkt, daß die Nieren zuviel Wasser ausscheiden. Gleichzeitig werden lebenswichtige Basenbildner wie Kalzium, Natrium und Kalium mit ausgeschwemmt. Gerade diese Mineralien jedoch werden für die Neutralisierung von Säuren und für den Zellaufbau dringend benötigt. Übersäuerte und verschlackte Zellen werden strukturstarr. Die erstarrten roten Blutkörperchen, die Erythrozyten, verlieren ihre Verformbarkeit, und die Fließfähigkeit des Blutes wird schlechter. Die Durchblutungsstörungen nehmen zu, weil die Erythrozyten die feinen Kapillargefäße nicht mehr passieren können. Auch können die erstarrten Blutkörperchen nicht mehr ausreichend Sauerstoff aufnehmen. Es kommt zu Atmennot. Es ist unsere Verantwortung unserem Körper gegenüber, das Blut dünnflüssig und die Blutbahnen durch eine sinnvolle Ernährungs- und Lebensweise schlackenfrei zu halten. Dazu müßte unsere Nahrung zu 80 % aus basenbildenden und nur zu 20 % aus säurebildenden Lebensmitteln bestehen. Alle Sauermacher müßten vermieden werden.

“Die Gefahr der Übersäuerung des Gewebes ist wesentlich größer als die Möglichkeit einer Überalkalisierung. Basen können bei genügender Trinkmenge gut ausgeschieden werden. Säuren werden dagegen als neutrale Salze im Körper abgelagert”, sagt Dr. Sixt Hans von Kampff. Basische Nahrungsmittel und Getränke aus baumreifem Frischobst, Gemüse, Kartoffeln, Keimlingen und Gewürzen, basische Kräutertees und Gemüsesäfte halten das Säure-Basen-Gleichgewicht im Körper aufrecht und neutralisieren den Überhang an schädigenden Säuren.

“Zuviel Säure ist todbringend”, stellt Prof. Metschnikoff fest, da das eiweißhaltige Blut bei Säuerung eindickt. Die übliche Müdigkeit nach einem säurebildenden Essen mit vorwiegend Fleisch, Fett, Fisch und gekochtem Getreide ist uns wohlbekannt. Die süße Nachspeise erhöht zusätzlich die Blutazidität. Auch das beliebte Aufputschmittel “schwarzer Kaffee” wirkt säuernd. Der saure Zustand “verdicktes Blut” belastet das Herz und den Kreislauf.

Das Übel “Körperübersäuerung” wird als die epidemische Zivilisationskrankheit AZIDOSE bezeichnet mit vorwiegend folgenden Erscheinungsbildern: Ablagerungen von kristallisierten Säuren in Blutgefäßen, Muskeln, Gelenken, Bindegewebe, Fettgewebe und Lymphgefäßen. Das übersäuerte Blut versucht, die Säuren schnellstmöglich in den am schwächsten durchbluteten Zonen der Peripherie abzuladen wie z. B. in den Beinen, Schultern, im Nacken- und Kopfbereich, entlang der Wirbelsäule bis unter die Kopfhaut und zuletzt sogar in den Gehirnzellen.

Der Selbstheilungsmechanismus des Körpers versucht immer, einen Säureüberschuß durch Salzbildung = Mineralstoffraub zu neutralisieren, indem zuerst Knochen, Nägel, Zähne und Haarboden entkalkt bzw. entmineralisiert werden. Dadurch erklären sich auch die zunehmende Knochenbrüchigkeit (Osteoporose) und die Haarlichtung schon bei jungen Männern.

Noch bevor Organschäden erkennbar sind, machen sich die verhärteten Schlacken als Gelosen im Bindegewebe mit Orangenhaut und zwischen Gelenken und Wirbeln mit Druckempfindlichkeit bemerkbar. Schlackenknötchen drücken schmerzhaft auf Nervenenden (Neuralgien). Wir können sie auch als „Nadelkristalle“ an den Fußsohlen und unter der Kopfhaut durch Druck verspüren. Die Schlackenkristalle schmirgeln den Knorpel zwischen den einzelnen Wirbeln und in den Gelenken ab. Bandscheibenschäden mit Knorpel- und Knochenschwund sind die Folgen.

Die haarfeinen Nervenenden werden durch die Säureablagerungen entlang der Wirbelsäule geschädigt, bis sie die Impulse von und zum Gehirn nicht mehr ausreichend übermitteln können. Muskel- und Gliederlähmungen sind häufige Folgen.

Auch hoher Blutdruck ist oft eine Folge von Körperübersäuerung. Wie sonst, wenn nicht mit einer Erhöhung seines Blutdruckes, soll der Körper die mehr und mehr erstarrenden, großen roten Blutkörperchen mit ihren Sauerstoff- und Nährstoffladungen durch die feinen Kapillare schieben?!

Eine andere Folge der Übersäuerung von Blut bzw. Geweben ist der „zu hohe Cholesterinspiegel“. Alle Säuren durchlaufen das Puffersystem des Blutes. Azidotisches Blut bindet Kalzium spontan. Da der zu Neutralisationszwecken notwendige Kalziumabbau aus den Knochenspeichern nur sehr langsam erfolgt, jedoch eine Blutübersäuerung zum sofortigen Tode führen würde, müssen näher liegende und sofort zur Verfügung stehende Kalziumspeicher angezapft werden. Dieses sind u. a. die Wandungen der Blutgefäße!

Dieses Geschehen von Kalziumentnahme zwecks Gift- und Harnsäureneutralisierung widerfährt dem chemotherapierten Patienten ebenso wie dem Hochleistungssportler zwecks Milchsäureneutralisierung. Anstelle des herausgelösten Kalziums wird das permanent vorhandene Cholesterin eingebaut, da es im Gegensatz zu den Kalziumkomplexen eine säurebeständige Substanz ist. Je mehr Säuren in unserem Chemismus vorliegen, desto stärker ist der Kalziumraub aus den Gefäßwänden. Logischerweise muß der Körper jetzt reichlich Cholesterin als Ersatz für das verlorene Kalzium bzw. zum Schutz der Gefäßwände bereitstellen. Die logische und sinnvoll notwendige Folge ist der sog. „zu hohe Cholesterinspiegel". Den gilt es nicht mit Medikamenten zu senken! Der richtige Weg geht über die Entsäuerung unseres Organismus!!

Die sog. „Adernverkalkung" ist also zu Beginn eine „Adernentkalkung", eine Substitution des Kalziums durch Cholesterin. Dieses Cholesterin, vermischt mit im Blut schwimmenden Schlacken, wird zwecks Erhaltung von Dichtigkeit und Elastizität des Gefäßsystems an den Aderwänden deponiert. Dort führt es wegen seiner Überfrachtung mit Schlacken auf die Dauer zu Verhärtung und Brüchigkeit der Gefäße. Das Vorhandensein der Schlakken behindert die eigentliche Aufgabenstellung des Cholesterins, – Abdichtung der „Kalziumlöcher" (Fred Koch/Dr. Abele).

Der hohe Cholesterinspiegel ist also immer dann logisch und notwendig, wenn viel Cholesterin zum Ersatz von Kalzium bereitgehalten werden muß, welches wiederum gebraucht wird, um gefährliche Säuren per Salzbildung zu neutralisieren. Nach jeder Chemotherapie werden zwei körperchemische Phänomene beobachtet, die mit der von uns entwickelten Sicht der Dinge logisch erklärbar werden. Nach der „Chemo" steigen nach einigen Tagen der Harnsäure- und Harnstoffspiegel im Blut, kurze Zeit später der Cholesterinspiegel steil an. Wieso das?

**Zu hoher Blutdruck**

**Verschlackung führt zu „dichten", sauren Zellen**

... führt zu Schlacken in Fingern und Füßen
... führt zu angesäuertem Kapillarblut
... führt zu Erythrozytensteife
... führt zu Durchblutungsstörung
... führt zu erhöhtem Blutdruck

Die „Chemo" tötet Zellen. Aus dem Zelltod entstehen bekanntermaßen Harnsäure und Harnstoffe. Der Körper gerät in Säurenot. Mit der notwendigen Neutralisierung werden Blut und Lymphe allein nicht fertig. Mineralstoffe, vorwiegend Kalzium, werden in der Not aus den Gefäßwänden entnommen. Deren jetzt eintretende Dichtigkeits- und Elastizitätsnot beantwortet der Organismus mit hochschießender Cholesterinproduktion.

Der Kalziumraub zwecks Säureneutralisierung ist auch die Ursache der beklagenswerten KARIES. Der Genuß von phosphorsäurehaltigen, gezuckerten Getränken verstärkt die meist schon vorhandenen Gewebsazidosen in drastischer Weise. Bei der durch Limonaden aufgenommenen großen Phosphorsäuremenge kann der Kalziumbedarf durch die übrige Nahrung keinesfalls mehr gedeckt werden! Der einzige Ausweg bleibt die Freisetzung des Kalziums aus den Knochendepots. „Sinnvollerweise" greift der Körper bei den Kindern zuerst nach den Zähnen in der sicheren Gewißheit, daß da noch einmal Nachschub kommt. Insofern ist Karies die Osteoporose des Kindes, welches obendrein noch Essigsäure aus der Verstoffwechselung von Süßwaren, Weißmehlen und Fetten zu neutralisieren hat.

Man ist sich einig, daß auch Rheuma eine Säurekrankheit ist. Der rheumatische Schmerz entsteht dadurch, daß ein Harnsäurekristall auf einen Nerv drückt. Harnsäure ist das

Zerfallsprodukt des Eiweißes, sowohl des körpereigenen wie auch des mit der Nahrung zugeführten. Bei der körperlichen Tätigkeit zerfallen laufend Muskelzellen, und die dabei anfallende Harnsäure muß über die Blutbahnen den Ausscheidungsorganen, den Nieren und dem Porensystem der Haut, zugeführt werden.

Nieren und Haut können nur eine bestimmte Menge Harnsäurekristalle ausscheiden. Ist die Eiweißaufnahme zu hoch, oder ist ein Eiterherd im Körper (z. B. ein vereiteter Zahn), bei dem laufend Eiweiß zerfällt, tritt ein Rückstau ein, und Nieren und Poren können die Harnsäurekristalle nicht mehr ausscheiden. Man spricht jetzt von einer Harnsäureüberladung des Körpers.

Harnsäure und deren Kristalle sind schlecht wasserlöslich. Deswegen kann das Blut als wässrige Flüssigkeit nicht jede Konzentration mit sich führen. Ist die Körperflüssigkeit mit Harnsäure gesättigt, tritt die Ausfällung ein und aus gelöster Harnsäure werden Kristalle der verschiedenen harnsauren Salze. Jedesmal, wenn Kristallisationen stattfinden, treten starke Schmerzen auf durch den Druck der Kristalle auf die sensiblen Nerven.

Die Entstehung der rheumatischen Beschwerden wird folgendermaßen erklärt:

1. Durch die hohe Aufnahme von Eiweiß mit der Nahrung, nicht nur durch Fleisch allein, kommt eine solche übermäßige Aufnahme zustande, auch durch zu hohe Aufnahme von lactovegetabilem Eiweiß, durch zuviele Milchprodukte und Getreidekörner.
2. Durch Eiterherde im Körper
3. Durch Ausfällung von Harnsäurekristallen als Folge der Aufnahme von Säuren mit der Nahrung. Durch Ionisation fällt die stärkere Säure die schwächere oder weniger lösliche aus, wenn zwei Säuren in einer Flüssigkeit zusamentreffen.
4. Durch starke Abkühlung des Körpers oder bestimmter Körperteile ziehen sich die Blutgefäße zusammen, und das Blut fließt träger durch die kalten Teile des Körpers (Schultern, Hände, Füße). Dabei kommt Harnsäure in den Muskeln und Gelenken zur Ausfällung . Die relativ harmlosere Form ist das Muskelrheuma, weil dort viel weniger Harnsäure gespeichert werden kann als in den Gelenken.

Zur Beseitigung der rheumatischen Ablagerungen ergeben sich daraus aufgrund der Säure-Basen-Theorie folgende Forderungen:

1. Sofortige Drosselung der Eiweißaufnahme auf ein Minimum!
2. Ausschaltung aller Säuren: Säuernde Gartenfrüchte, säuerndes Brot, säuernde Speisen jeder Art, Konserven und Marmeladen, die zudem noch mit Säuren haltbar gemacht wurden, auch Sauerkraut
3. Vermeidung der sauren Gärung des Darminhaltes. Gärungsverhütend sind u. a. Leinöl, me-

**Chemo-Chronologie**

- Gift
- Haarverlust 1
- Zelltod
- Harnsäure / -stoffe
- Haarverlust 2
- Kalziumverlust aus Blutgefäßen
- Cholesterin als Gefäßschutz

**Die Kausalkette des „zu hohen Cholesterinspiegels“**

**Säuren führen zu Mineralstoffraub zwecks Säureneutralisierung**

... führt zu Kalzium- und Mineralstoffraub aus dem Gefäßsystem
... führt zu „Kalziumlöchern“ in den Gefäßen... (Fred Koch in: „Saure Nahrung macht krank“)
... führt zu erhöhter Cholesterinproduktion zwecks Erhaltung von Dichtigkeit und Elastizität des Gefäßsystems
... ist angeblich „zu hoher Cholesterinspiegel“
... ist jedoch höchst sinnvoller Schutzmechanismus

dizinische Kohle, basische Heilwässer, Basentrunk (Natron u.a.)
4. Täglicher Genuß von Gemüsebrühen und Kräutertee, wie auch von Leisen gefordert, 1 l Wasser dazu.
5. Wärmeanwendungen an den betroffenen Stellen, auch Rheumapflaster, welche die Haut reizen und die Durchblutung fördern
6. Basische Tees trinken wie z. B. Brennessel, Schafgarbe, Huflattich, Hauhechel, Johanniskraut, Löwenzahn, Wermut, Tausendgüldenkraut, Salbei, Thymian, Zinnkraut u. a. Von ganz besonderer Bedeutung als Löser harnsaurer Salze ist die TEUFELSKRALLE, die es in Kapseln und/oder Tonika gibt, und Grüner Hafertee.
7. Vermeidung von kaltem Wasser beim Putzen und Spülen
8. Vermeidung des Aufenthaltes in kalten, ungeheizten Zimmern und Kellerräumen, welche meist eine zu hohe relative Luftfeuchtigkeit aufweisen
9. Ein wichtiger Punkt ist auch, daß Mittel zur Herzstärkung eingenommen werden (Weißdornpräparate). Nur ein starkes Herz ist in der Lage, mit genügend Kraft den Kreislauf aufrechtzuerhalten. Somit kann das Blut auch die Ablagerungen der Harnsäurekristalle leichter abbauen.

Der Organismus verfügt über eine Alkalireserve, die durch Bicarbonat, Blut, Kalium, Kalzium und andere Alkalimetalle in den Zellen gebildet wird. Im lebendigen Stoffwechsel ist eine leichte Alkalität notwendig. Das biologische Gleichgewicht liegt in den Körpergeweben bei einem pH-Wert von etwa 7,2.

Während des Tages kann man im Harn Säure- bzw. Basenfluten messen. Sie entstehen durch biologische Rhythmen sowie durch die Aufnahme der Mahlzeiten und sind analog zu den Rhythmen von Ebbe und Flut zu sehen, die gleichfalls im Sechsstunden-Rhythmus takten.

| Basenfluten | Säurefluten |
|---|---|
| 4.00 Uhr stark | 1.00 Uhr mäßig |
| 10.00 Uhr mäßig | 7.00 Uhr stark |
| 16.00 Uhr stark | 13.00 Uhr mäßig |
| 22.00 Uhr mäßig | 19.00 Uhr stark |

Logischerweise werden in den Krankenhäusern Herzinfarktpatienten am frühen Morgen zwischen 5 Uhr und 7 Uhr eingeliefert, wie jede Nachtschwester bestätigen kann. Das sind die logischen Opfer des “sauren” Vortages, der vielleicht von besonders viel Streß, Existenzangst und Ärger oder auch von einem wunderschönen „letzten“ Tanzabend gekennzeichnet war.

Wie wir sehen, entleeren sich die Gewebedepots vor allen Dingen nachts, so daß der Morgenurin in der Regel sauer ist. Er hat einen „normalen“ pH-Wert, wie wir ihn in den modernen Lehrbüchern finden, von pH 5,5. Das ist jedoch alles andere als „normal“! Dieser saure pH-Wert spiegelt lediglich die JETZT „normale“ Azidose aller unserer Zeitgenossen. Sonst nichts!

Was ist überhaupt „normal“? Was sind Normalwerte? Diese werden folgendermaßen erstellt: Man nehme 1 000 “gesunde, junge Bundeswehrsoldaten” und messe an ihnen die unterschiedlichsten Werte. Der Durchschnitt gilt dann als normal. An eben solchen erschossenen jungen amerikanischen Vietnamkriegsteilnehmern hat man allerdings aufgedeckt, daß diese bereits die Zeichen der Adernverfettung und beginnenden Sklerose trugen!!

Wirkliche Normalwerte liefern uns eher der Säugling an der Mutterbrust oder der Eingeborene einer Urbevölkerung. Auch die Aussagen gut beobachtender Ärzte in alten Zeiten haben Gewicht.

Aus der ältesten heute noch bestehenden Hochkultur, der indischen, wissen wir, daß deren geistig hochstehende Yogis pH-Werte der Zellen von teilweise 8,1 aufweisen! Das ist bzw. sollte „normal“ sein, nicht die Azidosewerte unserer degenerierten, westlichen Zivilisation!

Zurück zu dem pH-Wert des Morgenurins. Optimal wäre natürlich ein pH-Wert von ca. 7,35, derjenige des Blutes. Ein solcher würde bedeuten, daß dieser Chemismus, was den Säure-Basen-Haushalt angeht, absolut gesund ist und weder überschüssige Säuren noch Basen auszuscheiden hat. Nachdem jedoch aus eigenem Zellverfall Harnsäure anfällt, aus der Muskeltätigkeit Milchsäure, auch Kohlensäure, ist ein pH-Wert von 7,0 bis 6,5 noch als optimal anzusehen.

Liegt der pH-Wert im sauren Bereich, liegen überschüssige Säuren bzw. „saure“ Salze vor. Dann muß natürlich entsäuert werden. Diese Entsäuerung kann jeder selbst vornehmen, indem er sich basenüberschüssig, d.h. mineralstoffüberschüssig, ernährt mit entsprechendem Essen und Trinken und mit entsprechender Nahrungsergänzung. Natürlich gehört auch basische Körperpflege, die gleichfalls zur Mineralisierung und Entsäuerung ihren Beitrag leistet, dazu und das regelmäßige Trinken von reinem Wasser.

Leider bieten die Nahrungsmittel in unseren zivilisierten Ländern nicht mehr den erforderlichen Überschuß an energiereichen Mineralstoffen zum Säureausgleich bzw. zur Säureneutralisierung an. Die vorliegende Problematik wird von wenigen Menschen bis ins Tiefste erfaßt, obwohl die Logik des Vorgehens der Entsäuerung rasch begriffen wird. Das zeigt die immer wieder gestellte Frage: „Und wie lange muß ich denn entsäuern und mich mineralstoffüberschüssig ernähren oder per Körperpflege entsäuern?“ Die richtige Anwort ist lapidar und lautet: „Ein Leben lang!“

## Was heißt „basenüberschüssig"?

**„basenüberschüssig" bedeutet, daß mit der täglichen Nahrung mehr energiereiche Mineralstoffe aufgenommen werden, als der Organismus für die Neutralisierung = Verstoffwechselung der gleichfalls mit der Nahrung aufgenommenen oder sonstwie entstandenen Säuren, Gifte und Schadstoffe benötigt.**
**Ist das nicht der Fall, erfolgt die Neutralisierung aus dem Körperbestand an Mineralstoffen und Spurenelementen.**

Merken wir uns: Die Azidose des Urins "spiegelt" eine bestehende Gewebsazidose!

Gesunde, mit Muttermilch ernährte Säuglinge haben einen Urin-pH-Wert von 8 bis 8,5. Mit Sicherheit hat die Menschheit irgendwann einmal in ihrer schon endlos langen Geschichte diesen pH-Wert als denjenigen ihres Blutes gehabt, bevor wir auf unsere jetzt kläglichen 7,35 gesunken sind. Wir finden diesen pH-Wert ja auch heute noch bei indischen Yogis und haben diesen Wert deshalb der in dieser Broschüre abgedruckten Grafik "pH-Werte der Natur" (S. 26) den Menschen des antiken Griechenland zugeordnet. Derartige basische pH-Werte bringen nämlich nicht nur gesunde und schöne Körper hervor, sondern sie befähigen diese Menschen auch zu höchsten körperlichen und auch geistigen Leistungen. Sehen Sie bitte den Zusammenhang zwischen höchster körperlicher Gesundheit und Schönheit und höchsten geistigen Leistungen gerade im antiken Griechenland!

Bekanntermaßen kann der pH-Wert im Urin bei vegetarisch lebenden Tieren bis zu 8,5 ansteigen. Demgegenüber erreichen Hund und Katze nur pH-Werte zwischen 5 und 6. Schon Are Waerland stellte fest, daß Hunde und andere fleischfressende Tiere, wenn sie sich übersäuert fühlen, immer jene Teile ihrer Beutetiere bevorzugen, die die meisten Mineralstoffe enthalten. Die basenbildenden Mineralstoffe befinden sich vor allem in den Gelenkkapseln der Wirbeltiere. Der Löwe frißt die mineralstoffreichen Innereien der Wirbeltiere. Die Hyäne muß sich mit dem vom Löwen verschmähten Muskelfleisch begnügen. Wir bezeichnen deshalb die Filets und Steaks essenden Feinschmecker unserer Tage als Gourmänen.

Bezeichnenderweise gab es im Altertum im Orient eine besonders hinterhältige Todesstrafe: - die Ernährung des Verurteilten ausschließlich mit Muskelfleisch bis zum unausweichlichen Tode nach spätestens wenigen Wochen.

Das minderwertige Fleisch kranker und gestreßter Tiere, besonders von Schweinen, bei denen der pH-Wert des Fleisches niedrig liegt, erkennt der Verbraucher an seiner blassen Farbe. Bei der Zubereitung verliert es soviel Wasser, daß es weitgehend einschrumpft und an Geschmack verliert. Muskeln und Bindegewebe übersäuerter Menschen sind ebenso von minderwertiger Qualität - ohne "Saft und Kraft", aber oftmals voll von Wasser zwecks Säureverdünnung.

Jahrzehntelange Erfahrungen verschiedener Wissenschaftler zeigen, daß eine Neutralisierung durch Mineralstoffe zum A und O einer aktiven Gesundheitspflege gehört und bei der Vermeidung von Zivilisationskrankheiten eine zentrale Rolle spielt.

# Was ist Gesundheit?

**Gesundheit des Körpers bedeutet Schlackenfreiheit der Zellen, Gewebe, Drüsen und Organe, gleichzeitig gefüllte Mineralstoffdepots. Gefüllte Mineralstoffdepots bedeuten Schönheit. Gesundheit der Seele bedeutet Reinheit von negativem Erleben und der Verzicht auf vorzeitige Erlebniserfüllung der Inkarnation.**

Es ist in der Tat das zur Zeit herrschende System, welches uns die möglichen 140 Jahre voller Gesundheit, Schönheit und Stärke von Körper, Geist und Seele verwehrt und uns statt dessen ein ausgebeutetes Leben beschert, zuerst voller Süchte und später voller Krankheiten mit einem möglicherweise bald vom Arzt assistierten Selbstmord am unappetitlichen Ende.

**Was ist Gesundheit?**
- **schlackenfreie Zellen, Gewebe und Organe**
- **gefüllte Mineralstoffdepots**
- **unbeschädigte, nicht verätzte oder vergiftete Zellen, Organe, Drüsen und Funktionen**

Unappetitlich ist nicht nur die uns umgebende Welt der qualmenden Schlote und stinkenden Auspuffe, der verdreckten Flüsse, Seen und Meere, der abstürzenden Satelliten und der berstenden Atomreaktoren. Unappetitlich ist leider auch die Mehrzahl unserer sterbenden Männer und Frauen anzuschauen. 50 % derer Substanz besteht bei ihrem seligen Ende aus Schlacken. Die ehemals hübsche Eva hat sich ummantelt wie mit einem Castor-Behälter. Dabei wäre alles so einfach gewesen. Sie hätte sich nur nie zu überanstrengen brauchen. Sie hätte auf den Kaffee verzichten sollen und auf das Fleisch, auf das Rauchen und auf die vielen Süßwaren. Sie hätte immer alle Winde ablassen sollen und Streß und Ärger vermeiden sollen, genauso wie all die vielen Genußmittel, die ihr ein Leben lang so mundeten.

Statt dessen hätte sie ein Leben lang mineralstoffüberschüssig und möglichst vegetarisch essen sollen. Sie hätte in Harmonie leben und sich regelmäßig entschlacken sollen. Sie hätte überhaupt bescheiden und diszipliniert leben und sich basisch körperpflegen sollen. Wäre ihre Nahrung dann noch vitalstoff- und mineralstoffreich gewesen und ihr Trinken gleichfalls, hätte sie ihr Leben lang viel frische Luft, reines Wasser und göttliches Licht genossen, sie wäre 140 Jahre alt geworden und hätte sich ihres Lebens bis zum letzten Tage erfreut.

**Unsere Mineralstoffdepots:**

- Haare und Haarboden
- Nägel
- Haut
- Knochen
- Gefäße bzw. Adern
- Knorpel, Kapseln, Sehnen
- Blut (auch Pufferlösung)

**sind die Säulen unserer Gesundheit und Schönheit.**

Wie wir bereits gesehen haben, strapaziert unser augenblicklicher Lebensstil unseren Organismus mit Harnsäure aus dem Genuß tierischen Eiweißes.

## Woher kommen die Säuren?

- Harnsäure aus Fleischgenuß und Zellverfall
- Milchsäure aus körperlicher Anstrengung
- Gerbsäure aus Schwarzem Tee und aus Kaffeegenuß
- Nikotin vom Rauchen
- Schwefelsäure aus zurückgehaltenen „Winden" und aus Schweinefleisch
- Acethylsalizylsäure aus Schmerzmitteln
- Essigsäure aus Süßwarenkonsum und Fetten
- Oxalsäure aus z.B. Rhabarber, Spinat und Kakao
- Salzsäure aus Streß, Angst, Ärger
- Salpetersäure aus gepökeltem Fleisch und aus Käsesorten mit Kal.-Nitr.-Zusatz

**Diese Säuren neutralisiert der Organismus so schnell es geht, um sich nicht an ihnen zu verätzen.**

**Dazu benötigt er Mineralstoffe. Diese verbinden sich mit den Säuren zu den sog. Schlacken.**

Harnsäure fällt ohnedies und obendrein beim kontinuierlichen Verfall unserer eigenen Zellen an.

Streß, Lärm, Ärger, Angst und Enttäuschung münden in Salzsäurereaktionen, weshalb davon betroffene Personen wegen eines Überschusses an Salzsäure im Magen oftmals Magenschleimhautentzündungen oder sogar Magengeschwüre bekommen. Der Körper der Jogger, Sportler und Fitneßmenschen wird mit Milchsäure aus körperlicher Anstrengung oder sogar Überanstrengung überschwemmt. Süßwaren werden via Essigsäure verstoffwechselt. Schwarzer Tee und Kaffee liefern Gerbsäure und Salzsäure. Der Raucher inhaliert Nikotin, und aus zurückgehaltenen Winden entwickelt sich Schwefelsäure in den Körpersäften, und zwar aus dem Schwefelwasserstoff der Blähungen. Der „Genuß" von Schweinefleisch und vielen Käsesorten „beschert" den Menschen Schwefelsäure und Salpetersäure. Schwefelsäure jedoch erweicht die Bandscheiben und ist in erster Linie für Probleme mit diesen ansonsten harten Knorpeln verantwortlich. Eine Verbindung von Schwefelsäure und Salpetersäure ist sogar in der Lage, Gold aufzulösen. Daraus mag deutlich werden, wie aggressiv Säuren sind. Acetylsalizylsäure nehmen wir mit vielen Schmerzmitteln auf. Rhabarber, Spinat und Kakao liefern Oxalsäure.

Alle diese und andere Säuren muß der Körper so schnell es geht neutralisieren, damit sie nicht seine Zellen, Organe, Drüsen und Funktionen verätzen. Für diesen Neutralisierungsvorgang benötigt er Mineralstoffe. Die damit neutralisierten Säuren nennt der Chemiker Salze und der Volksmund Schlacken. Wissenschaftlich heißen sie beispielsweise oxalsaures Kalzium oder harnsaures Kalzium, schwefelsaures Kalzium, usw.

Vergegenwärtigen wir uns unseren täglichen Arbeitstag! Wir müssen etwas schaffen. Wir haben Druck. Da bedarf es ab und zu einer Pause, einer Regenerierung verbrauchter Kräfte. Was geschieht? Die der Körperchemie unkundigen Menschen gehen den „sauren Weg" und nicht den „basischen".

Früher wurde länger gearbeitet als heute, dafür geruhsamer, und öfters wurden Pausen gemacht. Man ging in der Mittagspause spazieren oder saß zusammen. Man trank einen Kräutertee oder gönnte sich sogar einen Mittags- oder Büroschlaf. In der Pause von einer halben oder einer ganzen Stunde Dauer ging man an die frische Luft, bevor oder nachdem man Mutter's Eintopf gegessen hatte. Damals gab es noch die für die Säureneutralisierung benötigten Mineralstoffe aus frischen, energiereichen Lebensmitteln. Das Wasser war sauber und energiereich. Alles war dazu angetan, das verbrauchte energetische wie materielle Körperkonto wieder aufzufüllen.

Was passiert heute? Es gibt Kaffee oder Colagetränke. Eine Zigarette wird geraucht, oder etwas Süßes wird gelutscht und genossen, nach dem Motto "...bringt verbrauchte Energie sofort zurück!"

Es ist der "saure Weg" der eben schon zitierten Säuren, die als quasi "Säurepeitsche" dem Körper nicht neue Kräfte zuführen, sondern Energien vom Bestand des Körperkontos mobilisieren. Dieser "saure Weg" ist derjenige von Mineralstoff- und Energieraub. Die Gesichter und der Haarwuchs unserer jungen Männer ab 30 Jahren oder sogar darunter sprechen Bände!

Dabei wäre alles so einfach! Wir bräuchten nur mineralstoffüberschüssig zu essen, wie zu Großmutters Zeiten kontinuierliche Schlackenlösung mit Oma's Haustee zu betreiben, dazu kontinuierliche Säureneutralisierung mit Spurenelementen und Mineralstoffen aus einer vitalstoffreichen Ernährung. Wir bräuchten nur Säureneutralisierung und Schlackenausscheidung zu betreiben mit basischen Bädern und Trunken, mit Wickeln und Spülungen und eine kontinuierliche Körperreinigung und Parasitenaustreibung durch Abhärtung, durch Sauerstoff, klares Wasser und Gewürze und viel Bewegung in frischer Luft.

Was heißt überhaupt mineralstoffüberschüssig essen? Heute wird fälschlicherweise der Begriff "basenüberschüssig" verwendet, wenn "mineralstoffüberschüssig" gemeint ist.

Mineralstoffüberschüssig meint, daß Tag für Tag mehr energiereiche Mineralstoffe aufgenommen werden müs-

**50% des Körpers vieler Menschen bestehen aus Schlacken.**

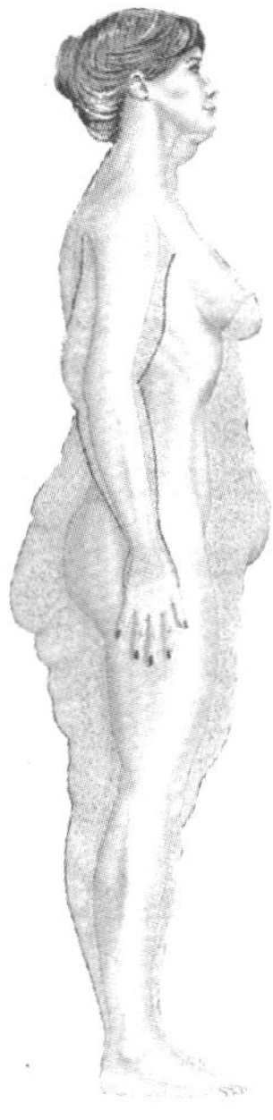

## Was sind die sogenannten „Schlacken"?

**Aus Säuren und Giften entstandene Salze, die der Körper unter Zuhilfenahme von Mineralstoffen und Spurenelementen (Mineralstoffraub) aus organischen und anorganischen Säuren bildet bzw. bilden muß, um nicht von diesen verätzt bzw. vergiftet zu werden.**

sen, als wir zur Neutralisierung der in mehr oder weniger großem Maße anfallenden Säuren benötigen. Nehmen wir weniger auf, muß der Körper zwecks Säureneutralisierung auf die Mineralstoffe der Zähne, Knochen, Nägel, Haut, usw. zurückgreifen, damit er sich nicht an den vorhandenen Säuren verätzt. Der Knochen ist die „letzte Instanz" der menschlichen Gesundheit. Auf seinen Erhalt gilt es von frühester Kindheit an zu achten! Gesundheit will jeden Tag bewahrt und jeden Tag erzeugt werden. Nur Mineralstoffe aus natürlichen Lebensmitteln sind energiereich genug, um aggressive Säuren binden, d.h. neutralisieren zu können.

Wenn es gelänge, vom ersten Tage des menschlichen Lebens an ein Übergewicht neutralisierungsfähiger Mineralstoffe gegenüber den zu neutralisierenden Säuren zu schaffen, dann könnte ein Traum der Menschheit Wirklichkeit werden, der Traum von einem langen Leben in einem schlackenfreien, schönen Körper und von lebenslanger Gesundheit. Von der jedoch sind wir mit unserer augenblicklichen Ernährung und sonstigen Lebensweise so weit entfernt wie die Erde vom Mond.

Es fällt auf, daß es Tag für Tag Berichte von Kongressen zu allen möglichen Zivilisationskrankheiten gibt. Tagungen zu Krebs und Rheuma, zu MS und Morbus Crohn, Bechterev, Alzheimer und AIDS finden rund um den Globus und an jedem Tage statt. Hat man schon einmal von einem Kongreß gehört, auf welchem Gesundheit definiert worden ist? Wir glauben nein!

Analog zu dem menschlichen Sein in seiner Dualität von Materie und Geist definieren wir Gesundheit als sowohl materielle wie energetische Wohllage. Als dritter Sockel der Gesundheit kann die Freiheit von Parasiten gesehen werden.

Materielle Wohllage bedeutet vorrangig Schlackenfreiheit unserer Zellen, Gewebe, Drüsen, Membranen und Organe. Materielle Wohllage bedeutet gleichzeitig gefüllte Schatzkammern unserer Mineralstoffdepots der Zähne und Knochen, der Knorpel und Sehnen, der Organe, der Haare, der Haut, des Blutes, der Nägel, usw. Materielle Wohllage bedeutet auch die bedarfsgerechte Versorgung mit allen benötigten Stoffen. Wohlgemerkt "bedarfsgerechte Versorgung" - keine Unterversorgung und auch keine Überversorgung!

## Regenerierung

| **Der saure Weg:** | **Der basische Weg:** |
|---|---|
| - Kaffee<br>- Limonaden<br>- Zigaretten<br>- Süßwaren | - ausruhen<br>- spazierengehen<br>- Tee trinken<br>- schlafen<br>- Bewegung<br>- frische Luft<br>- Licht<br>- Mineralstoffe |
| = | = |
| **Verminderung des Körperkontos** | **Erhalt oder sogar Auffüllung des Körperkontos** |
| = | = |
| **Energieraub** | **Energiezufuhr** |

Unter materieller Wohllage verstehen wir auch das einwandfreie Funktionieren von Assimilation, Zirkulation, Ausscheidung und Entspannung betreffend die Stoffe, Säfte und Gase unseres Körpers. Es ist darauf zu achten, daß alle vier Takte funktionieren und ständig trainiert werden. Materielle Wohllage ist die Grundvorraussetzung für körperliche Schönheit.

Gesundheit bedeutet auch, daß Zellen, Drüsen, Organe und Funktionen nicht vergiftet oder verätzt sind.

Energetische Wohllage bedeutet, daß wir keinen energetischen Belästigungen, Fehlsteuerungen, Disharmonien, Verstrahlungen oder Verzehren ausgesetzt sind. Energetische Belästigungen gehen von jeder Stromquelle ebenso aus wie vom Fernseher oder dem Radar der Flugzeuge, von den Funktrassen oder dem Handy und natürlich erst recht von den Hochspannungsleitungen und den Atomkraftwerken. Energetische Wohllage bedingt einen kontinuierlichen Energiezufluß aus Muse und Muße, aus Lebensmitteln und Sexualität, auch aus dem eigenen Verhalten. Energetische Wohllage bedingt offene Chakras zur Energieaufnahme aus Natur und Kosmos, und natürlich auch von Mitmenschen, Pflanze, Wasser und Tier.

Unsere Darstellung betreffend den Energiefluß von „oben nach unten" (Seite 53) beruht im wesentlichen auf Arbeiten des süddeutschen, leider verstorbenen Forschers Helfried Herrmann. Ihm danken wir an dieser Stelle postum dafür, daß er uns viele wichtige Erkenntnisse hinterlassen hat.

Möglicherweise überrascht es Sie, die Ernährung in der obersten Stufe des Energieflusses zu finden. Ihre Verwunderung ist nur zu begründet, spricht die heutige moderne Ernährung aus der Konservendose oder aus Fast Food, aus Tiefkühlkost, Gebäcken, Weißmehlprodukten, usw. den Menschen doch nur noch auf der untersten Ebene unserer Aufstellung an, derjenigen der absoluten Grobstofflichkeit.

Es ist das eigentliche Wollen der modernen Naturkostläden und des biologisch-dynamischen Anbaues, wieder Lebensmittel zu produzieren, die uns Menschen nicht nur in unserer Stofflichkeit ansprechen, sondern auch mit den in ihnen enthaltenen kosmischen Energien bereits in der obersten energetischen Ebene, um dort bestehende Bedürfnisse zu befriedigen. Nur derartige Gemüse, Salate, Getreide, Samen, Früchte, usw. sind als wirkliche LEBENSMITTEL zu bezeichnen, während die vorher aufgezählten Produkte heutzutage den exakt richtigen Namen NAHRUNGSMITTEL tragen. Dem ist nichts hinzuzufügen.

## Was ist Gesundheit?

**I. Materielle Wohllage**
- Schlackenfreiheit der Zellen, Gewebe, Membranen und Organe
- Gefüllte Basen- u. Mineralstoffdepots
- bedarfsgerechte Versorgung mit allen benötigten Stoffen
- nicht verätzte oder degenerierte Funktionen der Drüsen, Sinne, Begabungen, Bewegungen, etc.

**II. Energetische Wohllage**
- einwandfreies Funktionieren von Assimilation, Zirkulation, Ausscheidung und Entspannung
- keine energetischen Belästigungen, Fehlsteuerungen, Disharmonien, Verstrahlungen oder Verzehre
- Energiefluß aus Muße und Muse, aus Lebensmitteln, aus Sexualität, aus eigenem Verhalten, durch offene Chakren, aus dem Kosmos

**III. Freisein von Parasiten**

**Die vier wichtigsten Funktionen**

**Der Mensch - ein Viertakter**
(nach Jakob Lorber)

- **Assimilation**
- **Ausscheidung**
- **Zirkulation**
- **Entspannung**

In der Mitte der Tabelle auf Seite 53 "DER ENERGIEFLUSS AUS DEM KOSMOS IN DIE ZELLE" finden Sie eine gestrichelte Linie. Oberhalb dieser befindet sich der energetische und unterhalb von dieser Linie der materielle Mensch. Exakt bis zu dieser Linie langt das Verständnis und das Wissen der modernen Naturwissenschaft sowohl an ethischer Qualität als auch an dem Vorhandensein der hohen aufgezählten Energien. Aufgrund dieser Wissensgrenze wird es unserem Zeitalter nicht mehr gelingen, den energetischen Menschen exakt zu erforschen. Pikanterweise erachtet sich unter den Heilberufen oftmals derjenige als “am höchsten”, der in der untersten Stufe der Stofflichkeit arbeitet, der Chirurg.

Wenn wir die Schlackenfreiheit und Unversehrtheit der Zellen und Gewebe bei gleichzeitig gefüllten Mineralstoffdepots als den eigentlichen Sockel unserer materiellen Gesundheit erkennen, dann sind wir schnell in der Lage, das Wesen der modernen Zivilisationskrankheiten gleichfalls zu durchschauen. Es sind Verschlackungen und Vergiftungen der Zellen und Gewebe durch Säuren und Gifte und aus diesen hervorgegangene Salze, die der Volksmund Schlacken nennt.

Ist der Körper aufgrund des derzeitigen Mangels an neutralisierungsfähigen Mineralstoffen zu fortwährender Entnahme von Spurenelementen und Mineralstoffen aus seinen Depots zum Zwecke der Säureneutralisierung gezwungen, wird es bald zu den unterschiedlichsten Mangelzuständen und zum vorzeitigen Verfall seiner Schönheit kommen. Damit diese nicht eintreten und damit wir ein Leben lang die drei Kriterien der Gesundheit, das sind materielle Wohllage, energetische Wohllage, Freiheit von Parasiten, unser eigen nennen, gilt es Vorsorge zu betreiben, um möglichen Krankheiten vorzubeugen:

Wir müssen die in unserem Körper befindlichen Schlacken kontinuierlich lösen und ausscheiden, gleichzeitig unsere möglicherweise angegriffenen Mineralstoffdepots wieder auffüllen und verätzte Zellen, Gewebe, Organe und Funktionen regenerieren.

Saure Körperpflegemittel, die mit pH-Werten unter 6 auf die Haut gelangen, gehören für unsere Begriffe nicht auf den Markt und nicht auf die Haut, ebenso keine Zahnpasten mit Himbeergeschmack und Fluoriden in den Kindermund. Hüten wir uns vor einer ganz besonders heimtückischen Vergiftung, derjenigen durch Natriumfluorid. Dieses Gehirngift begegnet uns sowohl in fluoridiertem Trinkwasser als auch bei einer Fluoridierung unserer Zähne durch den Zahn- oder Kinderarzt.

In Kreisen hochkarätiger Wissenschaftler ist bereits seit den 30er Jahren bekannt, daß Natriumfluorid eine ganz bestimmte Region unseres Gehirns schädigt. In dieser Region ist der individuelle Behauptungswille angesiedelt. Dieser wird durch Natriumfluorid beein-

## Der Energiefluß aus dem Kosmos in die Zelle

| Funktion | Ebene | Wirkung |
|---|---|---|
| Der Kosmos sendet Energien aller Frequenzen und Polaritäten für die ätherische Substanz, den **Willenskörper,** den Mentalkörper und schenkt dem Menschen die physische Bioform seiner individuellen Matrix. = Orgon-, Äther-, Astral-, Mental- u. a. Energien | Energiekörper bewirken Strahlung. | Größe und Eigenart dieser Energiekörper ergeben sich aus Erbgut, Bodenstrahlung, Ernährung und Geisteshaltung. |
| **Die obigen Energien werden „eingerollt". Daraus werden Informationsträger angefertigt und in den energetischen Bereich der Drüsen eingespeist.** | Chakren bewirken Transformation. | Auf dieser Ebene wirken Geistheilung und Akupunktur. |
| Der materielle Bereich der Drüse verarbeitet die empfangenen Informationen zu Hormonen und gibt diese an Organe weiter | Drüsen produzieren Hormone und energetische Befehle. | Auf der Drüsenebene wirken z.B. Homöopathie und Heilmagnetismus, um Fehlleistungen zu korrigieren. |
| Das Organ richtet sich nach den vorhandenen chemischen Botschaften der Hormone als auch nach den parallel oder bereits vorher eingetroffenen energetischen Befehlen aus dem Gehirn. | Organe bewirken Reflexe. | Auf dieser Ebene arbeitet der allopathische Arzt, um Fehlleistungen auszugleichen. |
| **Die Organe produzieren „Kraftstoffe" für die Muskelarbeit und scheiden Schlacken aus.** | Muskeln verrichten Arbeit. | Auf dieser Ebene arbeiten der Chirurg und der Chiropraktiker. |

trächtigt und auf lange Sicht zum Erliegen gebracht. So verliert der fluoridierte Mensch auf die Dauer seinen Widerstandswillen gegen Beherrschung und Kontrolle von außen und auf die Dauer seine Freiheit, weil er sich nicht mehr wehren wird. Dieses Phänomen gilt selbstverständlich im persönlichen Umfeld wie auch auf Behörden, Staat usw. bezogen.

Lassen Sie sich also nicht von der Argumentation beeindrucken, wenn man ihnen Natriumfluorid auf den Zahn pinseln will, um diesen vorgeblich zu härten. Er wird mit der Fluoridierung eher zu hart und zu brüchig als auf Dauer widerstandsfähig.

Jegliche Fluoridierung von Trinkwasser oder Zahnpasten, ebenfalls die Verabreichung von Fluortabletten in den Kindergärten gehört nach unserer Meinung verboten. Derartiges ist jedoch allgemein üblich und wird sogar noch aus Steuermitteln bezahlt. Das Gleiche gilt für die Chlorierung von Trink- und Badewasser. Chlor ist nicht nur ein materielles, sondern auch ein energetisches Gift. Es nimmt dem Wasser dessen magnetische Energie. Die aber braucht besonders der Knochen, der „Vater unserer menschlichen Gesundheit", für seinen möglichst langen Erhalt. Man lege sich deshalb einen Magnetiten in das Glas, aus welchem man sein Wasser trinkt. Unsere Umwelt ist z.Zt. an magnetischer Energie verarmt, dafür mit elektrischer überfrachtet. Leider mündet die elektrische Überfrachtung in chemisch saure Körperreaktionen. Die magnetische Energie bewirkt basische Reaktionen.

Bezahlt werden auch Zahnfüllungen mit Amalgam. Andere Länder, wie beispielsweise Schweden, haben das wegen wissenschaftlich erwiesenen Vergiftungsrisikos bereits verboten. In Deutschland jedoch wird ausschließlich die Füllung mit Amalgam von den Krankenkassen bezahlt. Andere Füllungen muß der Beitragszahler selbst bezahlen!

Die Welt steht Kopf. Von Gesundheitsvorsorge und Krankheitsvorbeugung nicht die Spur. Ganz im Gegenteil! Krankheiten und Spätfolgen werden systematisch vorbereitet.

Das Gleiche gilt für ein nicht existierendes Rauchverbot für die Jugendlichen beiderlei Geschlechtes. Ein solches Rauchverbot sollte zwingend mindestens bis zum 35. Lebensjahre gelten. Danach sind in aller Regel die Kinder gezeugt. Wer dann rauchen will, der soll es tun. Allerdings wären sämtliche Tabakwaren mit Extremsteuern zu belegen, damit das Rauchen auch wirklich ein „Genuß" wird. In Großbritannien wird das bereits praktiziert!

Die gleiche Extremsteuer ist auf Kaffee, Schwarzen Tee und Süßwaren zu erheben! Prof. Manfred von Ardenne hat mit seinen Forschungen nachgewiesen, daß sowohl der Bohnenkaffee als auch der Schwarze Tee in starkem Maße $O_2$, also unseren lebensnotwendigen Sauerstoff, verzehren. Dieser Verzehr hält nach dem Genuß dieser beiden Getränke etwa vier Stunden lang an.

Man sollte deshalb ein- bis zweimal am Tag seinem Trinkwasser einen Tropfen Wasserstoffperoxid hinzufügen. Das genügt. Man sollte gute Dinge allerdings nie übertreiben. Oft ist „weniger mehr". Wasserstoffperoxid gibt es als dreiprozentige Lösung in jeder Apotheke oder Drogerie. Zu Unrecht wird dieses Universalmittel der menschlichen Gesundheit z.Zt. als giftig oder zumindest als „ätzend" in Verruf gebracht. Dabei eignet sich dieser Stoff hervorragend sowohl zum äußerlichen Gebrauch bei vielen Hautproblemen als auch zur Sauerstoffaufwertung des Trinkwassers. Wenige Tropfen pro Tag genügen. Das hyperoxidierte Trinkwasser wird morgens und/oder abends nüchtern, etwa eine halbe oder eine Stunde vor dem Frühstück oder dem Abendessen getrunken. Besonders gute Wirkungen hat dieses Wasser erfahrungsgemäß bei niedrigen Eisen- und Hämoglobinwerten des Blutes.

Gleichfalls sind hohe Versicherungsbeiträge für hohe Risiken zu erheben, wie bestimmte Sportarten, Tauchen, Leistungssport, Fußball, usw. Private Krankenversicherungen sind bereits zu einem derartigen Berechnungsmodus übergegangen.

Es ist nicht einzusehen, daß die sogenannte Solidargemeinschaft für die Folgen ganz bestimmter Vergnügungen und "Genüsse" kleiner Bevölkerungsgruppen aufkommt. Wer den Spaß haben will, der soll ihn auch bezahlen! Im Augenblick bezahlt diesen Spaß und seine Folgen jedoch derjenige, der seine Gesundheit bewußt hütet und deshalb die Krankenkasse nicht in Anspruch nimmt.

Die Vergiftung unserer Umwelt ist durchgängig. Sie beschränkt sich nicht auf Nahrungs- und Körperpflegemittel, Arzneimittel, Genußmittel und Drogen. Sie macht mit der sauren Chlorierung auch vor dem Trinkwasser und dem Badewasser nicht halt. Die Anwendung von Sauerstoff oder von geeigneten basischen Salzen wäre sinnvoller!

Chlor ist eine in höchstem Maße giftige, cancerogene Substanz. Das macht eine energetische Untersuchung mit radiästhetischen Instrumenten deutlich. Aus dieser Analyse werden alle Krankheiten deutlich, für deren Ursache die Wirkung von Chlor infrage kommt. Und mit so etwas kochen wir Tag für Tag. Und so etwas trinken wir Tag für Tag!

Vom Himmel regnet es Salz- und Schwefelsäure. Diese ruinieren den deutschen Wald, ebenso wie das die elektrische Überfrachtung aus den Funktrassen, aus den Radaranlagen und aus Tausenden von Türmen und Sendern tut. Jedes Blatt und jede Nadel ist nämlich eine Antenne! Die energetische Überfrachtung dieser Blattantennen bringt den deutschen Wald um, was geflissentlich verschwiegen wird.

# Was ist Krankheit?

**Krankheit des Körpers ist dessen Verschlackung und Vergiftung bei gleichzeitigem Mineralstoffverzehr. Verschlackung führt zu Mineralstoffmangel. Der verschlackte und seiner Mineralstoffe beraubte Körper ist chemisch versauert und anfällig für Parasiten. Krankheit der Seele ist deren Überfrachtung mit vorzeitigem oder exzessivem Erleben.**

Versuchen wir nun eine Begriffsbestimmung von Krankheit, nachdem wir uns jetzt ausführlich mit der Definition von Gesundheit beschäftigt haben.

Zur Zeit wird Gesundheit offiziell gemäß WHO als Nichtvorhandensein von Krankheit und von allen seelischen, wirtschaftlichen und sozialen Disharmoniezuständen gedeutet. Krankheit wird nach unserer Meinung derzeit gleichermaßen falsch definiert. Von dem dreigliederigen Geschehen namens Krankheit wird generell nur das dritte und letzte Glied als Krankheit bezeichnet, nämlich das Symptom. Dabei ist das Krankheitssymptom am wenigsten das, was Krankheit ausmacht. Das Symptom ist nämlich bereits das Stadium der Krankheitsüberwindung. Und gerade dieses Symptom wird therapiert, vernichtet und vor allen Dingen falsch gedeutet.

Jede Krankheit aber hat Ursachen. Diese führen zu ganz bestimmten "Notlagen", und diese wiederum zu ganz bestimmten Symptomen. Letztere sind in aller Regel so sinnvolle wie intelligente Versuche des Körpers, die eigentliche Krankheit, die bestehende materielle oder energetische Notlage, zu überwinden. Diese sog. Symptome sind mithin Selbsthilfe-und Heilungsvorgänge des Organismus.

Nehmen wir als Beispiel das "Offene Bein". Schauen wir uns dieses dreigliederige Geschehen an! Das Offene Bein, im medizinischen Sprachgebrauch ulcus cruris oder Unterschenkelgeschwür, aus welchem unappetitliches Sekret austritt, ist die sinnvolle Maßnahme des Körpers, sich von vergiftenden "schlechten Säften" zu befreien.

Wir denken zurück an den klugen Spruch von Paracelsus: "Der Körper hat überall dort ein Loch, wo etwas hinaus muß. Muß etwas dort hinaus, wo der Körper kein Loch hat, dann mache Du dort ein Loch!"

## Was ist Krankheit?

**I. Materielle Notlagen**
- Verschlackungen (pH-Wert-Problematik)
- Vergiftungen (z.B. Amalgam, Medikamente)
- Materielle Überversorgung (z.B. Eiweiß)
- Materielle Unterversorgung (z.B. Vitamine)

**II. Energetische Notlagen**
- schädliche Schmidt'sche Wellen (z.B. -22,5)
- Seelenkonflikte
- Technische Wellen (z.B. Computer, Radar, Mikrowelle, Funk, Fernsehen)
- Nukleare Zehrung (offiziell „Nuklearstrahlung")
- kosmische Störungen

**III. Infektiöse Notlagen bzw. Parasiten**
- Viren
- Bakterien
- Pilze
- Parasiten (Würmer o.ä.)

Im Falle des Offenen Beines macht der Körper dort ein Loch, wo er keines hat, wo er aber eines benötigt. Logischerweise macht er das dort, wo die Verschlackung, die Ursache des Offenen Beines, am größten und gleichzeitig der Durchbruchwiderstand am geringsten ist, in der Region des Fußknöchels.

Da haben wir das Symptom als segensreiche Maßnahme des Körpers, seine Krankheit, die bestehende materielle Notlage der vergiftenden Verschlackung, zu überwinden. Was wird jetzt versucht? Die Schließung des von der Natur gemachten Loches, schlimmstenfalls per Hauttransplantation. Welch ein Unsinn! Das Gegenteil ist richtig! Es muß alles hinausgespült werden. Das Loch muß wochenlang offenbleiben, bis es sich nach erfolgter Reinigung des Körpers wie von Geisterhand selbst schließt. Dabei heilt es von unten nach oben zu und nicht umgekehrt!

So werden beispielsweise in der Naturheilpraxis K.-H. Hanusch in Wiesbaden grundsätzlich Offene Beine mittels Aderlaß und anschließender Basen-Infusion individuell behandelt. Nur so ist die natürliche Heilung von innen nach außen bzw. von unten nach oben erfolgreich möglich.

Der Zustand des Gewebes um den Ulcus oder um den Decubitus ist sorgfältig zu beobachten. Ist das Gewebe zu desolat, ist jede weitere mutwillige Ausscheidung durch diese Öffnungen zu vermeiden. In derartigen Fällen ist „entlastende Entschlackung“ angezeigt. Diese entlastende Entschlackung beinhaltet, daß beispielsweise beim Fußbad oder auch beim Vollbad der Ulcus draußen bleibt. Entlastende Entschlackung wird betrieben mit Einläufen, mit Aderlaß, mit dem Ansetzen von Blutegeln, dem Baunscheidtieren, mit basischen Wickeln und Spülungen, mit der Colon-Hydro-Therapie, usw. Bewußt erfolgt die Ausleitung von Säuren, Giften und Schadstoffen NICHT via Ulcus oder Decubitus!

## Die Dreigliedrigkeit von Krankheit

| Ursache | Notlage | Symptom |
|---|---|---|
| energetischer Verzehr oder Verlust | **z.B. Krebs**<br>energetisches Defizit | Geschwulst (Materiebildung mit dem Potential des erlittenen Energieverlustes) |
| Fehlernährung<br>Fehlverhalten | **z.B. Unterschenkelgeschwür**<br>Verschlackung<br>Vergiftung | offenes Bein (Sekretaustritt) |
| Fehlernährung<br>Fehlverhalten | **z.B. Cellulite**<br>Verschlackung | Orangenhaut (Schlackenablagerung) |

Wir suchen jetzt hinter dem hilfreichen Symptom, welches fälschlicherweise als Krankheit gedeutet wird, die eigentliche Krankheit, die materielle Notlage. In diesem Falle ist es eine hochgradige Verschlackung.

Diese Notlage hat natürlich ihre Ursache. Es ist der Lebenswandel respektive die Ernährung derjenigen Person, die sich so hochgradig verschlackt hat, bis der Körper sich nicht mehr anders zu helfen wußte, als sich "ein Loch zu machen". Und dieses Loch ist keine Krankheit, sondern ein Rettungsversuch des notleidenden Körpers. Wir erkennen also Krankheit als nichts anderes als eine "Notlage". Derer gibt es drei verschiedene.

**Das**
**Symptom**
**ist der**
**Heiler.**
**(Selbstrettungsversuch)**

Die erste Kategorie der Notlagen ist die materielle. Sie tritt uns in Form von Verschlackungen entgegen. Auf dieses Konto geht ein Großteil der sogenannten modernen Zivilisationskrankheiten.

Eine weitere materielle Notlage sind die schon beklagten Vergiftungen und Verätzungen aus Arzneimittelmißbrauch, aus Zahngiften, aus Chlor, Fluoriden, vom Rauchen, durch Säuren, usw.

Aber auch materielle Überversorgungen mit beispielsweise tierischem Eiweiß zählen zu den materiellen Notlagen. So führt beispielsweise der übermäßige Genuß von Eiweiß zu den von Prof. Wendt erforschten Eiweißspeicherkrankheiten oder auch zu beispielsweise Bandscheibenschäden durch zu viel Schweinefleischgenuß. Hier ist Schwefelsäure aus dem Schweinefleisch ursächlich, welche die Knorpel der Bandscheiben erweicht. Bei gepökeltem Schweinefleisch kommt noch Salpetersäure dazu.

Auch materielle Unterversorgungen sind möglich und treten uns z.B. als Vitaminmangelkrankheiten entgegen. Glücklicherweise sind diese Krankheiten, wie früher Skorbut oder Beri-Beri, heutzutage praktisch ausgestorben. Wir benötigen heute allerdings auch andere Vitamine als früher, beispielsweise viel Vitamin A für unser ununterbrochenes, angestrengtes Schauen auf Lektüre, Computer, Fernsehen, usw.

Wir wollen die Dreigliedrigkeit der Krankheit noch einmal anschauen. Die Kausalkette heißt immer: Ursache - Notlage - Symptom. Es gilt, die Symptome in ihren Heilungsabsichten zu verstehen. Nur mit diesem Verständnis wird aus dem Mediziner ein Arzt oder ein Heiler.

Nehmen wir als Beispiel die Gichthand oder regelrechte "Gichtpranke" einer westfälischen Bäuerin. Sie trinkt Tag für Tag Milch von den eigenen Kühen und ißt Fleisch von den eigenen Schweinen. Die Ursache ihrer Eiweißspeicherkrankheit ist eine jahrelange Überversorgung mit tierischen Eiweißen. Die Notlage ist dann ein Überschuß an tierischem Eiweiß und auch an Harnsäure und harnsauren Schlacken, welche aus der Verstoffwechselung des tierischen Eiweißes resultieren. Das Symptom sind z.B. abartig dick aufgequollene Hände.

Hier tritt uns ein ganz besonderes Phänomen der Schöpfung entgegen. Gott zeigt uns alle Fehlentwicklungen dort, wo wir sie tagtäglich sehen, oder DAMIT wir sie tagtäglich sehen!!

Die Dreigliedrigkeit eines jeden Krankheitsgeschehens gilt es generell zu beachten! Das gilt selbstverständlich auch für den zweiten Krankheitsbereich, die energetischen Notlagen.

Diese energetischen Notlagen treten heute immer stärker hervor. Am bekanntesten sind sicherlich die energetischen Belästigungen durch technische Wellen, wie sie uns aus Computern, Mikrowelle, Radaranlagen, Funktrassen, Nuklearzehrungen, usw. entgegentreten. Das ist der ganze Bereich des mittlerweile sogenannten "Elektrosmogs" der vielen technischen Wellen und Frequenzen. Hierzu erfahren Sie näheres im Hanusch Gesundheitsratgeber "Magnetfeldtherapie".

Eine ernste energetische Notlage ist die nukleare Zehrung. Hier werden die Lebenskräfte aus dem Körper herausgezehrt. Der Begriff "Nuklearstrahlung" ist nichts als ein diametrales Mißverständnis. Wir haben über diesen Komplex bereits gesprochen.

Weitere energetische Notlagen sind die unzähligen und großen Seelen- und Angstkonflikte unserer Tage. Minderwertigkeitskomplexe, Existenznot, Konkurrenzdruck, Sexualkonflikte usw. münden in energetische Notlagen, die sich oftmals in der Krankheit "Krebs" entladen. Krebs ist generell als "energetische Notlage" anzusehen, eingetreten aufgrund eines energetischen Verlustes.

Die Notlage des Energiedefizites beantwortet der Körper mit Geschwulstbildung. Dabei entspricht die energetische Wertigkeit der Geschwulst der subjektiv empfundenen Wertigkeit des erlittenen Verlustes. Nachdem Krebs ein energiedefizitäres Geschehen ist, gibt es logischerweise auch keinen materiellen Krebserreger! Das Scheitern und die Erfolglosigkeit von Krebsforschung und -therapie sind die zwingende Folge des von Anfang an falschen Denk- und Forschungsansatzes betreffend diese Krankheit. Hierzu gibt der Hanusch-Ratgeber "Immuntherapie, Krebsvorsorge und Krebsbekämpfung durch biologische Heilmethoden" wertvolle Anregungen seiner Erfahrung einer jahrelangen Zusammenarbeit mit Dr. Hackethal.

Es sind auch viele Stoffe, die wegen ihrer schädlichen Strahlung respektive Zehrung zu energetischen Notlagen führen, weil sie beispielsweise auf der Krebswelle, welche der sauerländer Erfinder und Ingenieur Paul Schmidt erforscht hat, senden bzw. richtig gesagt, zehren. Das gilt sowohl für Fleisch und Wurst, als auch für Tabak, Chlor und Asbest. Ein weiterer Bereich, welcher zu energetischen Notlagen führen kann, sind kosmische oder karmische Störungen.

Es gibt noch einen dritten Krankheitsbereich. Das ist derjenige infektiöser Notlagen, hervorgerufen durch Viren, Bakterien und Pilze. Dabei ist allerdings zu berücksichtigen, daß diese Parasiten sich in aller Regel vorzugsweise dort ansiedeln, wo ganz bestimmte energetische oder materielle Notlagen und die daraus hervorgegangenen Symptome Schwächungen oder auch chemische Voraussetzungen geschaffen haben, auf denen sich diese Parasiten gern ansiedeln. So gedeihen Pilze bestens auf oder in saurem Gewebe oder auf saurer Haut. Siehe hierzu das Buch von Paul Mohr "Pilze biologisch behandelt".

Krankheit ist immer ein Gleichgewichtsverlust, beispielsweise ein solcher der chemischen Balance mit einer Entgleisung des Säure-Basen-Gleichgewichtes. Oder Krankheit ist ein Gleichgewichtsverlust wegen stofflicher Überfrachtungen oder stofflicher Verzehre, die wiederum zu ganz bestimmten Mängeln führen.

Krankheit kann der Verlust des physikalischen Gleichgewichtes durch elektrische oder magnetische Überfrachtungen oder Verzehre sein, gleichzeitig auch ein Gleichgewichtsverlust im energetischen Bereich wegen nuklearer Verzehre, wie sie die Tschernobyl-Kinder erlitten haben.

Krankheit ist gleichfalls Verlust des geistigen, des seelischen, des sexuellen oder auch des gesellschaftlichen Gleichgewichtes.

Als Beispiel mag das folgende Schicksal dienen: Wir hatten einen guten Freund in der Geschäftsleitung eines großen deutschen Unternehmens. Er erwartete zu seinem 60. Geburtstag am liebsten das Bundesverdienstkreuz, eine große Laudatio und eine letzte Beförderung, die noch möglich erschien.

Nichts dergleichen! Er bekam einen jungen Betriebswirt ohne Geschäftsleitungserfahrung vor die Nase gesetzt, um diesen in den ihm noch verbleibenden Dienstjahren einzuarbeiten. Sein Selbstwertgefühl brach zusammen, und nach einem halben Jahr hatte er Lungenkrebs.

Wir haben ihm die Kausalkette seiner Erkrankung mit deren Ursache, Notlagen und Symptomen erläutert. Er war jedoch von dieser Sicht der Dinge nicht zu überzeugen und auch nicht von den von uns vorgeschlagenen Maßnahmen, seinen Krebs zu überwinden. Er hat sich einigen Chemotherapien und Bestrahlungen unterzogen und ist dann sehr bald gestorben.

Wann wird die Schulmedizin einsehen, daß all die uns sichtbar entgegentretenden Symptome keine

## Keine Krankheiten sind:

**I. Krankheitssymptome sind keine Krankheiten**
- Geschwülste
- Ekzeme
- Offenes Bein
- Eiterige Mandeln

u.a. Krankheitssymptome sind keine Krankheiten, sondern sinnvolle Selbsthilfemaßnahmen des Körpers zur Überwindung einer Krankheit

**II. Dramatische Schäden wie:**
- Schlaganfall
- Herzinfarkt
- Geschwüre

o.ä. Schäden sind gleichfalls keine Krankheiten, sondern Folgen von Krankheiten.

Krankheiten sind?! Geschwülste und Ekzeme, Offene Beine und eiterige Mandeln sind keine Krankheiten, sondern sinnvolle Selbsthilfemaßnahmen des Körpers zur Krankheitsüberwindung. Selbst Schlaganfälle, Herzinfarkte und Geschwüre sind keine Krankheiten sondern Folgen von Krankheiten. Die Gründe sind im vorigen Kapitel "Die körperchemischen Grundregulationen" hinreichend beschrieben.

Die eigentliche Krankheit ist das, was wir als NOTLAGE bezeichnen. Diese gilt es zu erkennen! Dabei hat der Therapeut viele Fragen zu stellen und zu beantworten:

1. Welche Ernährungsfehler liegen vor?
2. Welche Fehlverhalten liegen vor?
3. Welche Organschwächen liegen vor?
4. Welche energetischen oder psychischen Verzehre oder Defizite sind geschehen bzw. liegen vor?
5. Welche energetischen Belästigungen/Überfrachtungen liegen vor bzw. sind geschehen?
6. Welche materiellen Überfrachtungen liegen vor?
7. Welche materiellen Defizite bzw. Unterversorgungen liegen vor?
8. Welche psychischen Schwächen oder Stärken liegen vor?

Bei der Betrachtung dieses Fragenkataloges wird eines deutlich: Nur in den seltensten Fällen dürfte eine medikamentöse die richtige Therapie sein. Wir folgern, daß der Arzt viel mehr Zeit für jeden Patienten gebraucht. Diesen Zeitaufwand muß er selbstverständlich honoriert bekommen.

# Was ist Heilung?

**Heilung ist Verlustausgleich. Heilung ist Kompensation von Unter- oder Überversorgungen. Heilung ist Potentialausgleich erlittener materieller oder energetischer Überfrachtungen, Verzehre oder Defizite. Heilung ist Verlängerung oder Verstärkung des Heilungsvorhabens des Symptomes. Das Symptom ist der HEILER, oder es zeigt einen Heilungsversuch an. Heilung ist Verlust von Disharmonie. Das Heilungs- und Rettungsvorhaben muß erkannt und in aller Regel unterstützt werden.**

Die Heilung von Krankheiten kann niemals über die Beseitigung von Symptomen erfolgen, so kurzfristig beeindruckend eine derartige Beseitigung für den Kranken auch sein mag. Die moderne Krebstherapie mag als abschreckendes Beispiel dienen.

> **Heilung**
>
> **Heilen kann nur derjenige, der den Heilungsplan des „Symptoms" versteht und ihn verstärkt.**

Die Heilung von Krankheiten kann immer nur die Überführung des kranken Menschen aus seiner energetischen oder materiellen Notlage in die wünschenswerte materielle oder energetische Wohllage sein. Auch die Befreiung einer oder eines Kranken von Giften und Parasiten durch Ausleitung oder durch die Stärkung der Abwehrkräfte kann als Heilung bezeichnet werden.

Heilung ist immer die Wiedergewinnung eines verlorenen Gleichgewichtes durch zeitlich begrenzte Überkompensation. Dazu braucht Heilung grundsätzlich eine ganz bestimmte Zeit, nicht mehr und nicht weniger.

> **Heilung von Krankheiten ist:**
>
> **I. Die Überführung des Kranken aus seiner energetischen Notlage in die energetische Wohllage:**
> - seelisch
> - radiästhetisch
> - technisch
> - gesellschaftlich
> - kosmisch / karmisch
>
> **II. Die Überführung des Kranken aus seiner materiellen Notlage in die materielle Wohllage**
>
> **III. Die Befreiung des Kranken von Giften und Parasiten primär durch Ausleitung sowie durch Stärkung der Abwehrkräfte**

Es gibt viele derartige Kompensationen, sprich Heilungen. Die Notlage wird mit einer Wohllage beantwortet. Die Verschlackung wird mit Entschlackung kuriert, die Unterversorgung mit einer zeitlich befristeten Überversorgung. Anders herum wird eine bisherige Überversorgung mit einer zeitlich befristeten Unterversorgung geheilt. Verluste seelischer, sexueller, energetischer oder materieller Natur bedürfen eines geeigneten Ersatzes. Die Vergiftung bedarf der Entgiftung, die Infektion der Desinfektion.

Generell ist zu beachten, daß alle Kompensationen immer nur bis zum Erreichen des Verlustausgleiches durchgeführt werden dürfen. Andernfalls erfolgt die Entgleisung zur “anderen Seite“. Das Leben will nur im Lot sein oder ins Lot gebracht werden. Mehr ist nicht nötig, sondern schädlich.

**Heilung = Kompensation**

| | | |
|---|---|---|
| **Notlage** | **<>** | **Wohllage** |
| **Verschlackung** | **<>** | **Entschlackung** |
| **Unterversorgung** | **<>** | **Überversorgung** |
| **Überversorgung** | **<>** | **Unterversorgung** |
| **Verlust** | **<>** | **Ersatz** |
| **Vergiftung** | **<>** | **Entgiftung** |
| **Infektion** | **<>** | **Desinfektion** |
| **Schwäche** | **<>** | **Stärkung** |

**Die Kompensation erfolgt bis zum Potentialausgleich.**

**Jede Heilung braucht eine ganz bestimmte Dauer, nicht kürzer, aber auch nicht länger als nötig.**

Der Suppenkasper im Struwwelpeter hat uns in Kindertagen schon gelehrt, wohin Übertreibungen führen. Heute machen es ihm viele junge Mädchen und Frauen nach. Sie essen, nachdem sie einmal zu dick geworden waren, viel zu lange zu wenig, bis sie endlich die Magersucht und schlimme Stoffwechselstörungen bekommen.

Glücklicherweise trifft das nur für die wenigsten unserer Männer und Frauen zu. Die Mehrzahl schleppt ganz im Gegenteil einen Körper voller verschlackter Säfte und deponierter Schlacken mit sich herum.

Das etablierte Gesundheitssystem erforscht keine Krankheitsursachen, kümmert sich auch herzlich wenig um die tatsächlich bestehenden Krankheiten, sondern kuriert mit dem größtmöglichen wirtschaftlichen Erfolg an den Symptomen herum. Nicht Heilung ist angesagt, auch nicht Krankheitsvorbeugung, sondern Gewinnmaximierung.

Das größte Mißverständnis der modernen Medizin ist dasjenige des SYMPTOMS. Es wird in aller Regel “bekämpft“. Es wird nicht, wie es sinnvoller wäre, als der HEILER oder HEILANZEIGER, als Rettungsversuch des Körpers gedeutet und intellektuell erkannt.

Ausscheidende, eiterige Mandeln werden entfernt, Hämorrhoiden werden verödet, und Offene Beine werden per Hauttransplantation geschlossen, krebskranke Brüste werden ebenso amputiert wie verschlackte Zehen und Füße. So sarkastisch wie makaber werden diese Patienten in deutschen Krankenhäusern mittlerweile "Salami-Patienten" genannt. Am besten werden in Zukunft bei Gehirntumoren die Köpfe amputiert. Dann tritt dort mit Sicherheit in Zukunft kein weiterer Tumor mehr auf!

Die Ära der Symptombekämpfung wird mit Sicherheit solange andauern, wie das augenblickliche Menschenverständnis andauert. Die z. Z. herrschende Wissenschaft geht von dem Menschen als von der „Krone der Schöpfung“ aus. Vergegenwärtigen wir uns jedoch die tatsächliche Hierarchie energetischer Kraft und Intelligenz, wie wir diese auf der Seite 21 veröffentlicht haben, so finden wir den Menschen auf den unteren Rängen dieser Hierarchie.

## Der Skrupelquotient

### IQ ohne SQ

- Gewinnmaximierung für wenige
- Ausbeutung von Emotion und Materie
- Vergiftung und Verschlackung
- Skrupelminimierung

### IQ mit SQ

- Nutzen für alle
- Ressourcenauffüllung und -schonung
- Entgiftung und Entschlackung
- Regenerierung
- Skrupelmaximierung

Die Krone der Schöpfung, von Gott und der Natur verliehen, tragen Energiequant und Atom. Ihre Intelligenz bewirkt Heilung. Deren erste und sichtbare Schritte treten uns als Symptom entgegen. Diese Schritte haben wir als richtig und richtungweisend zu akzeptieren! Diese Heilungsschritte, die uns das Symptom lehrt, haben wir zu unterstützen und zu verstärken. Nichts dergleichen ist in unserem augenblicklichen Gesundheitssystem, das eher ein Krankheitssystem ist, zu bemerken.

Alle paar Jahre oder mittlerweile Monate erfreut ein Bundesgesundheitsminister seine kranke Herde mit angeblichen „Gesundheitsreformen". Diese sind jedoch nichts anderes als Krankheitsfinanzierungsreformen.

Die großen Gruppen der am Krankheitswesen beteiligten Pressure-Groups werden um den großen Trog der 500 Mrd. Mark Umsatz neu gruppiert. Dann werden die Beiträge und Zuzahlungen erhöht und die Leistungen für die Versicherten vermindert, so daß alle Nutznießer des Systems ihre Preise erhöhen können, bis zur nächsten „Reform" mit erneuter Umgruppierung, Beitragserhöhung, Leistungsminderung, Preiserhöhung, usw.

In diesem Lande und in unserer ganzen sogenannten westlichen Wertegemeinschaft fehlt ein ganz bestimmtes Kriterium. Es fehlt der SQ, der Skrupelquotient. Ohne ihn finden wir nicht zu einer Harmonie unter uns Menschen zurück und auch nicht zu einem harmonischen Gleichklang mit der Natur in einer bipolar organisierten Welt, bipolar organisiert zwischen Arm und Reich, zwischen Mann und Frau, zwischen Säure und Base, usw.. Das Fehlen dieses Skrupelquotienten als korrigierendes Parameter hat die Kultur Europas ruiniert und wird demnächst unsere Zivilisation entgleisen lassen. Es sei denn, wir messen in Zukunft die Verantwortlichen unserer Zeit und ihre Taten und Werke mit dem SQ. Solange der Mensch jedoch ausschließlich an seinem IQ, seinem Intelligenzquotienten, gemessen wird, gilt der so unendlich traurige Spruch von Marie-Luise Ebner-Eschenbach: „Solange es Schlachthöfe gibt, wird es Schlachtfelder geben."

### 10 000 Beine zuviel amputiert

**Heidelberg** (AP). Von den jährlich 25 000 Beinamputationen in Deutschland sind 10 000 sinnlos und unnötig. Wie der Medizinprofessor Schweiger betonte, könnten viele Patienten mit einem chirurgischen Routineeingriff vor der Amputation bewahrt werden. Er kritisierte vor allem den Mangel an Gefäßchirurgen , sowie eine weitverbreitete Unkenntnis über die Behandlungsmöglichkeiten.

Westf. Nachrichten, 31.05.97

Die Alleinherrschaft des IQ ohne Vorhandensein eines korrigierenden und zügelnden SQ hat in unserer Wirtschafts- und Gesellschaftsordnung zur Gewinnmaximierung für wenige, zur Ausbeutung von Emotionen und Materie geführt, ebenso zur Vergiftung und Verschlackung unserer Körper. Das Fehlen des Skrupelquotienten bewirkt nämlich ein ganz entscheidendes Kriterium, welches unsere Herrschenden auszeichnet, dasjenige der „Skrupelminimierung“ oder sogar der Skrupellosigkeit.

Nur mit dem Hinzutritt des Skrupelquotienten läßt sich Nutzen für alle, Ressourcenbewahrung und -wiederauffüllung, erreichen ebenso wie Entgiftung und Entschlackung unserer Körper. Nur unter Einbeziehung des Skrupelquotienten läßt sich das erreichen, was wir für die zukünftige Menschheitsentwicklung so dringend gebrauchen: „Skrupelmaximierung“!

**Die drei G**
**Die Pyramide des Glücks**

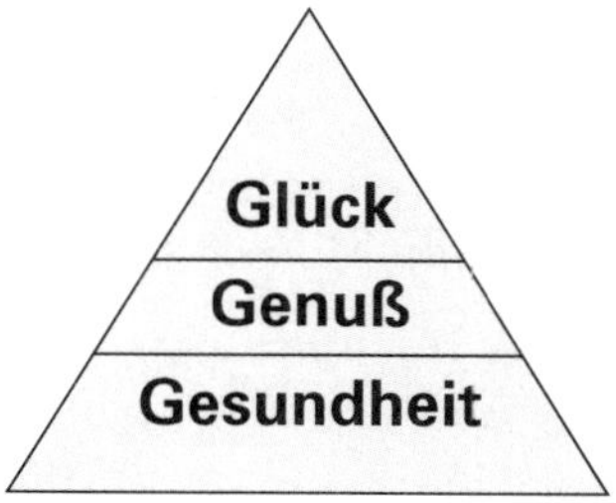


**Der Mensch unserer Zeit wird in der „sauren“ Genußebene gefangen gehalten und ausgebeutet.**

Die Herrschenden unserer Zeit wissen genau, was sich der einzelne Mensch von seinem Leben erhofft. Er strebt nach der Spitze der „Pyramide des Glückes“. Dieses Lebensglück sieht er als sein höchstes Ziel an. Es basiert auf dem Sockel seiner körperlichen und seelischen Gesundheit und ruht auf dem Mittelstück eines Phänomens namens „Genuß“.

Merken Sie bitte auf! Wir alle werden jedoch, soweit die westliche Wertegemeinschaft reicht, in der Genußebene festgehalten. Dabei sind die uns gewährten Genüsse vergiftet, oder sie vergiften uns. Wir sind in der Genußfalle gefangen.

Das große wie das kleine Glück werden uns verwehrt. Ehe und Familie werden als überkommene Zwangsjacken und Beherrschungssysteme diskreditiert. Da ist das kleine Glück schnell dahin, wenn man solcher Gehirnwäsche glaubt.

Das große Glück von erhebenden Gemeinschaftserlebnissen oder von elitärem Bewußtsein in hoher Verantwortung ist gleichermaßen verpönt. Bleibt die Genußebene, in die wir „genüßlich“ eingepfercht werden, wobei unsere Gesundheit schneller ausgebeutet wird, als uns lieb ist. Und unsere Konten und Portemonnaies obendrein!

# Was ist Genuß?

**Moderner "Genuß" ist der Übertritt des Menschen aus seiner chemischen Heimat, der "basischen Oberwelt" über die neutrale Grenze von pH 7 in das Reich des Todes, in die chemisch "saure Unterwelt". Das körperliche Jucken oder Prickeln dieser "sauren Übertritte mit geglückter Rückkehr" in die basische Heimat wird als "Genuß" empfunden. Es gibt zur Zeit nur ein "saures Genußsystem", kein basisches. Basisch genießen bedeutet, sich an einem gesunden und schönen Körper, hoher Intelligenz und hoher Verantwortung für Natur und Mensch zu erfreuen.**

Wer hat sich schon einmal Gedanken darüber gemacht, was "Genuß" ist? Wir haben es versucht und sind zu verblüffenden Ergebnissen gekommen. Wohlgemerkt, wir betrachten jetzt den Genuß, wie ihn die Werbebranche für die zahllosen Genußmittel unserer Zeit in Anspruch nimmt.

Als erstes stellen wir fest, daß es zwei Genußsysteme gibt. Zur Zeit wird jedoch nur eines praktiziert, das von uns sogenannte "saure Genußsystem ". Dieses "sauer" meint natürlich chemisch sauer, obwohl es auch im übertragenen Sinne verstanden werden kann als stimmungsmäßig "sauer". Die "saure" Stimmung ist zwingende Folge aller "süßen" Genüsse und folgt ihnen mit zeitlichem Versatz.

## Was ist „saurer" Genuß? Grenzübertritt in das „saure Genußsystem"

„Übertritte" in die saure Unterwelt:
- aus der Stille in den Lärm
- aus der Wahrheit in die Lüge
- aus der Disziplin in die „Freiheit"
- aus der Base in die Säure
- Süßwaren (Essigsäure)
- Kaffee (Gerbsäure)
- Schwarztee (Gerbsäure)
- Medikamente (z.B. Acetylsalizylsäure)
- Tabak (Nikotin)
- aus dem Liebesspiel in den Sex
- aus der Harmonie in den Konflikt
- aus dem Frieden in den Krieg

**Wir leben in einer Zeit, in welcher ausschließlich „sauer" genossen wird. Daraus resultiert die Verschiebung unseres Chemismus in saure pH-Werte der Zellen. Das saure Genußsystem verzehrt und verschlackt Körper, Geist und Kultur. Es bewirkt damit deren Zivilisatose.**

Um den sauren Genuß zu verstehen, müssen wir einen Blick auf das Naturreich werfen.

Es gliedert sich in eine Oberwelt, die basische Hälfte des Naturreiches und in eine Unterwelt, die saure Hälfte.

Das Blut ist unser wichtigstes Lebenselement. In ihm ist für uns entscheidend das schwache Überwiegen der OH-Ionen, ist doch unser Blut, die zentrale chemische Achse unseres Lebens, schwach basisch mit einem pH-Wert von ca. 7,35. Deshalb hat der große französische Forscher Henri Bequerel einmal das Leben als den Sieg des OH-Ions über das H-Ion bezeichnet und den Tod als die Revanche des H-Ions an dem OH-Ion. Der Mensch ist mithin ein Sauerstoffwesen, und unsere wichtigsten Helfer sind der Sauerstoff als solcher, das Chlorophyll aus der Pflanze, das Sonnenlicht, das Wasser, die frische Luft und alle möglichen Spurenelemente und Mineralstoffe, die uns die Pflanze zur Verfügung stellt.

Im Wasser selbst befinden sich bekanntermaßen gleichviel positiv geladene H-Ionen wie negativ geladene OH-Ionen, so daß die Summenformel für Wasser $H_2O$ lautet. (H+OH)

Wir haben uns die Mühe und das augenzwinkernde Vergnügen gemacht, den verschiedensten pH-Werten, welche wir in den beiden Hälften des Naturreiches finden, die unterschiedlichsten Attribute beizulegen. Die Mehrzahl der aufgelisteten Werte ist hypothetisch. Viele Werte beruhen jedoch auf exakten Meßergebnissen wie beispielsweise der pH-Wert der Herzmuskelzelle von 6,4 beim Herzinfarkt oder der pH-Wert des menschlichen Blutes von ca. 7,4 oder das Bindegewebe bei pH-Wert 7,2.

Nebenbei hat die normal arbeitende Herzmuskulatur auch einen schwach sauren pH-Wert von ca. 6,9, bedingt durch die kontinuierlich anfallende Milchsäure aus der immerwährenden Muskeltätigkeit. Diese Säure wird natürlich durch das leicht basische Blut ebenso kontinuierlich ausgespült bzw. neutralisiert.

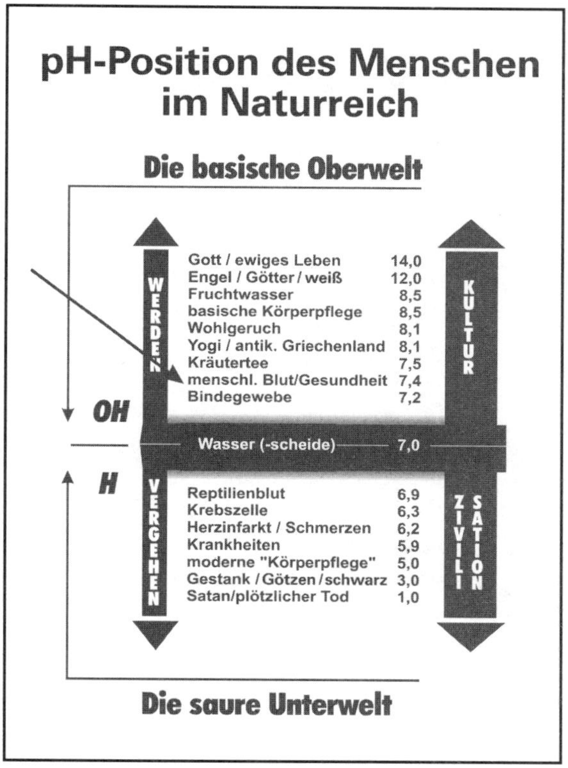
pH-Position des Menschen im Naturreich
Die basische Oberwelt
WERDEN
KULTUR
Gott / ewiges Leben 14,0
Engel / Götter / weiß 12,0
Fruchtwasser 8,5
basische Körperpflege 8,5
Wohlgeruch 8,1
Yogi / antik. Griechenland 8,1
Kräutertee 7,5
menschl. Blut/Gesundheit 7,4
Bindegewebe 7,2
OH
Wasser (-scheide) 7,0
H
VERGEHEN
ZIVILISATION
Reptilienblut 6,9
Krebszelle 6,3
Herzinfarkt / Schmerzen 6,2
Krankheiten 5,9
moderne "Körperpflege" 5,0
Gestank / Götzen / schwarz 3,0
Satan/plötzlicher Tod 1,0
Die saure Unterwelt

Wie Sie aus unserer Grafik über das Naturreich auf Seite 24 ersehen, gibt es in diesem eine Wasser-, eine Lebens- und eine Freiheitsscheide. Oberhalb von dieser gedeihen Gesundheit, Gott und Götter, zumindest in der christlichen bzw. abendländischen Weltanschauung. Unterhalb dieser Wasser-, Lebens- und Freiheitsscheide gedeihen Krankheit, Mord und Totschlag und natürlich der Teufel, respektive Satan.

Auf beiden Seiten sind aber auch fast gleichartige Zustände möglich, wie beispielsweise höchste Genialität. Nur die Zielrichtungen sind entgegengesetzt. Das Genie der Unterwelt erfindet, nach "unten" gerichtet, die Atombombe. Das Genie der Oberwelt komponiert Sinfonien und führt uns in "lichte Höhen".

Die basische Oberwelt strebt nach Höherem, nach Harmonie und Leben, nach Kultur und Hochkultur, nach

Gesundheit und Lebenserfolg. Die saure Unterwelt strebt dem Bösesten, ihrem Herrn, dem Satan zu mit Krankheit, mit Mord und Krieg, mit emotionaler, materieller und finanzieller Ausbeutung der basischen Oberwelt, mit Haß und Tod. Die saure Unterwelt ist nicht kulturfähig. Sie benutzt die von ihr geschaffenen „Genüsse", Süchte und Krankheiten zur Beherrschung und finanziellen Ausbeutung der in ihr lebenden Menschen.

Unschwer erkennen wir, daß wir z. Zt. Angehörige eines weltumspannenden "sauren" Imperiums sind. Big Brother ist "sour".

Wir Menschen jedoch leben mit der basischen Achse unseres Lebens, derjenigen unseres Blutes, in der basischen Hälfte des Naturreiches. Wir sind jedoch zugegebenermaßen "Grenzgänger". Und hier fängt der "Genuß" an und der Grund, warum wir immer wieder, ohne es zu merken, in die Genußfalle unserer Ausbeuter tappen.

Alle diese kleinen Genüsse des Kaffeetrinkens, des Rauchens, der Sensationen, der Schmerzmittel und der Süßwaren, auch der körperlichen Anstrengung, sind kleine Überschreitungen der Grenze zwischen Leben und Tod, Überschreitungen unserer chemischen Lebensscheide.

Jeder derartige „Genuß" kostet Lebens- und Stoffwechselsubstanz. Jede gerauchte Zigarette zertört im Körper des Rauchers 100 mg Vitamin C. Jedes Glas Alkohol verbraucht die Vitamine $B_1$, $B_2$, $B_6$, $B_{12}$ und Folsäure. Coffein, das sich im Bohnenkaffee, aber auch in Colagetränken, in Schokolade und in vielen Medikamenten befindet, verzehrt im Körper die Vitamine des B-Komplexes, Vitamin C und die Mineralstoffe Zink, Kalzium und Magnesium.

"Saurer Genuß" ist der immer wieder "genüßlich" unternommene Husarenritt in das Reich des Todes, scheinbar ungestraft und abenteuerlich unternommen mit einer immer wieder geglückten Heimkehr. Leichte Blessuren an Leib und Seele werden als selbstverständliche Opfer in Kauf genommen.

## Über das Wasser

Die Jenseitsvorstellung der Antike, z.B. Ägyptens und Griechenlands:

Der Gott des Todes, z.B. Hades, holt die Gestorbenen aus dem basischen Reich des Lebens über das Wasser, den Fluß Styx

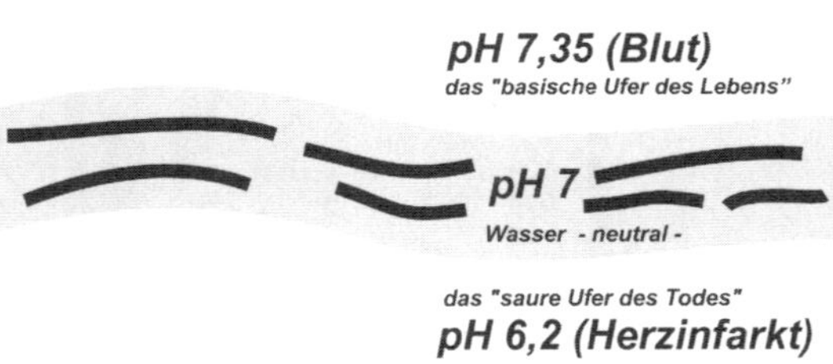


in das saure Reich des Todes.

Salopp definieren wir Genuß als "kleinen Grenzverkehr mit geglücktem Rückzug". Leider fordert jeder Ausflug in die saure Unterwelt Opfer an körperlicher Substanz und an Lebenszeit. Die Statistik über die Lebensdauer der Raucher spricht eine beredte Sprache.

Die Vorstellung, daß diese saure Unterwelt das Reich des Todes sei, hat vor Jahrtausenden Eingang in die Jenseitsvorstellungen der Antike gefunden. Vergegenwärtigen wir uns die Jenseitsvorstellungen des alten Ägypten und des antiken Griechenland, welches bekanntermaßen den Großteil seiner Weisheiten aus dem alten Ägypten von den dortigen Priestern gelehrt bekommen hat.

Die Jenseitsvorstellungen sahen den Menschen sterben, woraufhin seine Seele von dem Gott des Todes aus dem Reich des Lebens abgeholt wurde. Dieser führte ihn bzw. seine Seele an einen großen Fluß, ans Wasser also, an die chemische "Lebensscheide". Hinüber ging es, über den Styx, über die Lebensscheide namens Wasser an das Ufer des sauren Reiches, ins Totenreich, in den Hades. Von dort gab es keine Wiederkehr. Merken sie jetzt die wahre Bedeutung von "verscheiden"?

**Genuß ist „kleiner Grenzverkehr" mit geglückter Heimkehr aus dem sauren Reich des Todes.**

**ein orpheïsches Erlebnis**

**Die Geliebte Gesundheit / Eurydice bleibt zurück.**

Unwillkürlich kommt einem Orpheus in den Sinn. Er durfte in die Unterwelt, um seine geliebte Eurydice abzuholen, vielleicht ein Sinnbild für seine verlorene Gesundheit. Wir wissen, er kehrte ohne sie aus dem (sauren) Totenreich zurück.

Genauso ergeht es den Genießern unserer Zeit. Mit jedem Zug aus der Zigarette rudern sie auf den Styx hinaus. Gleiches tun sie mit jedem gelutschten Bonbon und mit jeder acetylsalizylsäurehaltigen Schmerztablette. Es ist dieser scheinbar unwiderstehliche Reiz, den Tod herauszufordern und aus seinem Reich scheinbar unbeschadet heimzukehren. Es ist der Reiz des Kriegers, die Herausforderung des Todes glücklich bestanden zu haben, ins Leben zurückzukehren und sich daran zu erfreuen.

Dieses archaische Erlebnis der mutwillig gesuchten und glücklich überstandenen Todesgefahr weht noch heute aus jedem Glimmstengel, der Schwert und Speer vergangener Menschheitsepochen symbolisieren mag. Dieses Glückserlebnis weht aus jedem Süßwaren- oder Kaffeekonsum, welches den Schild vergangener Jahrtausende symbolisieren mag. Dieses Glückserlebnis weht mit jeder Schmerztablette aus vergangenen Epochen herüber, wenn die Verletzten sich in kameradschaftlicher Liebe versorgten, bevor sie siegreich heimzogen. Die "sauren" Todesgenüsse unserer Zeit sind ein quasi archaisches Siegeserleben, ein Überlebensglück z.B. des Rauchers, der immer noch nicht auf dem Friedhof gelandet ist.

In unserem Unterbewußtsein ist der Raucher, aber auch der Genießer allgemein, der Krieger. Er ist mit seiner Zigarette in der Hand der Waffenträger, der den Feind herausfordert und Kampf für Kampf siegreich überlebt. Aus dieser "starken" Position des Waffenträgers blickt der Raucher voller Selbstbewußtsein auf seine unbewaffneten Mitbürger und solidarisiert sich nur allzugern mit jedem x-beliebigen Mitraucher und jeder Mitraucherin, wenn er ihm oder ihr den Glimmstengel anzündet, dergestalt gemeinsame Waffenbrüderschaft dokumentierend. Nur zu gern ist die junge Frau unserer Tage "Waffenbruder" und unterschreibt riesige Plakate voller Zigarettenwerbung mit: "Ich rauche gern".

Heute ist alles wirklich Heroische passé. Geblieben ist "der kleine Grenzverkehr mit geglücktem Rückzug" der Genießer. So lächerlich es klingen mag, - der Raucher ist der "Krieger" unserer todgeweihten Zivilisation. Seinem Heldentum wollen die Amazonen unserer modernen Zeit in nichts nachstehen, Lemminge in Menschengestalt.

Leider resultiert aus all diesen sauren Genüssen eine Verschiebung der ph-Werte unserer Zellen ins Saure. Dieser Vorgang wiederum bedingt die Herbeischaffung von Mineralstoffen aus dem Blut oder mit dem Blut aus den verschiedensten Mineralstoffdepots zwecks Säureneutralisierung, welche wiederum zur Salz-, sprich Schlackenbildung führt.

So fährt der Genießer denn auf einer Einbahnstraße in Richtung seiner totalen Verschlakkung bei gleichzeitigem Verzehr seiner Vorräte an Mineralstoffen und Spurenelementen.

Die Folgen von Verschlackung und Mineralstoffverzehr treffen ihn je nach Intensität und Dauer seines Genußmittelkonsumes irgendwann, irgendwo und irgendwie. Die vielen Möglichkeiten werden wir uns noch anschauen.

Es muß natürlich neben dem sauren auch ein basisches Genußsystem geben. In diesem leben ganz sicher fortgeschrittene außerirdische Kulturen. Ihr Genuß sind Schweigen und Stille, Wahrheit und Frieden, Strenge, Disziplin und Verantwortung und eine allumfassende, verantwortungsvolle Liebe und auch phantastische Erlebens- und Erlebniswelten, zu denen unserer Zivilisation der Zutritt verwehrt ist.

Einem derartigen "basischen" System ist bzw. wäre der Zutritt in den Kosmos erlaubt, wohingegen er unserem "sauren System" verwehrt ist. Wir sind in die Unterwelt geraten und erkennen mit Schrekken, daß diese Erkenntnis für alle Lebensbereiche, sogar für den ganzen Planeten Erde gilt. Plötzlich bekommt dieses Wort "Unterwelt" eine ganz neue, tiefe, furchterregende Bedeutung. Nur der Oberwelt des Naturreiches steht das "Oben" offen, bzw. das "nach oben".

## Was ist „basischer" Genuß? Ausflüge in das „basische Genußsystem"

Lebensgenuß in der basischen Oberwelt
- in der Mineralstoffüberschüssigkeit
- in dem Schweigen
  „Reden ist Silber, schweigen ist Gold."
- in der Stille
- in der Wahrheit
- in der Harmonie
- in dem Frieden
- in der Strenge
- in der Disziplin
- in der Verantwortung
- in der Liebe
- in der Base

**Das basische Genußsystem stärkt Körper, Geist, Kultur und Frieden.**

Jetzt wird uns neben der Bedeutung des "Genusses" auch deutlich, was denn "Erlebnis" bedeutet. Erlebnis ist immer "Dimensionswechsel".

Es ist ein Erlebnis, wenn das Flugzeug abhebt und damit die Erddimension verläßt und in die Luftdimension eintritt. Natürlich wäre es ein noch viel größeres Erlebnis, wenn wir die Luftdimension verlassen und den Weltraum betreten dürften. Aus den eben geschilderten Gründen ist unserer Zivilisation der Zutritt jedoch nicht gestattet.

Es ist auch ein "Erlebnis", wenn wir ein Schiff besteigen, oder wenn wir schwimmen gehen und damit die Erddimension verlassen und in die Wasserdimension eintreten.

Geburt und Tod sind gleichermaßen "Erlebnisse" mit ihren Übertritten in das Reich des Lebens bzw. des Todes.

Wenn es brennt, und wenn dann mit Wasser versucht wird, zu löschen, haben wir wieder dieses Dimensionserlebnis, auch wenn sich Mann und Frau geschlechtlich begegnen und die beiden Reiche sich durchdringen und das Potential des "expansiven" Mannes in das "impansive" Reich der Frau hinüberwechselt.

**Was ist Erlebnis?**

**Dimensionswechsel**

- **Erde - Luft**
- **Luft - Weltraum**
- **Erde - Wasser**
- **Geburt - Tod**
- **Wasser - Feuer**
- **Mann - Frau (Potentialwechsel)**
- **Tier - Mensch**
- **Tag - Nacht**
- **Wachheit - Schlaf**
- **Krankheit - Gesundheit**
- **Säure - Base**

Erlebnis ist die Begegnung von Mensch und Tier, der Übergang von Tag und Nacht und auch der Übergang von Wachheit in den Schlaf, auch derjenige in ganz besonderem Maße von Gesundheit zur Krankheit und, oh wunderschönes "Erlebnis", der Dimensionswechsel von der Krankheit zur Gesundheit. Und Erlebnis ist natürlich, wie schon beschrieben, der Wechsel zwischen Säure und Base, der schändlich als "Genuß" ausgebeutet wird.

Wir Gesundheitsapostel befinden uns im Augenblick in einer wenig zufriedenstellenden Situation. Wir sind wohl in der Lage, das saure Genußsystem in seinem Erscheinungsbild und seinen Folgen zu definieren. Aber wir haben ein großes Manko. Wir haben den Menschen kein durchgängiges basisches Genußsystem anzubieten.

Obendrein erheben wir als erstes die Forderung nach VERZICHT. Wer aber verzichtet schon gern in einer Zeit, in der Konsum und Genuß das höchste Glück der Menschen darstellen?! Was fehlt, ist die Erkenntnis, daß wir von Kindesbeinen an über alle möglichen „Medien" programmiert bzw. manipuliert werden, die beworbenen „sauren" Genußmittel als Genuß zu akzeptieren.

Hier wird eine große Aufgabenstellung für die nächsten Jahrzehnte sichtbar, - die Definition und anschließende Etablierung des basischen Genußsystems des nächsten Jahrtausends.

Zwar laufen die Prognosen genau in die entgegengesetzte Richtung, in eine Perfektionierung augenblicklicher Zustände. Aber mit denen ist die Menschheit in Zukunft nicht mehr lebens- und zeugungsfähig.

Bringen wir jetzt als erstes unsere Körper in Ordnung! Wenn diese innerhalb der nächsten drei bis zehn Jahre gereinigt, gestärkt und dadurch auch wieder schöner geworden sind, wird auch der menschliche Geist wieder zu größeren Leistungen in der Lage sein. Wir alle sind Brücken in die neue Zeit. Fangen wir also mit dem Machbaren als erstes an. So notwendig wie machbar sind jetzt als erstes die Reinigung und danach die Remineralisierung unserer Körper.

**Genuß**

| **früher:** | **heute:** |
|---|---|
| selten | immer |
| wenig | viel |

Bald werden wir mit dem genußvollen Anblick einer schönen Haut und eines festen Zahnfleisches, mit wieder festsitzenden Zähnen und mit dem Anblick eines vollen Haarschopfes erfreut werden. Das ist unser Genuß!

Wenn dann noch Fuß- und Nagelpilze, Scheidenpilze und Darmpilze verschwinden und sich dafür an Stelle jahrzehntelanger Schwächung des Körpers dessen Kräfte der Muskeln und der Sexualität erneut einstellen, ist es nicht weit, daß wir uns wieder an allem Geschehen der Schöpfung und der Natur erfreuen können und uns als nächstes in neue Höhen von Intellekt, Geist und Seele aufschwingen. Auf dieser Ebene werden uns dann die Erfindungen gelingen, welche uns aus der unseren Planeten verderbenden Technologie von Energieraub, Materieraub, Explosions- und Gentechnologie hinausführen. Dann werden wir zu einer Harmonie in der Natur zurückgelangen, wie sie vor 200 Jahren schon Friedrich Schiller vorausgeahnt hat.

Erst nach dieser Höherentwicklung werden wir Zutritt zum Kosmos erhalten. Der wird uns augenfälligerweise verwehrt, solange wir ihn mit unserer auf Raub von Energie und Materie ausgerichteten Technik und mit einer Ethik der Skrupellosigkeit versuchen.

Alle großen Hochkulturen der Antike und Vorantike hatten Kontakte nach außerhalb der Erde, ob das nun die amerikanischen Indianer, die Ägypter, die Inder oder das uralte Germanien war. Man lese die Mythen und Sagen der Völker!

Wo wir gerade bei der Antike sind, haben wir eine große Bitte an unsere Leserschaft. Wer hat sich einmal mit der SCHWARZEN SUPPE der Spartaner beschäftigt? Wer meint, dieses Rezept zu kennen? Oder wer ist einmal dort in der Region gewesen und hat dort die Pflanzen, Früchte oder Beeren gefunden, die Hauptbestandteil dieses „spartanischen“ Lebensmittels gewesen sein könnten?

Diese Suppe ist mit Sicherheit ein hervorragendes Lebensmittel sowohl zur Säureneutralisierung als auch zur Mineralisierung gewesen. An derartige Traditionen und Rezepte gilt es anzuknüpfen!

# Was ist Altern?

**Altern des Körpers ist fortschreitende Verschlackung bei gleichzeitigem Mineralstoffverzehr zwecks Säureneutralisierung. Altern ist Entleerung des "voll" von Mineralstoffen und Spurenelementen geborenen Körpers. Altern des Körpers ist gleichzeitig eine fortschreitende Verätzung von Drüsen und Funktionen bis zur Funktionsunfähigkeit.**
**Altern der Seele ist die fortschreitende Erfüllung der Erlebenswünsche der "leer" an Erfahrungen und Erlebnissen inkarnierten Seele.**

Wo wir gerade beim Kosmos sind, liegt es nahe, an dieser Stelle einen Hinweis zu bringen, betreffend unsere menschliche Gesundheit, einen Hinweis, den uns Außerirdische gegeben haben. Sie wurden gefragt, welches die entscheidenden Faktoren unserer menschlichen Gesundheit seien. Die kurze und knappe Antwort war die: "Das sind die Kriterien der DICHTE, ELASTIZITÄT und ENERGIE."

**gechannelte Botschaft**

**Die entscheidenden Faktoren menschlicher Gesundheit sind:**

**Dichte**
**Elastizität**
**Energie**

Dichte ist Verschlackung, ist die Verdichtung der Membranen und Gefäße. Diese schleichende Verschließung behindert in fortschreitendem Maße den Fluß unserer Säfte und nachfolgend damit den Fluß unserer Energien. Diese Verschließung bewirkt eine zunehmende Versteifung und damit einen Verlust unserer Elastizität, gleichzeitig einen Verlust unserer Lebenskraft und unserer Energiepotentiale.

Der Grad der Verdichtung, sprich Verschlackung, entscheidet auch über das Maß, in welchem uns Zirkulation, Energiefluß, Energiegewinnung und auch die Assimilation von Energien und Stoffen und deren Ausscheidung möglich ist. So legt sich mit zunehmender Verdichtung der Zellen, Gewebe, Organe und Gefäße eine Funktion des Lebens nach der anderen darnieder.

Beklagenswert weit sind wir von den alten Hochkulturen unserer Vorfahren und dem hohen Ethos außerirdischer Gemeinschaften und Menschen entfernt. Das Gleiche gilt dafür, daß wir uns unendlich weit von dem großen Mythos der Antike entfernt haben, in welchem die Menschen ihren Körper als den Tempel ihrer Seele verstanden. Sie wußten noch, weshalb sie in dieses Leben getreten waren.

**Abstieg der Weltkultur**

**Griechen**
„Der Körper als Tempel der Seele"

**Römer:**
„Mens sana in corpore sano"
Ein gesunder Geist in einem gesunden Körper

**Mittelalter:**
Selbstkasteiung der Mönche

**Heute:**
„I love GENUSS sofort"
- Selbstvergiftung
- Unfälle
- plötzlicher Tod
- Selbstmord

Sie wollten ihre Seele in ihrem Körper erleben und maßen diesem deshalb einen ungeheuer hohen Stellenwert bei. Die Skulpturen aus dem antiken Griechenland lassen uns noch heute das Körpergefühl der damaligen Hochkultur erahnen.

Nur ein Abglanz davon war auf das antike Rom gekommen. Dort wurde nur noch nüchtern von einem gesunden Geist in einem gesunden Körper gesprochen. "Mens sana in corpore sano", lautete die bescheiden gewordene Forderung Roms.

**Alterung des Körpers**

**Vorzeitiger materieller Verzehr**

- OH-Verzehr
- Mineralstoffverzehr zwecks Säure- und Giftneutralisierung
- Krankheit ohne Heilung
- Verätzung von Zellen und Geweben

Danach ging es steil bergab mit dem Körpergefühl und der Körperachtung der Menschheit. Die christlichen Mönche schlugen ihre Körper mit Peitschen und Ketten und betrachteten ihre Körper als lasterhafte Hülle einer edlen Seele. Diese Toren waren würdige Vorreiter unserer heutigen Jugend. Die klebt sich Aufkleber auf ihre knatternden Autos, in denen sie bei schmerzhaftem Gedröhn sitzt. Auf diesen Aufklebern steht: "I love GENUSS sofort!"

Mit blankem Übermut betreiben diese jungen Menschen Tag für Tag schleichende Selbstvergiftung oder rasen mit ihren dröhnenden Mordmaschinen nachts gegen die Bäume. An denen hängen bald blumengeschmückte Kreuze, welche die Überlebenden der nächtlichen Raserei dort angebracht haben.

Unwillkürlich wirft sich uns nach diesem Blick, den wir sowohl in die Vergangenheit als auch in unsere Gegenwart geworfen haben, die Frage auf, ob wir zum Ende dieses Jahrtausends auf dem Höhepunkt oder auf dem Tiefpunkt der Menschheitsentwicklung angelangt sind. Selbstverständlich wollen uns diejenigen, die von den augenblicklichen Zuständen finanziell am meisten profitieren, gern einreden, wir seien auf dem Höhepunkt aller möglichen Menschheitsentwicklungen angelangt.

Noch niemals habe es ein so hohes Maß von "Freiheit" gegeben wie heute. Damit sind allerdings nur „Freiheiten" gemeint, die der Mensch früher nicht hatte.

Übrigens ist anzumerken, daß dem Begriff der Freiheit zu Unrecht eine positive Wertigkeit zugeordnet wird. Denn dieser Begriff ist in Wirklichkeit so indifferent und auch ambivalent wie beispielsweise die Begriffe Wetter oder Gesundheit.

Was bislang nur wenigen Menschen klargeworden ist, das ist die Tatsache, daß sich der Freiheitsspielraum in den letzten Jahrzehnten nur "nach unten" drastisch erweitert hat. In der "Unterwelt" des Naturreiches, wie wir sie jetzt kennengelernt haben, ist an Schund und Sex, an Gift und Genuß, an Sensation, Verführung und Gewalt alles erlaubt, was früher verboten war. Man schaue ins Fernsehen oder in die Illustrierten!! Selbstverständlich gibt es auch noch ein gewisses Maß von Freiheit "nach oben". Aber gerade in diese Richtung gibt es ganz erhebliche und schnell fortschreitende Freiheitsbeschränkungen.

Schauen Sie in die Grafik auf Seite 26 über das Naturreich hinein, dann finden Sie alle die Kriterien, bei deren Erstreben der angeblich freie Forscher, Arzt oder Künstler sehr schnell an unsichtbare Grenzen seiner geglaubten Freiräume stößt. Diese Grenzen wird er schnell zu spüren bekommen bei der Suche nach historischen Wahrheiten, bei der Suche nach der Verwirklichung menschlicher Gesundheit, bei der Verwirklichung hoher ethischer Maßstäbe und beispielsweise auch bei der Suche nach einem klassischen Schönheitsideal, welches er als Künstler verwirklichen möchte.

Wir halten es für denkbar, daß in den nächsten Jahrzehnten das Freiheitsraster noch weiter "nach unten" verschoben wird, bis wir endlich den Spielraum von Freiheit erreicht haben, wie er einstmals in Sodom und Gomorrha herrschte. Wir werden dann die Freiheit zu jedem Exzeß, zu jeder Sodomie, zu jeder "Selbstverwirklichung" - auch der abartigsten - haben, bei dem Wegfall jeglicher Freiheit zu Disziplin, Wahrheit, Gesundheit, Ethik, Verantwortung und schönen Kunst.

Die Welt kann und wird noch viel sensationsgeiler, verderbter, genußsüchtiger, kränker und wahrheitsfeindlicher werden, bevor sie mit einem Urknall "ganz unten" aufschlagen und als quasi Supernova "ganz oben" neu geboren wird. Geht es nach beispielsweise dem Kalender der Mayas, dann erfolgt diese Neugeburt um die Jahreswende 2011/12.

Die kurze Zeitspanne bis dahin gilt es zu überbrücken. Das wird uns mit einem möglichst hohen Maß von körperlicher und geistiger Gesundheit gelingen. Schauen wir uns deshalb jetzt unseren augenblicklichen chemischen Lebensweg an, wie er uns widerfährt, wenn wir uns all den sauren Genüssen unserer so "freiheitlichen" wie verantwortungslosen Epoche hingeben.

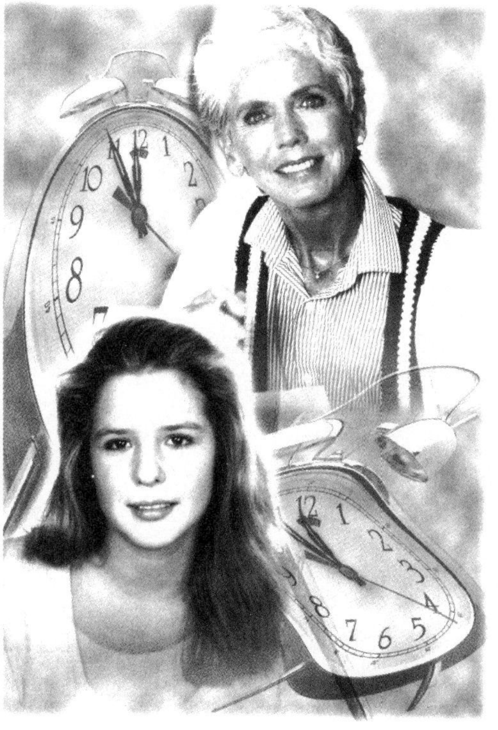

Innerhalb der wissenschaftlichen Altersforschung gibt es keine schlüssige Antwort auf die Frage, was Altern ist. Wohl gibt es unzählige sich oftmals widersprechende Theorien. So kennt die Gerontologie, die Wissenschaft vom Altern, eine Erblichkeitstheorie, eine Mutationstheorie, eine Verschleiß- und eine Streßtheorie. Möglicherweise gibt es noch weitere Theorien.

Viele Wissenschaftler sind jedoch in der Ansicht einig, daß Rauchen, schlechte Schlafgewohnheiten, unregelmäßiger Lebensrhythmus, überreichliche Ernährung, mangelnde Bewegung sowie ununterbrochener Streß Faktoren sind, welche schneller Alterung Vorschub leisten. Einig ist man sich auch darüber, daß die Lebenszeit des Menschen mit maximal 120 Lebensjahren gesehen wird. Diese Zahl wird man sicherlich gelegentlich nach oben korrigieren, wenn sich die von uns erarbeiteten Verfahren und Rezepturen zur Entschlackung und zur Erhaltung der körperlichen Substanz hinreichend verbreitet haben.

Schauen Sie sich das Bild von der jungen und der alten Frau an! Sie denken unwillkürlich an unsere These der erwartungs- und hoffnungsvoll träumenden Seele der jungen Frau. Deren Mineralstoffreichtum strahlt uns aus Gesicht und Haarpracht entgegen. Ihr Blick ist nicht zielgerichtet, sondern er saugt eher auf.

Demgegenüber könnte der Blick der älteren Dame soviel erzählen, was dieser Seele in ihrer bisherigen Inkarnation alles widerfahren ist. Haut, Hals und Mimik und auch die Haare zeigen den Verzehr der "Schatzkammern des Lebens" an.

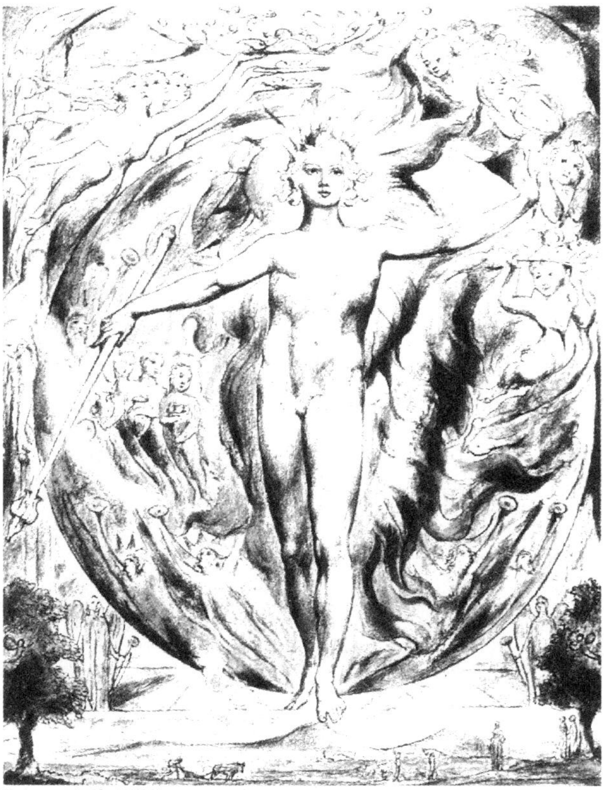

Zeitenschrift 15/97
In Wirklichkeit ist es die Aufgabe des Körpers, das vollkommene Gefäß für den Geist des Menschen und seinen Ausdruck zu sein. Sein Leib wird auch von seiner Aura geprägt.

Es gibt Altersforscher, die Anhänger der Verschleißtheorie sind. Sie gehen davon aus, daß jeder Mensch bei seiner Geburt eine bestimmte Menge an Energie mit ins Leben bekommt und dieses Potential bis zum vorbestimmten Ende seines Lebens aufzehrt.

Auf diesem Felde gibt es sicherlich noch vieles zu erforschen. Wir sind beispielsweise der Meinung, daß jeder Mensch für seinen Körper eine ganz bestimmte Matrix mit auf den Lebensweg bekommt, welche er dann mit seiner Stofflichkeit füllt. Diese Matrix wird aufgefüllt, wenn wir uns einmal ein Stück aus der Haut herausreißen. Diese Matrix bleibt sogar nach einer Amputation erhalten. Phantomschmerzen können sich deshalb in einem bereits amputierten Glied bemerkbar machen.

In diesen Bereich der energetischen Betrachtung gehört auch die menschliche Aura. Bei ihr bedingen sich energetisches Startkapital und dessen lebenslange Pflege gegenseitig und eine bewußte Ausstattung mit energiereicher Stofflichkeit aus sinnvoller und energiereicher Ernährung! Insofern ist der Körper das möglichst vollkommene Gefäß, Werkzeug oder der Tempel des darin eingefleischten Geistes. Dieser prägt sowohl den Körper als auch dessen Aura.

Wir dürfen deshalb niemals die hohe Bedeutung einer energiereichen Ernährung verkennen! Jede Mahlzeit muß als Baustein für unseren Körper, den Tempel unserer Seele, gesehen und so gehandhabt werden!

Wenn jede Mahlzeit, die wir zu uns nehmen, ein Stein zum Bauen unseres Körpertempels ist, dann wird nur dort ein strahlend schöner Tempel entstehen, wo jeder Stein ein edler Stein ist, eine heilige, gesegnete Mahlzeit. Mit Fast Food und lieblos in der Mikrowelle aufgeheizter Tiefkühlkost aus dem wöchentlich vorbeikommenden LKW läßt sich bestenfalls eine windschiefe Hütte bauen!

**Entweder - Oder**

**Entweder**
**Verschlackung mit frühzeitigem Verlust oder**
**Schlackenfreiheit mit langer Bewahrung von:**

- Jugend
- Schönheit
- Gesundheit
- Geisteskraft
- Körperkraft
- Sexualkraft
- Seelenstärke

Wer spricht heute schon vor einer Mahlzeit noch ein Gebet und verleiht ihr so die notwendige Weihe, die zwingend zu jedem Tempelbau gehört?!

“Segne Vater diese Speise, uns zur Kraft und Dir zum Preise!“, hieß es noch bis vor Jahrzehnten in vielen deutschen Familien. Nach dem Essen wurde Gott dem Herrn gedankt und der Mutter obendrein, die wieder mit so viel Hingabe, Können und Seele gekocht und zubereitet hatte. Nichts ist davon geblieben in den Götzentempeln von Fast-Food und Imbiß der modernen Unterwelt. In deren Nahrungsmitteln finden sich kaum noch Spuren der für gesunde Zellen im Körper notwendigen kosmischen Energien. Was soll nur aus unseren Kindern werden, die Mittag für Mittag mit ihren gestreßten jungen Müttern in die Pommes-Bude zum Essen gehen?! Sie werden weder 140 noch 120 Jahre alt werden!

In dem augenblicklichen wirtschaftlichen und gesellschaftlichen System hat die Gesundheit keine Lobby. Mit ihr ist kein Geld zu verdienen. Ganz im Gegenteil. Mit der Krankheit werden z.Zt. in Deutschland sage und schreibe 530 Mrd. Mark pro Jahr umgesetzt. Zwar trommelt von morgens bis abends die Werbung für alle möglichen säurebildenden und krankmachenden Genüsse auf uns ein. Aber wir haben trotzdem die Wahl, diesen Versuchungen zu erliegen oder ihnen zu widerstehen. Was unseren chemischen Lebensweg angeht, so stehen wir vor der entscheidenden Frage des “entweder - oder“. Entweder gehen wir den Weg der Verschlackung und Vergiftung oder denjenigen der Schlackenfreiheit und der Unversehrtheit unserer Zellen, Gewebe, Drüsen, Knochen und Organe.

Wir haben bereits definiert, was die im Volksmund “Schlacken“ genannten Stoffe sind. Es sind mit Hilfe von Mineralstoffen, wie beispielsweise Kalzium, Magnesium, Natrium,

## Der Alterungsverlauf der Frau

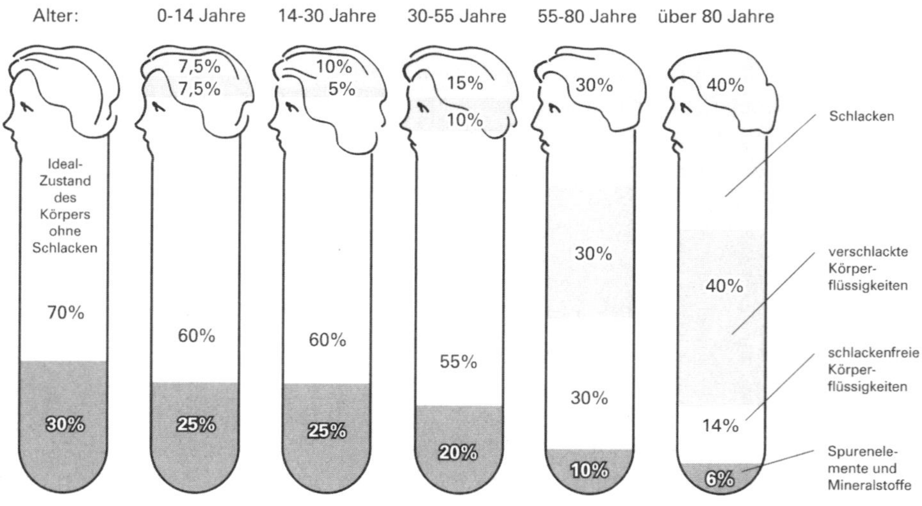


Die Verstoffwechselung der Mineralstoffe zu Schlacken ist gleichzeitig Säure-neutralisierung, Verschlackung und Alterung.

Der Mineralstoffverzehr von Mann und Frau verläuft unterschiedlich. Beim Mann erfolgt er kontinuierlich Tag für Tag und Jahr für Jahr. Die Frau erleidet nennenswerte Mineralstoff-verluste erst ab dem Beginn der Wechseljahre. Ab diesem Zeitraum muß sie äußerst gesundheitsbewußt leben, um sich ihre Schönheit und Gesundheit möglichst lange zu bewahren. Im Gegensatz zum Mann ist die Körperchemie der Frau nicht daran gewöhnt, Säuren zu verstoffwechseln.

Kalium, usw. neutralisierte Säuren und Gifte, welche der Chemiker Salze nennt. Mit diesen Salzen können wir uns entweder ein Leben lang verschlacken mit der Folge eines frühzeitigen Verlustes von Jugend, Schönheit, Gesundheit, Geisteskraft, Körperkraft, Seelenstärke und Sexualkraft.

Oder wir können versuchen, unsere Gewebe, Zellen, Organe, Gelenke, Drüsen, usw. möglichst lange schlackenfrei zu halten, um so unsere Jugend und Schönheit, unsere Gesundheit und Geisteskraft, unsere Körperkraft und Seelenstärke und auch unsere Sexualkraft möglichst lange zu bewahren.

Wir müssen uns darüber im klaren sein, daß wir von Geburt an mit vielen wichtigen "Schatzkammern des Lebens" ausgestattet sind, mit unseren Mineralstoffdepots. Diese befinden sich in unseren Haaren und im Haarboden, in unseren Finger- und Zehennägeln, in unserer Haut und in den Knochen, in unseren Blutgefäßen, Knorpeln, Kapseln und

## Der Alterungsverlauf des Mannes

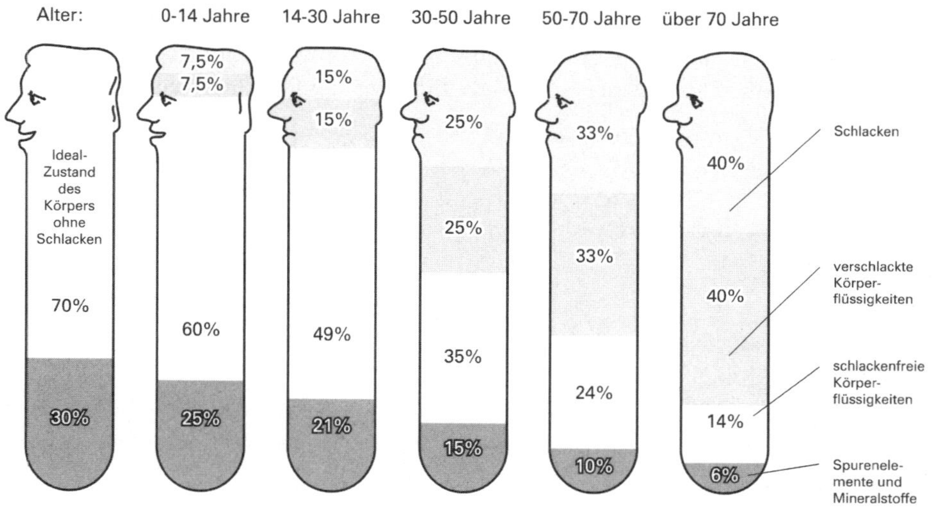


Die Verstoffwechselung der Mineralstoffe zu Schlacken ist gleichzeitig Säureneutralisierung, Verschlackung und Alterung.

Sehnen und auch in unserem Blut. Diese Mineralstoffdepots sind die tragenden Säulen unserer Gesundheit und Schönheit. Das gilt aber nur solange, wie sie unangetastet und wohlgefüllt sind. Ihr kontinuierlicher Verzehr zwecks Säureneutralisierung läßt unsere Gesundheit und Schönheit verblühen, wenn wir nicht aufpassen.

Zu diesem Verblühen tragen die Gerbsäure aus jeder Tasse Kaffee oder Schwarzem Tee bei ebenso wie jedes winzige Tröpfchen Essigsäure aus Süßwaren- oder Schokoladenkonsum, wie das Nikotin aus dem Rauchen oder wie saure Körperreaktionen aus den verschiedensten physikalischen oder psychischen Negativerleben.

Ob Discolärm oder Enttäuschung, ob Schreck oder Frust oder Streß, – sie alle münden über elektrische Brücken in chemisch saure Reaktionen, welche der Neutralisierung bedürfen, um im Körper keine Gewebe, Nerven, Funktionen, Knorpel, Organe, Drüsen, usw. zu verätzen.

Und auch jede Acetylsalizylsäure enthaltende Schmerztablette zehrt an unserem Mineralstoffvorrat. Denn auch diese Säure will neutralisiert werden und vermindert den Schatz unseres Lebens an Spurenelementen und Mineralstoffen. Insofern ist der sogenannte „Basenverzehr", von dem heutzutage so oft die Rede ist, in erster Linie ein Mineralstoffverzehr. Es gibt noch weitere Ursachen, aus denen uns Säuren erwachsen. Wir wollen jedoch das

Kind nicht mit dem Bade ausschütten und jegliche Säure verteufeln. Nein, wir leben in einem Fließgleichgewicht unseres Stoffwechsels zwischen Säuren und Basen. Solange dieses Fließgleichgewicht aufrechterhalten wird, passiert unserer Gesundheit gar nichts. Den zu vermeidenden Mineralstoffverlust erleiden wir erst bei einem Übergewicht der Säuren über das zur Verfügung stehende Neutralisierungspotential. Die Körperchemie erfordert die Aufnahme von wenigstens 75 % basenbildender, mineralstoffreicher und von 25 % säurebildender Nahrung. Heute ist das Verhältnis aber genau umgekehrt!

Es gilt immer dafür zu sorgen, daß zumindest so viele energiereiche Mineralstoffe mit der Nahrung aufgenommen werden, wie zur Verstoffwechselung, sprich Neutralisierung, der aus den unterschiedlichsten Gründen und Quellen anfallenden Säuren notwendig ist. Werden nicht genug derartige Mineralstoffe aufgenommen, kommt es zur zwangsläufigen Entnahme von Kalzium, Magnesium, Natrium, usw. aus den eben aufgezählten Mineralstoffdepots.

**Jugend des Körpers bewahren**

- Basenbewahrung
- Mineralstoffbewahrung
- Drüsenbewahrung

**statt vorzeitigem Basen- Hormon- und Mineralstoffverzehr**

**Jugend des Geistes bewahren**

- Erwartungsbewahrung
- Hoffnungsbewahrung

**statt vorzeitiger Erfüllung und Langeweile**

Die wichtigsten Säuren und ihre Herkunft haben wir uns bereits angesehen. Für den eigenen Gebrauch oder auch als Hilfe bei der Beratung drukken wir einen von uns entwickelten Säure-Fragebogen ab.

Grundlage jeden Erfolges beispielsweise einer CELLULITE-Kur ist die drastische Reduzierung der o. g. Säuren und die Lösung der aus ihnen bisher hervorgegangenen und dann abgelagerten CELLULITE-Schlacken!

Jetzt sind wir schon mittendrin in vielen interessanten Fragen und haben einige gleich im Vorbeigehen beantwortet. Eine derartige Frage ist beispielsweise:

Warum altert der Mensch? - Weil er die Schatzkammern seines Lebens, diejenigen seiner Mineralstoffdepots, aufzehrt, um mit ihnen aggresive Säuren zu neutralisieren. Diese fortlaufende Entnahme von Mineralstoffen aus den Depots des Haarbodens und der Haare, aus den Knochen, den Knorpeln und Gelenken, läßt unsere ehemals strahlende Schönheit verblühen.

Aber da ist ein Unterschied zwischen Mann und Frau! Warum heißen die Frauen das „schöne Geschlecht" und nicht die Männer? Warum lebt die Frau überhaupt länger als der Mann, und zwar im Durchschnitt mehr als 10 Jahre? Gibt es eine Zwangsläufigkeit dafür?

**Altern des Körpers ist kontinuierlicher Mineralstoffverzehr zwecks Gift- und Säureneutralisierung.**

> **Alterung des Geistes, der Seele, ist**
>
> - vorzeitige energetische Überfrachtung
> - zu viele Reize der Sinne
> - zu viele Erlebnisse der Seele in kurzer Zeit
> - früh- bzw. vorzeitige „Erfüllung"

Nein, es ist überhaupt nicht zwangsläufig, daß die Frau älter wird als der Mann! Dieses Phänomen tritt grundsätzlich nur in den letzten Genußphasen von Zivilisationen auf. In Asien und Südamerika, gibt es viele Männer, die über einhundert Jahre alt werden, wo man sich noch naturgemäß ernährt. Als Beispiel mag das Hunzatal dienen, von welchem berichtet wird, daß es dort zahllose Ehepaare gibt, die zusammen über hundert, sogar über hundertzwanzig Jahre alt werden. Dort gibt es lange, harte Winter. Dort müssen die Menschen zusammenhalten. Und prompt werden dort Mann und Frau zusammen alt.

Das liegt jedoch nicht nur an dem ihnen aufgezwungenen Kampf ums Überleben, sondern eher daran, daß sich dort der Mann sein Leben lang schlackenfrei ernährt, daß keine Arzneimittel seinen Stoffwechsel belasten und erst recht kein Fluglärm, keine Funktrassen und keine Fernsehsendungen voller aufregender „Sensationen". Dafür gibt es Tag für Tag Bewegung in frischer Luft in den Bergen, von denen fröhlich frische Wasser springen. Hier bleiben die Mineralstoffdepots des Menschen, seine Haut und seine Haare, seine Nägel, seine Zähne, seine Gefäße und Knochen, sein Blut und seine Organe ein Leben lang geschont und voll. So werden die Menschen wohl zusammen alt, als auch bleiben sie auch dann noch optisch attraktiv und schön, wenn der europäische Zeitgenosse schon seit dreißig oder vierzig Jahren zu Staub zerfallen ist.

Bevor wir uns jetzt anschauen, wie der Alterungsprozeß durch unsere Lebensjahrzehnte verläuft, werfen wir neben der Betrachtung unserer stofflichen Entwicklung kurz einen Blick auf die energetische Komponente unseres Lebens. Wir haben gesehen, daß wir unser Leben als die Inkarnation unseres Geistes in unserer fleischlichen Materie gewollt haben und diese Inkarnation in hoher Verantwortung genießen sollten. Dieser Genuß sollte selbstredend nur auf dem basischen und nicht auf dem im Augenblick üblichen sauren Wege geschehen. Das sollte schon jetzt klar geworden sein!

Lassen Sie sich darauf aufmerksam machen, daß es sich mit unserer Seele, mit der energetischen Komponente unseres Lebens also, exakt umgekehrt verhält, wie mit unserer materiellen Körperlichkeit. Müssen wir bei letzterer aufpassen, daß wir uns materiell nicht vorzeitig verzehren und unsere Schatzkammern der Spurenelemente und Mineralstoffe zu schnell entleeren, so müssen wir im Umkehrschluß unsere energetisch-seelische Komponente davor bewahren, zu schnell mit allen möglichen „Erlebnissen" überfüllt zu werden.

Genau das jedoch passiert mit der heutigen Reizüberflutung aus Illustrierten, Fernsehen und dem täglichen ach so „freien" Umgang der Menschen miteinander. Die Erlebniswünsche der Seele an ihre Inkarnation sind heute bei vielen Menschen schon mit dem 30. oder 40. Lebensjahr "erfüllt". Er bzw. sie hat alles gesehen und alles erlebt, hat alle mögli-

**Reize der körperlichen Sinne**

- Geschmack (Salz, Zucker o.ä.)
- Porno (Lust der Augen)
- Musik (Rock, Pop)
- Körper (Sex, Sport)
- Nase (Düfte, Parfüms)

chen Dimensionswechsel, Partnerwechsel und alle "Genüsse" dieser Welt in einer atemberaubend kurzen Lebensspanne ausgekostet.

Man sieht es an seinem oder ihrem Gesicht. Das Leben hat nichts mehr zu bieten. Er oder sie erwartet nichts mehr, hat alles erlebt. Da ist es nur zu logisch, daß bereits mit 50 Jahren der vorzeitige Ruhestand angestrebt wird, um von dem vielen Erleben auszuruhen. Schnell aber kommt die Vergreisung durch weiteren "sauren" Genuß bei wenig Bewegung. Ohne frische Luft und ohne Liebe wird er/sie schnell vergreisen und frühzeitig sterben, wie das augenblickliche System es vorsieht.

Zwei Grundregeln eines sinnvollen Lebens lauten deshalb:

Hüte Dich vor den aggressiven Säuren, vor denen schon Hippokrates und die Hl. Hildegard von Bingen gewarnt haben, damit sich Deine Mineralstoffspeicher nicht vor der Zeit ENTLEEREN!

Dosiere die Erlebnisse Deiner Seele vorsichtig, und verteile sie sinnvoll ansteigend über einen langen Zeitraum, damit sich die Erlebenswünsche Deiner Seele nicht vor der Zeit ERFÜLLEN!

Diese vorsichtige Dosierung unserer Seelenerlebnisse beinhaltet eine hohe Verantwortung für die Erziehung unserer Kinder. Diese erleben heute bereits in frühester Jugend Ereignisse und Erlebnisse vor dem Fernsehgerät, vor denen Menschen früherer Generationen oftmals ein Leben lang verschont blieben. Das Gleiche gilt für das sexuelle Erleben, wo heutzutage junge Frauen mit 20 Jahren schon mehr "erlebt" haben als früher eine 45jährige Witwe, so "lustig" sie einst auch gewesen sein mag.

**Reize der Seele = Erleben**

- **Sensationen des Lebens anderer Seelen**
- **der eigenen Seele**
  - Geburt
  - Tod
  - Eheschließung
  - Ehescheidung
  - Unfälle
  - Begegnungen
  - Dimensionswechsel

Frau Ingeborg Ötinger und Herr Dr. Beck haben eine geniale Grafik (Seite 84) entworfen, welche uns den chemischen Lebensweg des modernen Menschen anschaulich vor Augen führt. Diese Grafik beinhaltet sechs Stadien des Lebens von dem schlackenfrei geborenen Baby bis zum todgeweihten und total verschlackten Greis. Unseres Wissens basiert die gute Arbeit auf Forschungsergebnissen des tschechischen Ingenieurs Erich Roucka.

Wir haben diese Grafik analog zu dem unterschiedlichen Stoffwechsel von Mann und Frau "gespalten" und für die beiden Geschlechter jeweils eine eigene Grafik (Seite 78/79) erstellt. Aus den beiden Schaubildern wird schnell deutlich, weshalb das weibliche Geschlecht nicht nur das "schöne" heißt, sondern auch länger blüht und lebt als das männliche. Bis auf einige Ergänzungen entspricht die Grafik zu dem Alterungsprozeß des Menschen dem Orginal von Ötinger/Beck, entnommen aus dem wichtigen Buch von Frau Ingeborg Ötinger: "Durch Entsäuerung zu seelischer und körperlicher Gesundheit".

Der Mensch wird, wenn er das Glück hatte, einen gesunden Vater und eine gesunde Mutter zu haben, schlackenfrei geboren. Sein Körper besteht bei der Geburt zu 30 % aus festen Bestandteilen, aus unseren mineralischen "Schatzkammern des Lebens" und zu 70 % aus Flüssigkeiten ohne jedwede Schlacken. Die Hl. Hildegard von Bingen würde von SAUBEREN SÄFTEN sprechen.

Leider gibt es heute kaum noch junge Väter und Mütter, die durch und durch gesund sind, und so nimmt die Zahl der krank zur Welt kommenden Neugeborenen in erschreckendem Maße zu. Grund dafür ist, daß die Gifte, Schlacken und der Stoffwechselmüll der Mutter in das wachsende Leben "entsorgt" werden.

Wir aber erfreuen uns jetzt für diese Betrachtung eines schlackenfrei zur Welt gekommenen Kindes und schauen uns an, wie dessen nächste 14 Jahre verlaufen werden.

Die Mutter stillt nicht mehr. Sie läßt sich "spritzen", weil das Stillen ja die Büste zu Schaden kommen lassen soll, was natürlich komplett falsch ist. Das können wir von unseren eigenen Ehefrauen berichten, die fünf bzw. zwei Kinder gestillt haben.

Baby bekommt also keine Muttermilch, sondern von Anfang an Kunstmilch, schön süße natürlich, ein Industrieprodukt mit wenig Vitalstoffen und wenig Lebensenergie. Schon sind die ersten Tröpfchen Essigsäure da, und bald gibt es noch Oxalsäure aus dem Gläschen Spinat, welchen Mama für unerläßlich hält.

Baby wehrt sich und spuckt den Spinat zurück. Es mag keine Oxalsäure. Aber Mama weiß es besser und stopft. Baby spuckt, und Mama stopft, bis Baby aufgibt. Dadurch bedarf es wieder einiger Körnchen Mineralstoffe zur Neutralisierung der Oxalsäure, wie vorher zur Neutralisierung der Essigsäure.

Bald ist Babychen größer, und Tanten und Onkel, Großväter und Großmütter und Geschwister kommen und bringen pfundweise Bonbons und Schokoladen. Das Unheil nimmt seinen Lauf. Die moderne Mama hat wenig Zeit, noch weniger Lust und überhaupt keine Pflicht, Gemüse zu putzen, Eintopf zu kochen oder Salate zuzubereiten. Stattdessen gibt es Fast Food und Pommes „rot" oder „weiß" mit Bratwurst.

So steht einer immer schneller steigenden Flut unterschiedlichster Säuren ein nur klägliches Angebot neutralisierungsfähiger Mineralstoffe und Spurenelemente aus der täglichen Ernährung gegenüber.

## Mineralstoffe, Überläufer oder Retter?

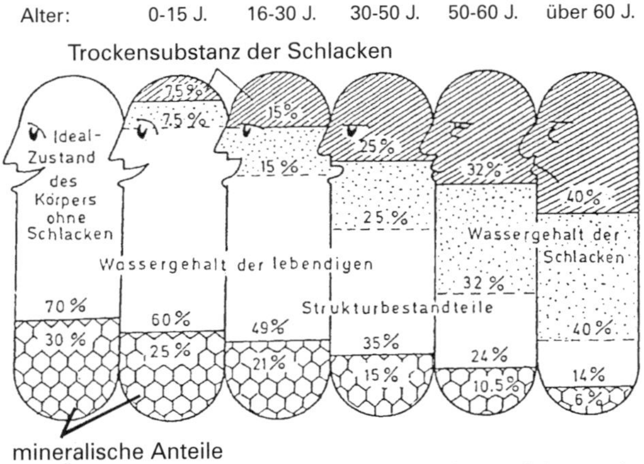


Aus Ötinger/Beck: „Durch Entsäuerung zu körperlicher und seelischer Gesundheit".

Die Verstoffwechselung der Mineralstoffe zu Schlacken ist gleichzeitig Säureneutralisierung, Verschlackung und Alterung.

Schreckliches Erleben aus dem Fernsehen, fürchterlicher Krach aus den häuslichen oder den Disco-Lautsprechern tun bald ein Übriges, das saure Geschehen über die Psyche abzurunden bzw. aufzufüllen.

Ununterbrochen erfolgt schon jetzt ein Mineralstoffverzehr aus dem wachsenden Organismus, und die ersten Schlacken bilden und deponieren sich. Ötinger/Beck sehen bereits bis zum 14. Lebensjahr die Körpersubstanz nur noch zu 25 % aus unverbrauchten Mineralstoffen und Spurenelementen bestehen. Sie glauben, daß noch 60 % der Körpersubstanz schlackenfreie Säfte sind, während 7,5 % davon bereits mit Schlacken überladen sind. Weitere 7,5 % der Körpersubstanz bestehen bereits aus neutralisierten Säuren, sprich aus SCHLACKEN.

Wen wundert es jetzt noch, daß auf unseren Schulhöfen immer mehr Kinder mit storchenhaft langen Extremitäten beim Fangenspielen zusammenstoßen und mit gebrochenen Gliedmaßen liegenbleiben. Die Knochensubstanz ihrer Arme und Beine ist bereits dermaßen mineralstoffverzehrt, daß sie keinerlei großen Belastungen mehr standhalten.

Jetzt geht es jedoch erst richtig los. Keine Schule gibt es mehr ohne Süßwarenkiosk, ohne Cola-Automaten und ohne Raucherzimmer. Straftatbestände allesamt. Big Brother's "Gesundheitssystem" in Perfektion! Von Gesundheitsunterricht keine Spur!!

Bald tritt für den jungen Menschen der Fleischkonsum mit seinem Anfall von Harnsäure bei der Verstoffwechslung hinzu, so daß beim Erreichen des 30. Lebensjahres davon ausgegangen werden kann, daß der moderne Mann in diesem Alter statt der ursprünglichen 30 % fester Bestandteile von Spurenelementen und Mineralstoffen nur noch über 20 % verfügt. Schlackenfreie Säfte machen noch 50 % seiner Körpersubstanz aus, während von verschlackten Säften bereits 15 % vorhanden sind. Gleichfalls 15 % der Körpersubstanz sind jetzt deponierte Schlacken. Wie und wo und warum der Körper diese deponiert, werden wir uns noch ansehen.

Schauen wir in das Naturreich! Dort finden wir ein wunderschönes Tier, den fleischfressenden Löwen. Was verspeißt er mit Vorliebe? Es sind die basisch-mineralischen Schatzkammern der gerissenen Beutetiere: Leber, Magen und Eingeweide. Er verschmäht die Muskeln. Die überläßt er den Hyänen.

Wer ist schöner? Sind es die Löwen, oder sind es die Hyänen?

**Der Grad der „Dichte" entscheidet über das Maß der Gesundheit**

**Dichte ist:**

- Verdichtung = Alterung
- Verschlackung
- Vergiftung
- Verschließung der Zellen, Gefäße, Membranen
- Verhinderung von Säfte- und Energiefluß
- Versteifung von Muskeln und Gelenken
- Verlust von Elastizität, Lebenskraft, Energiepotential

Schauen wir uns bei den Menschen um! Dort finden wir die Spezies der „Gourmänen", ein vorwiegend Muskelfleisch essender Stamm von Feinschmeckern. Die Lebenschronik dieser Menschen führt über Karies und Parodontose zu Haarverlust und Diabetes, später zu Rheuma und allen möglichen Ausfällen von Funktionen und Wahrnehmungen. Bald können sie wegen Gicht und Gelenkschmerzen die Tempel ihrer Genüsse nur noch mit der Taxe oder im Rollstuhl erreichen. In denen rollen sie oftmals mit amputierten Füßen daher.

Die Jahre vom 30. bis zum 50. Lebensjahr sind eine weitere extreme Genußphase. Alles wird genossen, was Big Brother's System hergibt: Fleisch und Kaffee, Zigaretten, Fast Food und Süßwaren. Alle Erlebnisse aller möglichen Veranstalter, jede Sensation und jede Party werden "mitgenommen" oder „sich reingezogen".

Selbstredend schwinden zwecks Neutralisierung der im Übermaß anfallenden Säuren die Schatzkammern des Lebens von vorherigen 20 auf nunmehr noch 15 % bis zum Erreichen des 50. Lebensjahres. Nur noch 35 % der Körpersubstanz sind schlackenfreie Säfte. 25 % sind bereits verschlackte Säfte, und noch einmal 25 % der Körpersubstanz sind nichts als deponierte Schlacken.

Von nun an geht's steil bergab. Es wird natürlich weiterhin genossen. Viele Medikamente, vor allen Dingen "saure" Schmerzmittel, kommen hinzu. Wir sind nämlich jetzt in dem Lebensabschnitt der Krankheiten angelangt. Und die wollen therapiert werden!

So treten dann zu den vielen Salzen der Essigsäure und der Oxalsäure, der Schwefelsäure, der Salpetersäure und der Harnsäure bald noch die Salizylate hinzu, welche der Körper zur Neutralisierung der Azetylsalizylsäure aus den Schmerzmitteln bilden muß, um nicht von diesen verätzt zu werden.

Wieder wirft der Körper in diesem Lebensjahrzehnt seine Spurenelemente und Mineralstoffe an die Front zwecks Säureneutralisierung und verliert von den ehemals 15 % noch einmal 5 %, so daß ihm in seiner Körpersubstanz bis zum 70. Lebensjahr noch 10 % an festen Bestandteilen verbleiben. Nur noch 24 % seiner Säfte kreisen schlackenfrei. 33 % Körpersubstanz bestehen bereits aus verschlackten Säften, und gleichfalls 33 % Körpersubstanz sind nichts weiter als vergiftende Schlacken.

Wer kennt ihn nicht, den prallen, rotbäckigen Glatzkopf? - Immer fröhlich und vergnügt, bis urplötzlich die Kraft versiegt. Diese Männer sind wie Öfen voller Schlacke, immer wieder neu und gut "aufgelegt", immer wieder nachgeschaufelt. Aber nie oder zu selten leer gemacht, damit es wieder neu und besser brennt. Hält unser Zeitgenosse auch nach dem 70. Lebensjahr mit seinem "sauren" Lebenswandel nicht inne, so ist es bald um ihn geschehen. Er sinkt auf 6 % feste Bestandteile ab, und wir sehen in unserem geistigen Auge den säureverzehrten, haarlosen Greis an zwei Stöcken vor uns.

Nur noch 14 % seiner Körpersubstanz sind schlackenfreie Säfte. Aber ganze 40 % der Körpersubstanz sind Säfte voller Schlacken und noch einmal 40 % der Körpersubstanz sind nichts als Schlacken. Da ist es dann zum Schlack-Anfall nicht mehr weit. Das Wort sollte man in Zukunft nicht mehr Schlaganfall sondern tatsächlich Schlackanfall schreiben!

Bei der Frau läuft der Verschlackungsprozeß, welcher gleichzeitig der Prozeß des körperlichen Verfalles ist, langsamer bzw. zeitversetzt. Der Grund liegt darin, daß die Frau während ihrer fruchtbaren Periode einmal im Monat aufgestaute Säuren ausscheiden kann. Ihre Mineralstoffdepots werden deshalb erst sehr viel später zwecks Säureneutralisierung in Anspruch genommen.

Irgendwie kommen uns die Mineralstoffe und Spurenelemente vor wie Überläufer, die zum Feind überwechseln und sich mit ihm gegen den Menschen verbünden. Das ist jedoch eine unzulässige und falsche Sicht der Dinge. Denn jedes Mineralstoffatom, welches zwecks Säureneutralisierung ein Molekül Harnsäure zu einem Molekül harnsauren Kalziums neutralisiert, opfert sich zwecks Lebenserhaltung des ganzen Zellverbandes.

Denken wir zurück an die "Hierarchie der Intelligenz" (Seite 21). Jedes Atom ist intelligenter als jedes Molekül. Jedes Molekül ist intelligenter als jede Zelle. Jede Zelle ist intelligenter als jedes Organ. Dieses ist intelligenter als der Mensch.

Der Mensch als solcher mit seinen Gedanken und Entscheidungen ist ungleich dümmer als jedes Atom. Einzig und allein dessen Intelligenz bewahrt unseren Körper, unsere Zellen, Drüsen und Organe Tag für Tag vor dem chemischen oder sonstwie gesundheitlichen Kollaps.

Es ist unsere unbeschreibliche menschliche Dummheit oder unser niedriger Intelligenzgrad, welcher die intelligenten Atome unserer Mineralstoffdepots unablässig zum Neutralisierungsopfer zwingt. Wir bräuchten nur ein Übermaß an Säuren und Giften zu vermeiden und für ein Höchstmaß an mineralischem Neutralisierungsangebot via Nahrungsaufnahme zu sorgen, und all diese Neutralisierungsopfer wären überflüssig. Wären sie aber überflüssig, würden sie unterbleiben, und der Schatz unseres Lebens, seine festen Bestandteile blieben uns jahrzehntelang länger erhalten, als das heute der Fall ist.

Das würde gleichzeitig bedeuten, daß wir jahrzehntelang länger als bisher jung, schön und stark blieben, voller Kraft der Gedanken, der Seele und auch der Sexualität. Wir würden in unserem Alter nicht mehr der kranke Ballast des von Abgaben und Steuern geplagten Volkes sein, sondern allzeit hilfsbereite Partner, die keine Krankenkasse und auch erst Jahrzehnte später als heute eine Kasse für Altersversorgung oder -pflege in Anspruch nehmen würden.

Jetzt taucht am Horizont der Zeiten ein ganz anderes Gesellschaftsbild auf, als wir es heute haben. Wir sind z.Zt. nicht nur eine materielle Ex- und Hopp-Gesellschaft. Dieses "Ex und Hopp" bezieht sich auch auf uns Menschen!! Das haben die meisten von uns nur noch nicht bemerkt. Wenn wir unsere Konsumpflichten gegenüber der Nahrungsmittel-, Genußmittel-, Arzneimittel- und sonstigen Industrie erfüllt haben, mögen wir uns bitteschön davonmachen!

Wer jedoch als Mensch selbst nicht Ex und Hopp entsorgt werden will, der muß sich auf die Dauer auch von der jetzigen Ex- und Hopp-Wirtschaft verabschieden. Diese produziert von morgens bis abends Schund und Tand. Was morgens gekauft ist, liegt am Abend schon im Mülleimer. Bei Autos und anderen Gütern dauert es etwas länger. Aber selbst Häuser werden heute nicht mehr für Generationen, sondern nur noch für wenige Jahrzehnte gebaut, wenn überhaupt!

Die Frage nach der menschlichen Gesundheit, nach einem längeren oder sogar langen Leben zu stellen, heißt mithin zwangsläufig die Frage nach einem ganz und gar anderen Wirtschaftssystem zu stellen. Es kann nur ein System sein, in dem viele Menschen wieder Dinge schaffen, an denen sie lange Zeit für eine lange Gebrauchsdauer arbeiten.

Ganz im Gegenteil dazu produzieren heute wenige Menschen in kürzester Zeit riesige Mengen von Gütern für den allerschnellsten Verbrauch und Verzehr.

Weil die Ressourcen unseres Planeten bei Fortführung des augenblicklichen Wirtschaftssystems innerhalb von ein bis zwei weiteren Generationen aufgebraucht wären, muß der Wandel zu der alternativen, eben aufgezeigten Wirtschafts- und Menschheitsordnung so oder so zwangsläufig erfolgen. Es fragt sich nur, ob wir die Kraft und Intelligenz zu einem gleitenden Übergang haben, oder ob dieser Übergang eine gigantische Katastrophe an allen Fronten der Finanzen, der Wirtschaft, der Gesundheit, des Krieges, der Menschheit überhaupt sein wird.

Wie sagte doch Hermes Trismegistos? - "Wie im Großen so im Kleinen, so oben wie unten, so innen wie außen". Ja, die Welt im Großen ist im Augenblick so verschlackt und so voll Müll wie jeder unserer Zivilisationskörper im Kleinen.

# Wie verläuft die lebenslange Verschlackung?

**Der Körper berücksichtigt bei der Deponierung von Schlacken eine ganz bestimmte „Hierarchie der Lebenswichtigkeit“. Er ist dabei ständig bestrebt, den verschlackenden Menschen in einem möglichst hohen Maß von objektiver Leistungsfähigkeit und subjektiv empfundenem Wohlbefinden zu halten. Je nach Lebenswandel und -gewohnheiten, je nach Verhaltens- und Ernährungsweise oder je nach ergriffenen Maßnahmen steigt oder fällt der Schlackenpegel in den verschiedenen Organen, Geweben, Drüsen und Zellverbänden des menschlichen Körpers.**

Leuchten wir einmal in den Begriff VERSCHLACKUNG hinein! Im heutigen Sprachgebrauch verstehen wir darunter einen im Laufe des Lebens „normal“ fortschreitenden Prozeß, in welchem sich die verschiedensten Schlacken in den verschiedensten Körperbereichen, in Organen, Drüsen oder Körperfunktionen niederschlagen und diese zunehmend behindern. Verschlackung ist jedoch auch ein körperchemischer Vorgang. Verschlackung ist gleichfalls die Überführung einer Säure in ein Salz unter Zuhilfenahme eines Mineralstoffes. Insofern ist Verschlackung Salzbildung, denn die Schlacke ist nichts als eine neutralisierte Säure.

**Verschlackungs-chronologie**

- Säure / Gift / Schadstoff
- Mineralstoffverzehr
- Neutralisierung
- Schlackenbildung
- Schlackenablagerung
- Drüsenverätzungen u.a.
- Funktionsverätzungen
- Entzündungen

**Nur durch Ablagerung wird aus einem Neutralsalz eine Schlacke.**

Die Neutralisierung sämtlicher im Körper anfallenden Säuren ist ein äußerst sinnvoller und notwendiger Vorgang, den der Körper durchführt, um den Säuren ihre vergiftende und ätzende Aggressivität zu nehmen. Dafür opfert er ununterbrochen Mineralstoffe. Diese entnimmt er entweder aus der täglichen Nahrung oder aus ihm zur Verfügung stehenden Depots. Ist er wegen Mangel an energiereichen und neutralisierungsfähigen Mineralstoffen gezwungen, diese Stoffe aus Haut und Haarboden, aus Zähnen und Knochen, aus Blut und Knorpeln zu entnehmen, bedeutet das unseren körperchemischen Alterungsprozeß.

Verschlackung bedeutet jedoch nicht nur die Verschlackung einer Säure, also die Neutralisierung einer Säure in ein chemisch neutrales Salz. Verschlackung meint drittens den Übergang von einem sinnvoll gebildeten Neutralsalz in eine Schlacke. Unser Neutralsalz, die neutralisierte Säure, ist ja nicht von Anfang an eine Schlacke. Zu dieser wird das Neutralsalz erst durch seine Ablagerung in irgendwelchen Gefäßen, Geweben, Organen, Kapseln o.ä. Die meisten in unserem Körper gebildeten Schlacken verlassen diesen. Sie schlagen sich nur unter ganz bestimmten Umständen nieder und werden so zu dem, was der Volksmund SCHLACKE nennt.

Schauen wir uns einmal den lebenslangen Gang unseres Chemismus' von Verschlackung, Entschlackung und auch möglicher Remineralisierung an!

# Zivilisatose

Der zur Säure- und Giftneutralisierung notwendige Substanzverzehr führt gleichzeitig zur stofflichen Verarmung des Körpers und zu seiner Verschlackung, Verätzung und Vergiftung. Dieses zeitgleiche Geschehen nennen wir Zivilisatose.

| Entmineralisierung | Jahre | Versauerung und Vergiftung | Jahre | Verschlackung |
|---|---|---|---|---|
| Gehirnfunktionen gestört<br>Knochen und Gebiß "leer"<br>Drüsen/Funktionen ausgefallen | 60 | Parkinson<br>Alzheimer / Schlaganfall<br>Grauer Star / Grüner Star<br>Tinnitus / Gehörsturz | 60 | Gehirn "voll"<br>Kopforgane "voll" |
| Haut "leer"<br>Nägel "leer"<br>Drüsen/Funktionen verätzt | 50 | Osteoporose / Herzinfarkt<br>Drüsenerkrankungen/Leistenbruch<br>Magen- und Darmerkrankungen<br>Bauchspeicheldrüsenstörung<br>Offenes Bein / Leberschäden<br>Nieren- und Gallensteine | 50 | innere Organe "voll" |
| Gefäße "leer"<br>Knorpel und Kapseln "leer"<br>Drüsen/Funktionen gestört | 30 | Allergien / Hämorrhoiden<br>Arteriosklerose / hoher Blutdruck<br>hoher Cholesterinspiegel / Durchblutungsstörungen / Krampfadern<br>Arthrose / Bandscheibenleiden<br>Rheuma / Gicht / Krämpfe<br>Muskelverspannungen | 30 | Gefäßwände "voll"<br>(bzw. kalziumentleert, dafür mit Cholesterin "geteert")<br>Muskeln und Knorpel "voll" |
| Haarboden "leer"<br>Milchzähne "leer" | 6 | Haarausfall / Schweißfüße<br>Cellulite / Migräne / Kopfschmerzen<br>Parodontose / belegte Mandeln<br>kalte Füße / belegte Zunge / Akne<br>Karies / Obstipation / Diarrhöe<br>Appetitlosigkeit / Heißhunger<br>Hyperaktivität / Sodbrennen / Unlust<br>Abgeschlagenheit / Legasthenie | 6 | Bindegewebe "voll"<br>Fettgewebe "voll" |
| Alle Mineralstoffdepots sind gefüllt. | 0 | Die Flüssigkeiten des Organismus sind frei von Säuren und Giften. | 0 | Alle Gewebe, Gefäße, Organe, Muskeln, Kapseln sind schlackenfrei. |
| Remineralisierung | | Entsäuerung und Entgiftung | | Entschlackung |

Jeder Mensch kann es sich selbst einrichten, wie hoch sein Schlackenpegel steigt oder fällt. Paßt er nicht auf, erleidet er eine fortschreitende Verschlackung, wobei der Körper die in der Grafik aufgezeigte Reihenfolge einhält. Dabei versucht der Organismus grundsätzlich, sich in einem Höchstmaß von subjektiv empfundenem Wohlbefinden zu halten. Bei einer erfolgreichen Entschlackung sinkt der Pegelstand der Verschlackung die „Hierarchie der Lebenswichtigkeit" abwärts.

Die erste Stufe einer jeden Verschlackung ist generell das Auftreten einer zu neutralisierenden Säure. Diese wird beispielsweise mit Kalzium oder einem anderen Mineralstoff neutralisiert. So wird aus der Harnsäure ein harnsaures Kalzium. Aus der Oxalsäure wird ein oxalsaures Kalzium. Aus der Schwefelsäure wird ein schwefelsaures Kalzium, usw.

In aller Regel verläßt dieses Neutralsalz über die Nieren, den Darm oder die Haut den Körper. Es lagert sich jedoch unter ganz bestimmten Umständen im Körper ab.

Wie wir noch sehen werden, ist Kräutertee in der Lage, derartige Salze zu lösen. Das gelingt sogar mit im Labor wasserunlöslichen Salzen, wie mit dem gerade zitierten harnsauren oder oxalsauren Kalzium. Das Kalzium aus dem Tee drängt das Kalzium der Erstneutralisierung aus der bisherigen Verbindung mit der Harnsäure oder Oxalsäure, reaktiviert allerdings dadurch ungeschickterweise die ehemals neutralisierte Säure.

Leider ist es von seiner energetischen Potenz her wohl in der Lage, die alte Verbindung aufzulösen, nicht jedoch dazu, die jetzt notwendige Neutralisierungsfunktion zwecks reibungs- und gefahrloser Ausscheidung durchzuführen. Dazu bedarf es eines dritten Kalziums oder anderen Mineralstoffes. Dieser energiereiche und neutralisierungsfähige Mineralstoff muß entweder aus der täglichen Nahrungszufuhr oder aus energiereichen Nahrungsergänzungsmitteln entnommen werden. Oder der Körper ist gezwungen, ihn aus noch bestehenden Mineralstoffdepots zu entnehmen.

Energiereiche Mineralstoffe müssen dem Pflanzenreich entstammen! Sie dürfen in ihrem Herstellungsprozeß weder chemisch noch thermisch zu Schaden gekommen sein. Sonst ist es um ihr energetisches Potential geschehen. Insofern ist immer darauf zu achten, daß Entschlackungskuren nicht zu weiterem Mineralstoffverlust aus noch bestehenden körpereigenen Mineralstoffdepots führen!

Schauen wir uns einmal an, wie der Weg der Verschlackung nach unseren eigenen Forschungen verläuft. Wir haben erforscht, daß der Körper bei der Deponierung der Schlakken eine ganz bestimmte "Hierarchie der Lebenswichtigkeit" berücksichtigt.

In der von uns entwickelten Grafik (Seite 89) lassen wir den Schlackenpegel kontinuierlich ansteigen. Dabei haben wir die Pegelstände mit den Jahreszahlen versehen, in denen die verschiedenen Verschlackungsgrade normalerweise erreicht werden. So wird sehr schnell deutlich, wie der "Pegelstand" der Verschlackung sowohl durch die verschiedenen Schichten der Körperhierarchie ansteigt, als auch welcher Pegelstand in unserer modernen Zeit wann im Leben erreicht ist.

Es beginnt mit unserem schlackenfrei geborenen Baby, bei dem alle Gewebe, Zellen, Drüsen und Organe schlackenfrei sind.

Bis zum 14. Lebensjahr sind in aller Regel bei unseren heutigen Kindern die Fettgewebe als Mülldeponien vollgelaufen. Ab und zu bekommen die kleinen Kinder scheinbar unbegründetes Fieber. Es darf davon ausgegangen werden, daß der Körper damit Schlacken regelrecht „abbrennen“ will. Leider wird er daran oft von der unerfahrenen Mutter gehindert, die schnell zum „Zäpfchen“ zwecks Fiebersenkung greift.

Setzen bei den Frauen nach den Wechseljahren die den weiblichen Körper entschlackenden Regelblutungen aus, erinnert sich der in Säurenot geratende oder geratene Körper wieder an diese früher praktizierte Methode der Schlackenverbrennung mittels Fieber. Insofern sind die „Hitzewallungen“ der Frauen in den Wechseljahren nichts weiter als Reinigungsversuche des Körpers. Das Gleiche gilt logischerweise für die oftmals parallel auftretenden Schweißausbrüche.

Wir empfehlen den so geplagten Frauen, einmal bewußt für einige Monate auf alle Säurespender zu verzichten, jeden Tag ein bis eineinhalb Liter energiereiches Wasser zu trinken und sich bewußt vegetarisch und vor allen Dingen mineralstoffüberschüssig zu ernähren. Die Hitzewallungen und das Schwitzen gehören schon bald der Vergangenheit an. Eine basische Körperpflege tut ein Übriges als hilfreiche Begleitmaßnahme.

Bis in die 60er Jahre hinein waren die damaligen Mütter und Großmütter klüger und zähmten das Fieber mit Hals- und Wadenwickeln. Der Körper hatte Gelegenheit, Schlacken zu verbrennen oder die eingedrungenen Erreger mittels hoher Temperaturen abzutöten. Das unterbleibt heute, und so bereiten sich Infektionen und Verschlackungen vor, für die es bekanntlich Antibiotika oder Schmerztabletten gibt.

Ganz sicher waren die bis vor Jahrzehnten üblichen basischen Hals-, Waden- und Körperwickel aber so einfache wie geniale Instrumente, um Schlacken, Säuren und Gifte aus dem Körper zu ziehen!

In der ersten Phase der Verschlackung füllen sich die Fettgewebe mit Schlakken. In dieser Phase treten viele Mißbefindlichkeiten auf wie hin und wieder eine Verstopfung oder ein Durchfall, auch Appetitlosigkeit, der mit Heißhunger wechselt, auch schon einmal Sodbrennen, Unlust, Aggressivität oder Abgeschlagenheit. Die einzige Krankheit jedoch, die sichtbar ins Auge springt, ist eigentlich die Karies,

## Der Gang von Verschlakkung, Entschlackung, Remineralisierung

1. Ca 1 neutralisiert Säure
   (Ca 1 ist das Kalzium der ursprünglichen, ersten Neutralisierung)
   Ca 1 bildet z.B. oxalsaures Kalzium mit der Oxalsäure

2.1 Ca 2 löst z.B. via Tee Ca 1 aus dem oxalsauren Kalzium
(Ca 2 ist das Lösungskalzium im Tee)

2.2 Ca 1 und Ca 2 scheiden energetisch verbraucht aus dem Stoffwechselgeschehen aus

2.3 Die Oxalsäure ist wieder virulent

3.1 Ca 3 aus z.B. Nahrungsergänzung zwecks Säureneutralisierung überführt Oxalsäure in ein ausscheidungsfähiges Neutralsalz
(Ca 3 ist energiereiches Kalzium für die erneute Neutralisierung aus Schlacken gelöster Säuren)

3.2 Ca 3 - Überschuß aus z.B. Nahrungsergänzung remineralisiert geleerte Mineralstoffdepots

**Nur energiereiches Ca (u.a. Mineralstoffe) ist in der Lage, die Aufgaben von 1., 2.1, 3.1 und 3.2 zu erfüllen.**

die uns aus dem Munde zahlreicher Jungen und Mädchen mit schwarzen Stummeln entgegenfault. Sinnvollerweise opfert der Körper hier die erste Garnitur der Zähne in der sicheren Gewißheit, daß noch eine zweite nachwächst. Es ist ein sichtbares Mineralstoffopfer zwecks Säureneutralisierung, wird jedoch selten so gedeutet, und die saure Ernährung und Lebensweise werden munter und dummerweise fortgesetzt.

Leider treten bis zum 14. Lebensjahre oftmals psychische oder intelligenzmäßige Schwächen wie beispielsweise die Legasthenie, Aggressionen, Passivverhalten oder andere Störungen auf. Auch diese Schwächen haben möglicherweise ihre Ursache in einer fortschreitenden, vergiftenden Verschlackung, wie wir bereits gesehen haben, - Fluorvergiftung oder Schäden aus Stoffwechselgiften verschiedener Pilze, usw.

Nach dem Fettgewebe bildet das Bindegewebe die nächste Schichtung der "Körperhierarchie der Lebenswichtigkeit". Es wird als nächste Mülldeponie gebraucht oder mißbraucht. Jetzt machen sich viele Symptome bemerkbar, die teilweise noch als Mißbefindlichkeiten abgetan, teilweise aber auch schon als regelrechte Krankheiten behandelt werden. Kalte Füße zeigen sich und belegte Zungen, gleichfalls eiternde Mandeln, die dann flott herausoperiert werden. Migräne und Kopfschmerzen werden beklagt, gleichfalls Schweißfüße oder brennende Fußsohlen. Und bei vielen jungen Männern macht sich bereits bis zum 30. Lebensjahr der erste Haarausfall bemerkbar.

Brennende Füße können fast immer auf hohen Fleischgenuß, vor allen Dingen auf denjenigen von Schweinefleisch, zurückgeführt werden. Schwefelsäure wird durch die Füße ausgeschieden und „brennt".

Kaum daß die zweiten Zähne richtig fest sitzen, schwindet schon das Zahnfleisch, und die zweite Garnitur fängt an zu wackeln. Heute sieht es in den Gebissen 30jähriger junger Menschen oft trauriger aus als früher bei 50- oder 60jährigen Männern und Frauen.

## Die Hierarchie der Lebenswichtigkeit

- Zentralorgane
- Sinnesorgane
- Drüsen
- Organe
- Knochen
- Haut
- Knorpel, Kapseln
- Sehnen
- Gefäße
- Muskeln
- Bindegewebe/Mesenchym
- Unterhautbindegewebe
- Fettgewebe

Mit der belegten Zunge, mit den eiternden Mandeln und mittels der Schweißfüße versucht der Körper, Schlacken auszuscheiden. Das Gleiche gilt für die Zahnbeläge oder den übelriechenden Schweiß. Dieser bahnt sich im Extremfall über die Füße den Weg nach außen, ist die Haut doch eine Art "Hilfsniere". Diese Funktion haben besonders der Fuß und der Unterschenkel.

Bei besonders ausgeprägten Schweißfüßen ist in aller Regel davon auszugehen, daß hier ein mehr oder weniger ausgeprägtes Versagen der Nieren vorliegt. In aller Regel sind es Nierensteine, welche die Ausscheidung des Harns via Niere, Harnleiter und Blase behindern. Jetzt drückt der Körper den Urin durch die Fußsohlen hinaus. Wir empfehlen, mit dem "Schweißfuß" zum Urologen zu marschieren, um sich dort die Nieren eingehend untersuchen zu lassen.

Nach den Bindegeweben nimmt der Körper sich gezwungenermaßen als nächstes die Muskeln und Knorpel als Mülldeponien. Jetzt fangen die Schmerzen an. Oft erlebt man Männer von 40 bis 50 Jahren, die beim Tennisspielen plötzlich zum Aufschlag den Arm nicht mehr hoch bekommen. Sie treten dann lieber aus dem Tennisverein aus, als daß sie die Ursachen ihrer Muskelverspannungen oder Durchblutungsstörungen beseitigen. Vielleicht weiß auch niemand Rat. Wer kommt schon darauf, daß es das tägliche Stück Fleisch ist, welches unbedingt mittags auf dem Tisch sein muß?!

Die Ehefrau hat doch nicht den gleichen Kummer. Also kann es doch nicht aus der Ernährung herrühren! Weit gefehlt!! Die Frau ist in ihrer fruchtbaren Periode körperchemisch ganz und gar anders gelagert als der Mann. Sie entsäuert regelmäßig mit dem Monatsblut, während er kontiunierlich verschlackt!

Wir haben gesehen, daß Verschlackung ein parallel verlaufendes Geschehen von Säureneutralisierung, Entmineralisierung und Schlackenbildung ist. Diese Vielschichtigkeit bzw. Parallelität der chemischen Abläufe bedingt die unterschiedlichsten Verätzungs-, Verschlackungs- oder Mangelkrankheiten oder auch Ausscheidungskrankheiten.

Im weiteren Verlauf des Buches werden Sie auf eine ganze Reihe von paarweise auftretenden Krankheiten stoßen. Diese werden oft nicht als einander bedingend oder aufeinander folgend angesehen. Nehmen wir als ein solches "Zivilisatose-Paar", wie wir es nennen, die Osteoporose und das Rheuma. Oder die Krampfadern und das Rheuma. Oder Glatze und Herzinfarkt oder Schlaganfall. Oder Leistenbruch und Grünen Star. Oder Karies und Hyperaktivität, Legasthenie,Aggressivität o.ä.

Andere "Zivilisatose-Paare" können sein Krampfadern und Cellulite oder Krampfadern und Arteriosklerose. Immer steht auf einer Seite des Geschehens ein Mineralstoff- bzw. Substanzverzehr und auf der anderen Seite eine Schlackenablagerungs- oder eine Schlackenausscheidungskrankheit.

Beide Erscheinungsbilder werden getrennt diagnostiziert und therapiert. In aller Regel bleibt dabei die Ursache unberücksichtigt. Beide Krankheiten - in Wirklichkeit eine einzige ZIVILISATOSE, bleiben bestehen und schreiten fort. Deshalb gelten alle diese sogenannten Zivilisationskrankheiten als unheilbar.

Die Gesetzmäßigkeiten, nach denen die Zivilisatose abläuft, sind den Marktgesetzen von Bedarf, Produktion und deren Entsorgung vergleichbar. Die Säure weckt den Bedarf. Sie benötigt Stoffe zu ihrer Neutralisierung, zu ihrer Bedarfsbefriedigung. Dazu werden jetzt Rohstoffe, in unserem Falle Kalzium und andere Mineralstoffe und Spurenelemente mobilisiert, mit deren Hilfe Fertigprodukte hergestellt werden. Das sind im Falle der Zivilisatose neutralisierte Säuren und Gifte, die SCHLACKEN. Wo landen diese? Genau dort, wo sämtliche Produkte unserer Zivilisation auch landen, auf den Müllhalden. Das sind die

Mülldeponien unseres Landes, so wie es im Körper die Mülldeponien in den Zellen und Muskeln, in den Gefäßen, Kapseln und Organen sind.

Wir sehen, daß es der Natur z.Z. genauso ergeht wie dem Menschen. Hier wie dort werden die Rohstofflager leergeräumt, während sich gleichzeitig Mülldeponie nach Mülldeponie füllt.

Es ist ein voneinander abhängiges Geschehen. Dieses tritt im Markt und in der Wirtschaft zwangsläufig solange paarig auf, solange die übertriebenen materiellen Bedürfnisse unserer Zeit befriedigt werden wollen. Die gleiche Paarigkeit tritt im Körper solange auf, wie wir ihm die Säuren und Gifte unserer Zeit zufügen.

Nachdem die Muskeln voll Schlacken gelaufen sind, werden als nächstes die viele tausende Kilometer langen Blutgefäße entmineralisiert. Wir basieren hier auf einer überzeugenden These des Deutschamerikaners Fred Koch, die vor kurzem Herr Dr. Abele, seinerzeit Präsident des Deutschen Naturheilbundes, aufgegriffen hat.

Fred Koch erforschte die Gründe des angeblich zu hohen Cholesterinspiegels und fand heraus, daß diesem Erscheinungsbild, welches in aller Regel bei Männern ab dem 40. oder 50. Lebensjahr auftritt (bei Frauen später), eine Entkalzinierung der Gefäßwände zugrundeliegt. Durch diesen Kalzium- sprich Mineralstoffraub aus den Gefäßwänden gerät das gesamte Gefäßsystem in Dichtigkeits- und Elastizitätsnot. Diese Notlage wiederum beantwortet der Organismus mit verstärkter Cholesterinproduktion, eine sehr richtige und sinn-

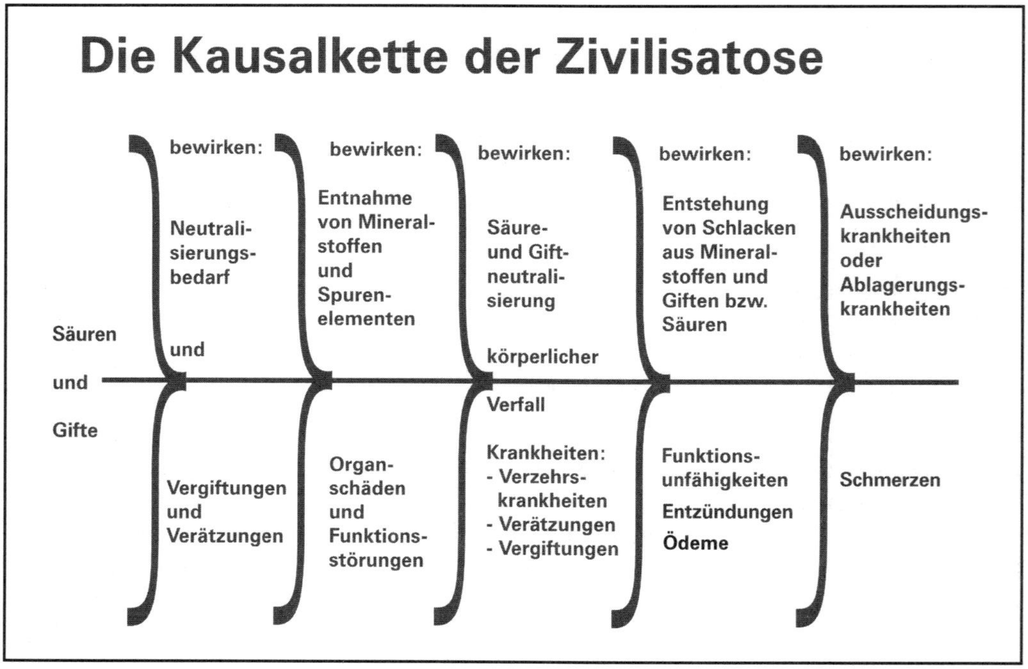

volle Notmaßnahme mit dem Ziel, das Gefäßsystem dicht und elastisch zu halten. Nachdem das Blut aber voller Schlacken schwimmt, schlagen sich diese zusammen mit dem Cholesterin als abdichtender Kleister nieder. Es ist, als wenn man beim Verputzen dem feinen Kalk viel Sand beigemischt hätte.

Wir haben mit vielen Personen über ihren als "zu hoch" diagnostizierten Cholesterinspiegel gesprochen und ihnen geraten, sich einmal einige Wochen drastisch zu entschlacken. Jeden Tag sollten zwei Liter und mehr eines breit gefächerten Gemisches von Kräutertees getrunken werden. Die Ernährung über den Tag sollte stark vegetarisch von Gemüsen, Salaten und Obst bestimmt werden. Ggfl. sollten extrem mineralstoffreiche Nahrungsergänzungsmittel auf Kräuterbasis eingenommen werden. Als hilfreiche Ableitungsmaßnahme wurden basischen Vollbäder, Fußbäder, Leberwickel, Basentrunk, usw. empfohlen.

Nach 4-6 Wochen hatte sich in aller Regel der ehemals angeblich zu hohe Cholesterinspiegel normalisiert. Der Schlackenpegel war, um bei unserer Grafik zu bleiben, um ein paar zig Zentimeter gesunken. Ging das "normale", schlackenbildende Leben jedoch wieder von vorne los, konnte man die Uhr danach stellen, daß der Cholesterinspiegel nach einigen Monaten wieder die ehemals beklagten "zu hohen Werte" erreicht hatte.

In dieser Lebensphase treten neben den schon besprochenen Muskelverspannungen auch Muskelkrämpfe auf. Auch erste Anzeichen von Rheuma, Gicht und Arthrose machen sich bemerkbar. Die Leber bekommt mit ihrer Entgiftungsarbeit wegen absoluter Überlastung Probleme. Ein Pfortaderrückstau mit Hämorrhoidenblutungen ist oftmals die Folge.

Es ist mit Sicherheit anzunehmen, daß mit dem Wegfall oder der Reduzierung der uns vergiftenden Säuren auch zahlreiche bislang unerklärliche Zivilisationskrankheiten in Wegfall kommen, die auf der Verätzung von beispielsweise Drüsen und derer Funktionen beruhen.

Schlagen wir beispielsweise in dem literarischen Erbe der Heilpraktikerfamilie Leisen nach, so finden wir als eines der ursächlichen Elemente, die den Diabetes mellitus begleiten, den Schwefel. Man mag darüber forschen, ob nicht die Schwefelsäure die Langehans'schen Inseln in der Bauchspeicheldrüse verätzt und dadurch die Insulinproduktion verunmöglicht. Unsere These ist, daß die vielen Drüsenstörungen und -ausfälle unserer Zeit zum großen Teil ihre Ursache in Verätzungen durch Säuren und Gifte haben.

## Warum erfolgen Ablagerungen?

- Geringe Trinkmenge führt zu geringer Flüssigkeitsmenge, führt zu hoher Salzkonzentration.
- Wegen zu hoher Salzkonzentration kommt es zu Ausfällung und Ablagerung wie bei einem Übermaß von Zucker in der Kaffeetasse.
- Die am schwersten löslichen Salze werden zuerst ausgefällt:
  - harnsaure Salze
  - oxalsaure Salze.
- Temperatur und Entfernung vom Herzen spielen auch ein Rolle.
- Es gibt auch Verschlackungen am Ort seelischer Verlustgeschehen.

Eines ist wichtig festzustellen: Von allen Zivilisationskrankheiten und Mißbefindlichkeiten ist der Mann in ungleich stärkerem Maße betroffen als die Frau. Deren Probleme gehen meistens mit 55 oder 60 Jahren erst los. Warum, das wissen wir jetzt.

Hört der Mensch nicht auf, auf dem "Pfade der Genüsse" zu wandeln, dann bleibt dem Körper bald nichts anderes übrig, als auch seine Organe nach und nach mit Schlacken zu füllen. Nieren- und Gallensteine und auch Blasensteine werden beobachtet. Trotzdem soll es noch heute Professoren geben, welche die Existenz dieser vom Volksmund sogenannten "Schlacken" leugnen. Diese Herren haben bestimmt noch nie diese bröseligen Steine zu sehen und zu fassen bekommen.

**Schlackenlieferant tierisches Eiweiß**

- Ablagerung von Polymucosacchariden an den Kapillarinnenwänden und im Bindegewebe (Prof. Dr. Lothar Wendt)
- Konsum von Schweinefleisch pro Woche in Deutschland:
  1813 - 250 gr.
  1870 - 500 gr.
  1913 - 1000 gr.
  1993 - 2000 gr.

Analog zu Schweinefleischkonsum und Verzehr der übrigen sog. „Genußmittel" ist die Zahl der Kranken, Krankenhäuser, Medikamente und Ärzte gestiegen. Über eine Umkehr darf nachgedacht werden.

**Die Umkehr heißt: Bescheidung**

Ein Nierenstein ist in aller Regel eine Mischung von harnsaurem und oxalsaurem Kalzium. So wie solches Gebrösel oder Gestein in den verschiedenen Blasen unseres Körpers zu Klumpen liegt, so liegt es kolloidal feinstverteilt in den Fettgeweben, in den Bindegeweben und in den Muskeln, so kleistert es in Verbindung mit Cholesterin an den Gefäßwänden oder ist in den Muskeln, Knorpeln und Gelenken deponiert, wo es arge und ärgste Schmerzen hervorrufen kann.

Liegt diese Schlacke in ihren verschiedensten chemischen Verbindungen jedoch erst einmal in den inneren Organen, dann führt sie dort u.a. zu Störungen der Bauchspeicheldrüse und zu Leberschäden, selbst zu Funktionsbeeinträchtigungen der Ohren, der Augen und des Herzens.

Oftmals versucht der Körper dann, sich mit drastischen Rettungsmaßnahmen zu helfen. Er macht sich dort eine Öffnung, wo die Gift- und Schlackenansammlung am konzentriertesten ist und läßt die Schlacken und die verschlackten Säfte dort ablaufen. Derartige Abläufe sind das Offene Bein, die Hämorrhoiden, eiternde Geschwüre, eiterige Mandeln, Furunkel, usw.

Man sollte seinem Körper dankbar sein, wenn er diese Ventile öffnet. In einer solchen Situation sollte man sofort jeden Tag bis zu zwei Liter Entschlackungstee trinken, damit möglichst viele Schlacken aus den Depots gelöst und ausgeschwemmt werden. Das geht allerdings chemisch reibungslos nur dann, wenn gleichzeitig Neutralisierungspotentiale aus entweder vitalstoffreicher, vegetarischer Ernährung oder auch aus geeigneten Nahrungsergänzungsmitteln zur Verfügung gestellt werden.

Zwei Erlebnisse, die wir in den letzten Monaten auf Messen hatten, mögen verdeutlichen, wie wichtig es ist, vom Körper geschaffenen Ablaßventile zu öffnen und zu nutzen, anstatt daß man sie schließt. Nach einem von uns auf dem Messegelände in Essen gehaltenen Vortrag kommt Frau W. zu uns und berichtet von ihrem Mann. Nachdem er sich die Hämorrhoiden habe veröden lassen, seien seine Hände blau, gelb und grün geworden. Diese Verfärbung ziehe sich jetzt langsam die Hände hoch und in die Arme hinein, und sie habe eine schreckliche Angst, was denn geschehen würde, wenn diese offensichtliche Vergiftung bis zum Herzen reichen würde.

Wir haben sie gefragt, woran ihr Mann denn wohl vergiftet sein könnte und erhielten die Antwort, daß er in einer Zinkhütte in Düsseldorf mitten in der Produktion arbeite. Die Verfärbungen der Hände habe es nicht gegeben, solange die Hämorrhoiden offen gewesen seien. Das Bluten sei allerdings in der letzten Zeit so schlimm geworden, daß sich das Ehepaar zur Verödung entschlossen habe. Das sei aber wohl ein Fehler gewesen. In der Tat!

Wir haben dem Ehepaar zur gründlichen Entschlackung und gleichzeitig drastischen Mineralisierung zwecks Giftneutralisierung geraten, vor allen Dingen zu stundenlangen Auslaugebädern. Vor kurzem hat uns das Ehepaar besucht und war dankbar für die mittlerweile eingetretenen Erfolge, die sich an vorzeigbaren Händen und Füßen ablesen ließen.

Auf einer Messe in Wiesbaden bekamen wir das folgende traurige Erlebnis zu hören: Eine Dame hatte unseren dortigen Vortrag gehört, in welchem wir auch ausgiebig zu dem Thema OFFENES BEIN gesprochen hatten. Dieses soll gehegt und gepflegt und in seiner Ausscheidungsfunktion kräftig unterstützt werden. Betroffen war die Schwiegermutter der berichtenden Dame. Man hatte die alte Frau mit dem Offenen Bein in ein Krankenhaus gebracht. Dort hatte man das Offene Bein mit einer Hauttransplantation geschlossen. Die Folge war allerdings, daß die Frau nach vierzehn Tagen Krankenhausaufenthalt einen Schlaganfall erlitten hatte und verstorben war. Unsere Besucherin wußte davon zu berichten, daß ihre Schwiegermutter absolut hochgradig verschlackt gewesen sei und daß ihr die Zusammenhänge zwischen dem Verschließen des Offenen Beines und dem Schlaganfall damals leider nicht bekannt gewesen seien.

Bei Hämorrhoiden sind feuchte Leberwickel, zubereitet mit einer körperwarmen, basischen Lauge, zur Unterstützung der Entgiftungsfunktion besonders wichtig! Derartige Wikkel können für Stunden oder sogar über die Nacht aufgelegt werden.

Bis zum Schluß versucht der Körper, seine zentralen Funktionen im Kopf schlackenfrei zu halten. Die Kopforgane Gehirn, Augen und die Ohren, natürlich auch das Herz, werden als oberste Instanzen der "Körperhierarchie der Lebenswichtigkeit" erst zuletzt als Schlackendeponien gebraucht oder mißbraucht. Logischerweise stehen Gehörsturz, Grauer Star und Schlackanfall am Ende der Krankheitskette. Sie markieren in aller Regel das bald nahende Ende dieser Inkarnation.

Wir haben uns jetzt angeschaut, in welcher hierarchischen Reihenfolge die verschiedenen Gewebe unseres Körpers durch die Spanne unseres Lebens nacheinander mit Schlacken gefüllt werden. Warum erfolgen überhaupt Ablagerungen von Neutralsalzen in Geweben, wodurch die Neutralsalze zu Schlacken werden und die Gewebe verschlacken ?

Der erste Grund ist ein mathematischer. Die Menschen trinken zu wenig. Dadurch ist die Flüssigkeitsmenge in ihrem Körper ebenso zu niedrig wie der ständige Durchfluß von Flüssigkeit. Obendrein trinken sie ununterbrochen säurebildende gesüßte Obstsäfte, Colagetränke, Brausen, Mineralwässer, die als SÄUERLINGE gekennzeichnet sind, usw. Der Körper- und Zellspüler der letzten Jahrhunderte, der Kräutertee, ist ganz und gar und zu Unrecht aus der Mode gekommen. Durch das Trinken der falschen Getränke und durch zu geringe Trinkmengen entstehen einerseits unnötige Säuren im Körper. Zum anderen bedingt die zu geringe Trinkmenge eine relativ hohe Schlackenkonzentration aus der Bildung neutralisierter Säuren in der rein rechnerisch für diese Menge von Schlacken zu geringen Flüssigkeitsmenge. Es ergeht dem Körper wie dem Zucker in der Kaffetasse. Der erste Löffel wird gelöst, der zweite noch zum Teil; und der dritte bleibt ungelöst liegen. Jede Flüssigkeit hat die Fähigkeit, ganz bestimmte Mengen von löslichen Stoffen in der Schwebe zu halten. Ist diese Lösungskapazität erschöpft, schlagen sich die nicht mehr in der Schwebe zu haltenden Stoffe nieder. Exakt diesem Gesetz gehorchen auch nicht mehr in der Schwebe zu haltende Schlacken im menschlichen Körper. Wir werden diesem Phänomen noch bei der Betrachtung der CELLULITE begegnen.

Nächst dem rein rechnerisch-mathematischen Grund zur Niederschlagung von Schlacken gibt es einen chemischen Grund, nämlich denjenigen, daß sich die am schwersten löslichen Salze wie beispielsweise harnsaure Salze und oxalsaure Salze als erste niederschlagen, während leichter lösliche Salze aus Phosphorsäure, Fruchtsäuren, usw. länger in der Schwebe bleiben.

Temperatur und Entfernung vom Herzen spielen gleichfalls eine Rolle für den Niederschlag oder Nichtniederschlag von Neutralsalzen als Schlacken. Es sind dies thermische oder physikalische Gründe. In den peripheren Bereichen der Hände und Füße herrschen sowohl niedrigere Temperaturen als in anderen Körperbereichen als auch ein geringerer Blutdruck, gleichfalls Gründe, daß sich dort Schlacken zuerst niederschlagen.

Es gibt auch Verschlackungen am Ort seelischer Verlustgeschehen. Deshalb spicht der Volksmund davon, daß “ihm etwas auf den Darm, auf die Nieren, usw. geschlagen ist“.

Eine besondere Art der Schlacken bedarf der besonderen Erwähnung. Es ist das Übermaß an tierischem Eiweiß, welches zu den von Prof. Dr. Lothar Wendt erforschten Eiweißspeicherkrankheiten führt. Diese Schlacken werden in Form von Polymukosacchariden an den Kapillarinnenwänden und im Bindegewebe abgelagert. Diese Polymukosaccharide erwachsen aus dem übermäßigen Genuß von tierischem Eiweiß.

Der Konsum von Schweinefleisch betrug pro Woche und Mensch im Jahre 1813 250 Gramm und war bis zum Jahre 1870 auf 500 Gramm gestiegen. Betrug er im Jahre 1913 schon 1000 Gramm, so liegt er zur Zeit bei etwa der doppelten Menge von sage und schreibe 2000 Gramm pro Mensch und Woche. Proportional zum Schweinefleischkonsum und zum Verzehr der übrigen sog. "Genußmittel" ist die Zahl der Kranken, der Krankenhäuser, der Medikamente und Ärzte gestiegen. Über eine Umkehr darf nachgedacht werden. Sie kann nur BESCHEIDUNG heißen.

Die Haltung und das Schlachten dieser riesigen Zahl von Tieren, wie es im Augenblick geschieht, muß aus den verschiedensten gesundheitlichen, wirtschaftlichen und ethischen Gründen aufhören!

Tierhaltung, Schlachtung und natürlich der übermäßige Verzehr des Fleisches schaden unserer Gesundheit. Tierhaltung ist jedoch auch unintelligent, kann man doch besser Nahrungsmittel gleich für den Menschen erzeugen, als daß man damit ungeheuere Herden von Tieren füttert, um dann deren ungesundes Fleisch zu verzehren. Im übrigen heißt eines der mosaischen Gebote zu Recht: "Du sollst nicht töten!"

Bezeichnenderweise verlautet aus klerikalen Kreisen, daß man überlegt, dieses Gebot umzuschreiben in einen neuen Text, der ggf. lauten soll: "Du sollst nicht morden!" Wer bestimmt dann, was Tötung und was Mord ist?!

Die Tiere dürften dann auf alle Fälle getötet werden. Das würde natürlich niemand als Mord bezeichnen. Denn das Tier ist nach dem heutigen Rechtsverständnis eine Sache. Diese "Sache" jedoch ist nach unserer Ansicht nicht nur belebt, sondern auch beseelt.

Hier liegt das diametrale Mißverständnis unserer Zivilisation, das Naturreich betreffend. Kulturen wie die keltische oder germanische, die indische, chinesische oder die indianische hatten und haben ein höheres ethisches Niveau erreicht als wir Europäer des christlichen Abendlandes.

## Zivilisatose - was tun?

- Konsum von Genußmitteln reduzieren
- Sport und Fitness auf ein gesundes Maß reduzieren
- Fleisch- und Eiweißkonsum reduzieren
- Milchkonsum reduzieren
- Gemüse essen
- Kräutertees trinken
- mineralstoffüberschüssig essen
- Gemüsesäfte trinken
- sonnenreifes Obst essen
- Salate essen
- Samen und Nüsse essen
- regelmäßig entschlacken
- basisch körperpflegen
- energiereiches Wasser trinken

Bezüglich Indiens empfehlen wir das Ayurveda-Buch von dem Heilpraktiker Karl-Heiz Hanusch, der sich während seiner sechsjährigen Gastprofessur in Indien auch mit der dortigen Philosophie und Religion beschäftigt hat.

Unsere "Erfolge" gegenüber anderen Kulturen und Völkern dieser Erde beruhen weniger auf unserer überlegenen Intelligenz oder Kultur, als vielmehr auf einem Höchstmaß an Skrupellosigkeit, Verschlagenheit und Machtmißbrauch. Man frage die Indianer Amerikas!

# Wie unterscheidet sich die Körperchemie von Mann und Frau?

**Der Mann muß ein Leben lang alle anfallenden Säuren sofort verstoffwechseln. Die Frau hält während ihrer fruchtbaren Periode anfallende Säuren von Periode zur Periode zurück und scheidet sie dann aus. Die Frau unterliegt nach den Wechseljahren den gleichen chemischen Stoffwechselgesetzen wie der Mann.**

Mit Amüsement wird von dem "kleinen Unterschied" zwischen Mann und Frau gesprochen. Von diesem Unterschied ist hier nicht die Rede, sondern von dem chemischen. Er ist so gravierend, daß es einen wundert, wieso darüber nicht schon ganze Bände geschrieben und gedruckt worden sind.

## Der Unterschied zwischen Mann und Frau

**Warum leben Frauen ca. 10 Jahre länger als Männer?**

- weil sie sich während ihrer fruchtbaren Jahre einmal pro Monat ihrer „schlechten Säfte" entledigen können*. Die Männer...

**Warum verlieren Männer ihre Haare?**

- weil mit den Nährstoffen des Haarbodens Säuren und Gifte neutralisiert werden und damit für den Haarwuchs nicht mehr zur Verfügung stehen.

*(Erkenntnis der Hl. Hildegard von Bingen, gest. 1179)

Wir selber sind darauf bei dem Studium der Literatur gestoßen, die uns die Hl. Hildegard von Bingen hinterlassen hat. In ihrer Physica schreibt sie einen beim ersten Hinschauen recht lapidar klingenden Satz. Dieser lautet: "Die Frau scheidet während ihrer fruchtbaren Jahre einmal im Monat ihre schlechten Säfte aus."

Bei diesem Satz fiel es uns jedoch wie Schuppen von den Augen. In dieser einzigen Bemerkung liegt die ganze Unterschiedlichkeit des Chemismus von Mann und Frau begründet.

Die Frau parkt zwischen ihren regelmäßigen Monatsblutungen anfallende Säuren im Blut, in der Lymphe und in der nicht befruchteten Plazenta und scheidet dann innerhalb der 3-5 Tage ihrer Periode diese geparkten Säuren, nach Hildegard die "schlechten Säfte", aus.

Es liegt an dieser jahrzehntelangen regelmäßigen Entschlackung und Entsäuerung, weshalb die Frau "das schöne Geschlecht" heißt, weshalb sie mit ihrer Schönheit viele Jahre länger blüht als der Mann, und weshalb sie ihn auch um ca. 10 Jahre im statistischen Durchschnitt überlebt. Allerdings kann das Gottesgeschenk der monatlichen Säureausscheidung auch Probleme machen. Diese sind unter dem Kürzel PMS bekannt, was prämenstruelles Syndrom bedeutet. Dessen Symptome sind in aller Regel ausschließlich säurebedingt.

Es gibt ein ganz bestimmtes Phänomen, an welchem man die Unterschiedlichkeit des Stoffwechsels von Mann und Frau festmachen kann. Es ist das Schwitzen. Der Mann ist das Geschlecht, welches wegen fehlender Regelblutung jedes Milligramm Säure, Schadstoffe

**Der Haarwuchs zeigt den „Kontostand" des noch vorhandenen körperchemischen Neutralisierungs-potentials an.**

und Gift mit dem eigenen Neutralisierungspotential verstoffwechseln muß. Nachdem dieses Potential in unserer Zeit wegen der mangelhaften Ernährung einerseits und der zu großen Menge von Säuren und Schadstoffen andererseits grundsätzlich zu gering ist, greift der männliche Stoffwechsel als probates Hilfsmittel zum Schwitzen, um sich auf diesem Wege lästiger Säuren und Gifte zu entledigen. Deshalb ist der Mann das „schwitzende Geschlecht". Er schwitzt bei jeder Gelegenheit. Er schwitzt oftmals aus geringsten physischen und psychischen Anlässen.

Erst in und nach den Wechseljahren kommt die Frau in die gleiche Stoffwechselsituation, in welcher sich der Mann bereits seit Jahrzehnten befindet. Durch den Wegfall ihrer monatlichen Blutungen erleidet sie einen „Giftstau", den der Körper sofort mit Schwitzen beantwortet.

Wir haben den Haarboden als die „Säureneutralisierungsfeuerwehr" des menschlichen Körpers erkannt. Logischerweise sind ununterbrochen Säuren und Gifte in Richtung Haarboden unterwegs, um dort quasi „gelöscht" zu werden. Der kluge Organismus scheidet jedoch möglichst viele Schadstoffe noch vor dem Erreichen dieses Zieles aus. Deshalb schwitzen die Männer am Hals, im Nacken, im Gesicht und auf der Stirn!

**" An ihren Köpfen sollt Ihr sie erkennen"!**

**Männer sollten auf Haarverlust achten**

**■ New York (dpa). Männer sollten den Wandel ihres vollen Haarschopfes zur Glatze genau verfolgen, raten Herzforscher. Sie schränken damit das Ergebnis früherer Studien ein, die bei Glatzenträgern unter 55 Jahren ein erhöhtes Infarktrisiko entdeckt hatten. Weitaus mehr Aussagekraft habe das Tempo, in dem die Haare ausfallen. Das fanden Forscher im Rahmen der Framingham Heart Study heraus, der weltweit größten Herzstudie mit 2017 Männern.**

Nachdem der weibliche Organismus in seiner fruchtbaren Periode die Säuren nicht verstoffwechselt, sondern diese in Blut, Lymphe und Plazenta quasi „parkt", steigt logischerweise der Säurepegel bis zur nächsten Regel Tag für Tag. Irgendwann steht dieser Pegel so hoch, d. h. sind die Körperflüssigkeiten so voller Säuren, daß es zu Depression, Gereiztheit, Migräne, zu Ödemen zwecks Säureverdünnung und anderen Mißbefindlichkeiten kommt. Oft klagen Frauen darüber, daß ihr Bauch vor den Tagen anschwillt oder darüber, daß sie sich vor den Tagen wie voller Flüssigkeit fühlen. In dieser Zeit der größten Säureüberfrachtung wurden entweder der Bauch oder die Knöchel oder die ganze Frau zu einem großen Ödem zwecks Säureverdünnung.

Ist die Säureausscheidung am Ende der Periode passiert, sind auch die Symptome des PMS verschwunden. Diese sind so unterschiedlich und so verschieden heftig, wie sich von Monat zu Monat die Ernährung, die Genüsse, das Erleben, usw. unterscheiden. Wir haben versucht zu erforschen, welche Säuren welche psychischen oder physischen Folgen bzw. Symptome zeitigen. Nach unseren Ergebnissen spielt dabei die Zusammensetzung der verschiedenen Säuren kaum eine Rolle, sondern lediglich die Gesamtmenge der angefallenen Säuren bzw. der erreichte niedrige pH-Wert.

Interessant ist auch die beobachtete Tatsache, daß sich die Dauer der Regel erheblich verkürzt und die Tage immer beschwerdefreier verlaufen, je säureärmer der Vormonat gestaltet wurde.

**Menstruation**

- **Menses = Entsorgung**
- **desto mehr Schadstoffe, desto länger die Menses**
- **Zeugungsprobleme**
- **Monatstropfen**
- **fruchtbar**

In dieses Bild passen Berichte von Frauen, die von ihren Erlebnissen in der Nachkriegszeit erzählen. In den Jahren der Hungerblockade von 1945 bis 1948 hatte bei vielen Frauen damals die Periode ganz und gar ausgesetzt. Es gab kaum einen Tag satt zu essen. Von Genußmitteln war keine Rede! Ergo gab es nichts auszuscheiden. Logischerweise verlieren gesunde Frauen in Naturvölkern lediglich einige Tropfen Monatsblut und sind sehr fruchtbar!!

Bald jedoch gab es wieder satt zu essen, und der große Baby-Boom begann, bis die „Pille" ihm im Jahre 1966 ein jähes Ende bereitete.

In all den Jahren bis zum Aussetzen der Monatsblutungen sind die Neutralisierungspotentiale der Frau kaum angegriffen worden und reichen deshalb rein rechnerisch länger zur Neutralisierung aus, als das beim Mann der Fall ist. Dieser ist nicht im Besitz des Gottesgeschenkes regelmäßiger Entschlackung und Entsäuerung. Er muß alle anfallenden Säuren aus Konkurrenzkampf und Frust, aus Fleischgenuß und sonstigen Genußmitteln, aus körperlicher Überanstrengung und sonstigen Säurequellen selbst verstoffwechseln. Nimmt er nicht genug energiereiche Mineralstoffe zu sich, um sein tägliches Neutralisierungspensum zu schaffen, greift der Körper so rücksichtslos wie rücksichtsvoll auf seine körpereigenen Mineralstoffdepots zurück und vollzieht in stummer Ergebenheit die überlebenswichtige Neutralisierungsaufgabe.

**Der gar nicht mehr „kleine Unterschied"**

zwischen vollen und angegriffenen Mineralstoffdepots

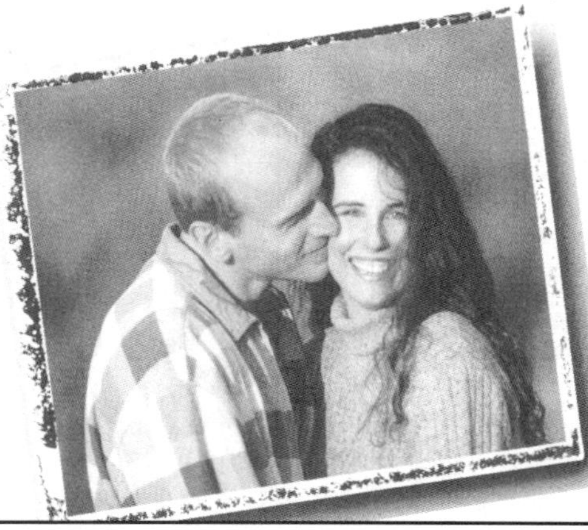

Eine bevorzugte Entnahmestelle von Spurenelementen und Mineralstoffen zwecks Säureneutralisierung ist ganz offensichtlich der Haarboden des Mannes. Dessen Haarwuchs ist ein untrügliches Zeichen dafür, wie es um seine "Schatzkammern des Lebens" bestellt ist. Trotzdem fühlt der Glatzenträger sich dabei subjektiv keineswegs schlecht. Die Neutralisierungsaufgaben sind ja erfüllt.

Das ganze Geschehen ist vergleichbar mit dem Verzehr eines ehemals vollen Kontos bei der Bank. Es wird ununterbrochen abgehoben, und das Konto schmilzt und schmilzt. Das Leben geht dahin in Saus und Braus und freudigem Verzehr, bis das Konto eines Tages leer ist. Der Mann war stets liquide. Früher war er obendrein reich. Jetzt ist er plötzlich arm und illiquide!! Dann sind sie denn geräubert, die Schatzkammern des Lebens, und nach dem letzten fröhlichen Fest mit Kuchen und Alkohol, mit Tanz und Zigarrenqualm kommt in der Nacht der Schlackanfall. Es war kein Neutralisierungspotential mehr vorhanden. Da war das Spiel des Lebens aus. Schlackanfall - Ende!

Wie gesagt, diese Erkenntnisse gelten für den Mann. Die Frau hat es besser. Sie ist die Trägerin des Lebens. Deshalb hat die Schöpfung bei ihr für ein viel höheres Maß an Gesundheit Sorge getragen. Während der Ehemann schon mit 55 Jahren mit einer großflächigen Glatze im wahrsten Sinne des Wortes glänzt, kommt sie noch mit einer feschen Mähne wie aus der besten Fernsehwerbung daher.

Mittlerweile haben amerikanische Forscher im Rahmen einer großangelegten Studie herausgefunden, daß es eine enge Beziehung zwischen Glatze und erhöhtem Herzinfarktrisiko gibt. Ja, selbstverständlich! Das schnell zur Verfügung stehende Neutralisierungspotential dieser Männer ist denkbar gering und deshalb das Infarktrisiko besonders groß. Das sagt einem bereits der gesunde Menschenverstand, und dafür bedarf es wirklich nicht einer Millionen Dollar kostenden Studie an 2017 Männern!

Der Haarausfall der Männer macht dermaßene Forschritte, daß mangels Masse auf den Köpfen des männlichen Geschlechtes der Beruf des Herrenfriseurs wohl bald aussterben wird. Schwedische Forschungsergebnisse belegen, daß mittlerweile schon junge Männer ab Anfang ihrer 20er Jahre von Haarausfall betroffen sind. Wozu bedarf es da Forschungen?! Ein Blick auf die Köpfe genügt. Das Fehlen eines qualifizierten Gesundheitswissens bzw. -bewußtseins bei der Mehrzahl der Männer ist bei diesen nicht nur für den frühzeitigen Haar- sondern auch für den frühzeitigen Lebensverlust verantwortlich.

Als weiterer Beweis dafür, daß die Mineralstoffe des Haarbodens besonders gerne und schnell vom Körper zwecks Säureneutralisierung herangezogen werden, mögen die Folgen der Chemotherapie der Krebskranken dienen.

**„Männliches" Leben kann krankmachen**

**Hamburg (AP).** Wenn es um die Gesundheit geht, scheinen Männer alles andere als das starke Geschlecht zu sein. Auf einer gestern in Hamburg eröffneten Tagung über Männergesundheit sagte Wolfgang Korte von der Gesundheitsbehörde der Hansestadt, die eigene Gesundheit sei ein Thema, über das „man" selten nachdenke. Dabei litten Männer häufiger als Frauen an schweren Erkrankungen.

Der Soziologe Walter Hollstein verwies auf „besonders männliches" Verhalten, das geeignet sei, krank zu machen: wenig schlafen, Schmerzen ertragen, viel Alkohol vertragen und nicht auf seinen Körper achten.

Westf. Nachrichten, 10. Oktober 1997

Dieser hochdramatische Giftangriff, der sich behaupteterweise vornehmlich gegen die Krebszelle richtet, trifft natürlich nicht nur diese, sondern den ganzen Zellverband des oder der Therapierten. Im Augenblick des Angriffes wirft der bedrohte Chemismus alle Neutralisierungspotentiale an die Front, vorneweg die Mineralstoffe des Haarbodens. So wird den Haaren manchmal über Nacht die Existenzgrundlage entzogen. Die Haarpracht ist dahin, und die Glatze verkündet kommendes Unheil.

Wir raten deshalb, vor jeder Chemotherapie große Mengen energiereicher Mineralstoffe einzunehmen, sich damit regelrecht vollzupumpen und natürlich auch die Ernährung rechtzeitig auf vollwertig-vegetarisch umzustellen. Das deutsche Krankenhaus ist von derartigen Präventivmaßnahmen leider meilenweit entfernt! Krankenhausessen ist in aller Regel einfachstes Kantinenessen. Fragen Sie den Koch im Krankenhaus! Er muß mit DM 5,- pro Patient am Tag auskommen.

In Zusammenarbeit mit einem Arbeitskreis chemotherapierter Frauen an einer deutschen Universität haben wir vor kurzem den körperchemischen Ablauf nach der Chemotherapie erarbeitet.

**Wechseljahre**

- Säuren und Gifte vermeiden!
- fehlende Menses durch basische Körperpflege ersetzen!
- vitalstoffreich essen und trinken!

Der erste Schritt ist die Zellvergiftung mit der möglichen Folge von Haarverlust. Die zweite Stufe der körperchemischen Reaktionen ist ein massenhaftes Sterben von Tumorzellen wie auch von gesunden Körperzellen. Dieses Zellsterben verstoffwechselt über Harnsäure und Harnstoffe. So folgt der verabreichten Giftwoge eine Welle von Harnstoffen und Harnsäure aus Zelltod, die erneut Neutralisierung sucht. Viele chemotherapierte Patienten verlieren mit zeitlichem Verzug ihr Haar aufgrund dieser zweiten Gift- bzw. Säurewelle.

In aller Regel sind durch die verabfolgten Zellgifte und die zwangsläufig nachfolgenden Harnsäure und Harnstoffe die schnell zur Verfügung stehenden Neutralisierungspotentiale bald aufgezehrt. Jetzt greift die Harnsäure direkt in das Gefäßsystem und entzieht diesem Kalzium und andere Mineralstoffe. Das so in Dichtigkeits- und Elastizitätsnot geratende Gefäßsystem braucht jetzt zu seiner Rettung bzw. Bewahrung von Dichtigkeit und Elastizität große Mengen von Cholesterin.

Logischerweise beobachtet der chemotherapierte Patient nächst der ersten Giftwelle, nächst der dann folgenden Flut von Harnsäure und Harnstoffen einen mit zeitlichem Versatz eintretenden steilen Anstieg seiner Cholesterinwerte. Dieser ist keineswegs als krankhaft, sondern als außerordentlich sinnvoll einzustufen. Insofern ist jede Chemotherapie präventiv mit einer überreichlichen Versorgung geeigneter energiereicher Mineralstoffe zu begleiten, als auch mit einer äußerst nahrhaften vegetarisch-vollwertigen Ernährung. Die deutsche Krankenhausküche weiß nichts davon!!

Wie warnte Friedrich Nietzsche schon vor mehr als einhundert Jahren? – „Europas Schicksal entscheidet sich in der Küche!" Wenn er Recht hatte, dann ist das alte Europa rettungslos verloren!

In den letzten Jahrzehnten sind wir Menschen unzähligen und leider auch vielen unerkannten Giften ausgesetzt. Viele davon sind in der täglichen Nahrung versteckt, – die sog. „Rückstände" der Insektizide, Pestizide, Herbizide usw. Dazu kommen die zahllosen Konservierungsstoffe, Farbstoffe und künstlichen Aromen. Eine beklagenswerte Rolle spielen die Chlorierung von Trink- und Badewasser, die Zahngifte, die rund um die Uhr wirken, und die unbekannten Spätfolgen und Wechselwirkungen von Medikamenten.

Der Körper versucht, alle diese Gifte abzuwehren. Die „Feuerwehr", die zur Giftneutralisierung herangezogen wird, ist immer der Haarboden mit seiner Fülle von Spurenelementen und Mineralstoffen. Werden an der Giftfront zu viele dieser Stoffe verbraucht, kommt es bei den betroffenen Personen oft zu stellenweisem, teils zu kreisrundem oder zu halbseitigem Haarausfall. In derartigen Fällen muß sofort nach der ursächlichen Giftquelle gesucht und diese abgestellt werden. Dann ist eine reichliche Zufuhr energiereicher Mineralstoffe angezeigt, um die erlittenen Verluste auszugleichen.

**Der Unterschied im Stoffwechsel zwischen Mann und Frau**

- Der Mann muß anfallende Säuren und Gifte sofort neutralisieren. (Androgene transportieren Schadstoffe in den Haarboden)
- Die Frau kann Säuren „parken" und via Uterus ausscheiden. (Östrogene transportieren Schadstoffe zum Uterus)

Alle Säurequellen sind auszuschließen! Mit einer konsequent basischen Körperpflege sind möglichst viele Gifte auszuspülen und auszubaden bzw. auszulaugen.

Man trinkt für ein bis zwei Wochen Gemüsesäfte und Volvic Wasser und beginnt nach etwa vierzehn Tagen mit dem Versuch, deponierte Giftschlacken mittels Trinken von Kräutertees zu lösen. Starten Sie dann mit ein bis zwei Tassen pro Tag und erhöhen Sie parallel dazu die Mineralstoffzufuhr! Oft zeigt der Tee, wo die Giftdepots stecken, weil es dort plötzlich weh tut. Sofort werden dort basische Wickel plaziert, um lokal und zielgerichtet zu entgiften und zu entschlacken.

Wegen seiner gravierenden chemischen Benachteiligung ereilen den Mann schon in relativ jungen Jahren Haarausfall und hoher Blutdruck, sind Herzinfarkt und Schlaganfall vorwiegend Todesursachen, die den Mann treffen. Es ist diese chemische Benachteiligung, welche der Grund für seine kürzere Lebenszeit gegenüber der Frau ist. Darum haben sich in vielen Naturheilpraxen die Aderlaß- und Basen-Infusions-Therapie, auch verschiedene Sauerstofftherapien besonders bewährt. Hierdurch wird eine wesentliche Beschleunigung der Entgiftung angeregt.

Die Frau entschlackt via Uterus, während der Mann in seinen besten Jahren verschlackt. Es darf dabei allerdings nicht unerwähnt bleiben, daß durch den Zwang zur Verstoffwechslung der Säuren der männliche Stoffwechsel wesentlich besser trainiert ist, mit diesen Giften fertigzuwerden als der Stoffwechsel der Frau.

Diese kommt deshalb sehr schnell in körperchemische Notlagen, wenn mit dem Wegfall der monatlichen Entsäuerungen und Entschlackungen ein regelrechter Giftstau in ihrem Körper eintritt. Aus diesem Grunde muß die Frau ab den Wechseljahren sehr viel vorsichtiger mit allen vorgeblichen „Genüssen" dieses Lebens umgehen. Nur, das sagt ihr niemand!

So setzt sie dann ihre bisherige Lebensweise nicht nur ungewarnt fort, sondern tritt um die Zeit der Wechseljahre oder danach erst recht in die fröhliche Genußphase der Kaffeekränzchen ein, nachdem die Kinder endlich aus dem Hause und die Schulden bezahlt sind.

Jetzt geht es mit der Gesundheit schnell bergab, wenn allzuviele Säuren auf den untrainierten Stoffwechsel der Frau, betreffend die Neutralisierung von Säuren, stoßen. Bald wird über Osteoporose und über Rheuma geklagt, die unvermeidlichen Folgen von Mineralstoffraub zwecks Säureneutralisierung und von Schlackenablagerungen.

**Entweder - Oder**

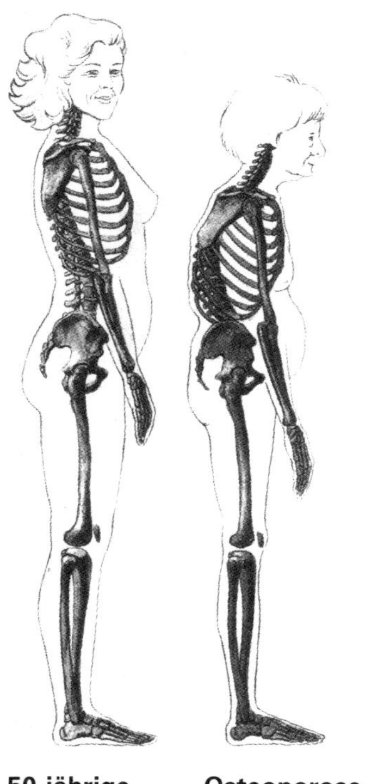

**50-jährige gesunde Frau** — **Osteoporose-Patientin**

Viele Frauen gehen nun mit ihrem Kummer zum Arzt, und der verschreibt ihnen „Hormone". Bald setzen die Regelblutungen wieder ein. Die Ausschwemmung der Säuren findet wieder statt, und die Osteoporose hat ein Ende. So schön, so gut. Die Sache hat leider nur ein paar Haken. Erstens sind es nicht die Hormone, welche die Osteoporose stoppen, sondern das bewirkt die erneute Säureausscheidung per Monatsblutung.

Zweitens ist zu fragen, ob die so therapierten Frauen ihre Regel bis zu ihrem seligen Ende mit 89 oder 95 Jahren haben sollen. Hören sie mit der Einnahme der verordneten Hormone auf, fallen sie in aller Regel in tiefste Depressionen. Weder das eine noch das andere ist wünschenswert.

Drittens lehrt die Statistik folgendes: Bei vielen Frauen, denen nach den Wechseljahren Hormone verordnet werden, kommen die Regelblutungen NICHT wieder in Gang. Aber diese Botenstoffe signalisieren dem Stoffwechsel fälschlicherweise, daß der frühere Weg der Entgiftung und Entschlackung via Uterus erneut zur Verfügung steht. Prompt schiebt der so fehlinformierte Stoffwechsel wie früher Säuren und sonstige Giftstoffe und Stoff-wechselmüll in den Uterus oder in seine Umgebung, falls eine Totaloperation vorliegt. Die Folge sind oftmals Unterleibskrebse der Eierstöcke, Eileiter, Gebärmutter, Vagina usw. wie die Statistik lehrt, innerhalb von fünf bis zwölf Jahren.

Die Statistik lehrt uns auch etwas über die Osteoporose. Dieses Phänomen tritt bei asiatischen Frauen weit seltener auf als bei Frauen in der westlichen Zivilisation. Dieser Umstand ist umso bemerkenswerter, weil der Östrogenspiegel dieser Frauen weit niedriger liegt als bei unseren Frauen! Von daher müßten Frauen in Asien besonders stark von Osteoporose betroffen sein. Mitnichten! Ihre naturbelassene und vitalstoffreiche Ernährung schützt sie vor Osteoporose! Die Hormontheorie ist falsch!

Wir finden sowohl in den Knochen als auch im Blut Kalzium. Im Knochen kann es sowohl eingelagert als auch bei Bedarf von dort mobilisiert werden, um beispielsweise Neutralisierungsfunktionen zu übernehmen.

Es gibt ein Hormon, welches u.a. die Aufgabe hat, den Kalziumspiegel im Blut aufrecht zu erhalten bzw. zu regulieren. Es ist das in den Nebenschilddrüsen gebildete Parathormon, welches neben dem Hormon Kalzitonin den Kalziumspiegel im Blut regelt.

Die medizinische Wissenschaft behauptet, daß es mit dem Eintreten der Wechseljahre zu einem Östrogenmangel und dadurch bedingt zu einem verstärkten Knochenab-

### Wechseljahre
### =
### GIFTSTAU
### =
### Klimaktose

Die Fähigkeit, Gifte und Säuren auszuscheiden hört auf. Es folgen:

**1. Phase**
Eine Zeitlang versucht der Organismus der Frau, der nicht an die Verstoffwechselung von Säuren und Giften trainiert ist, die sich stauenden Säuren und Gifte, wie früher in der Kinderzeit, mittels erhöhter Körpertemperatur abzubrennen. Dazu bedient er sich der sog. Hitzewallungen und des Schwitzens.

**2. Phase**
In dieser Phase reagiert der „Verzehrstyp" mit beginnendem Substanzverlust der Haut, Knochen, Gewebe, Nägel und Gefäße. Der Organismus schaltet schnell auf den quasi „Männerstoffwechsel" um und beginnt, Säuren und andere Gifte aus der eigenen Substanz zu verstoffwechseln, d. h. zu neutralisieren.
Der „Ablagerungstyp" bleibt dem bisherigen „Frauenstoffwechsel" treu und speichert weiter Säuren und Gifte, die er mit zunehmenden Wasseransammlungen zu verdünnen versucht. Diese ödematösen Aufquellungen beginnen in den Füßen, Beinen, Händen und Unterarmen. Auf die Dauer erfassen sie jedoch den gesamten Organismus.
Ab der 2. Phase kommt es wegen der saurer werdenden Ausscheidungen von Häuten und Schleimhäuten zu fortschreitendem Pilzbefall der Nägel und Füße, auch der Schleimhäute, z. B. im Genital- aber auch im Darmbereich.

**3. Phase**
In dieser Phase setzen auch beim Ablagerungstyp zunehmende Substanzverluste der Gewebe, Haut, Gefäße, Nägel und Knochen mit der Folge von Gicht, Rheuma, Krampfadern, Osteoporose, usw. ein.

**Der Mann verschlackt**

- Haarausfall
- Hämorrhoiden
- Herzinfarkt
- Schlaganfall
- kurze Lebenszeit

**Die Frau entschlackt via Uterus**

- Ausscheidungen
- Ausflüsse
- Monatsblutungen
- „Entsorgung“ in das Embryo und in das Fruchtwasser

bau komme. Wieso gerade Östrogenmangel zu Kalziumabbau führen soll, wird nicht erläutert.

Für unsere Begriffe kommen Frauen heute verhältnismäßig früh in die Wechseljahre, weil ihre Keimdrüsen verätzt, versauert und vergiftet sind und der Stoffwechsel deshalb die Hormonproduktion, beispielsweise von Östrogen, einstellt. Wiederholt ist uns davon berichtet worden, daß bei Frauen, bei denen die Regelblutungen schon ausgeblieben waren, diese erneut einsetzten, nachdem sich diese Frauen mit einer gründlichen und längeren Kur entschlackt und gereinigt hatten.

Der Stein der Weisen liegt offensichtlich nicht bei den Hormonen, sondern bei der inneren Reinheit des Körpers! Funktionieren die Regelblutungen wieder, werden die Säuren und Schlacken wieder ausgeschieden. Logischerweise stoppt die Osteoporose. Einen guten Beitrag zum Erhalt der Knochen, auch bei Osteoporose, kann das Trinken von per Magnetit magnetisiertem Wasser und levitiertem Wasser leisten, jeden Tag am besten ein bis eineinhalb Liter. Wir sehen den Knochen als eine Art Stabmagneten. Die Fließvorgänge des Organismus sind elektrisch-energetischer Natur. Der Knochen hält die magnetisch-energetische Balance. Auch Hirse und Lebertran sind altbewährte Helfer zum Erhalt unserer Knochen, auch die Süßen Mandeln wegen ihres Gehaltes an Vitamin D.

Bis zu ihren Wechseljahren hat die Frau via Uterus entschlackt mit Ausscheidungen und Ausflüssen, mit Monatsblutungen und selbst mit der beklagenswerten „Entsorgung in das Embryo“.

Es ist traurig aber wahr, daß die Entschlackung via Uterus nicht vor dem wachsenden Leben haltmacht. Als Beweis mögen die unzähligen Kinder unserer Tage dienen, die mit Krebs oder Neurodermitis, mit Schuppenflechte oder allen möglichen Müllablagerungen am Körper geboren werden.

Es sind der Müll und das Gift von Vater und Mutter, welche die Natur in diesen kleinen, unschuldigen Körpern ablädt. Sie können nichts dafür. Ihre Zeuger haben sich auf das Sträflichste an ihnen vergangen. Die beiden haben vielleicht 10 Minuten vor der Zeugung ihre letzte Zigarette ausgedrückt und sich schnell noch eine Cola „gegönnt“.

Niemand hält unsere Jugend zu gesundheitlicher Disziplin an. Ganz im Gegenteil werden die chemische Vergiftung mit der Pille ebenso gefördert und beworben wie das Rauchen oder der Süßwarenkonsum. Angeblich ist der Mensch ja frei, sich zu entscheiden. Wie aber soll er sich entscheiden, wenn es keine andere Werbung gibt als diejenige für schädliche Medikamente und vergiftende Genüsse?!

So ist es denn heute ein gewohntes Bild, wenn uns zwei Generationen von Ehepaaren "entgegentreten", wo die beiden Damen mit voller Haarpracht glänzen, sich das Haar bei dem Schwiegersohn schon lichtet und Vater Glatze trägt. Bald ereilt ihn der Schlackanfall, während seine Frau noch in vollster Mineralstoffblüte steht. Und während sie zwanzig Jahre später schon den dritten Rentner zu Ende betreut, hat sie ihren ersten Ehemann vielleicht schon vergessen. Nur die gemeinsamen Kinder aus erster Ehe halten die Erinnerung noch wach, und alle zusammen freuen sich dann über das von Mal zu Mal wachsende Erbe.

Nach unseren Forschungen sind es besonders die Milchsäure, aber auch Gerbsäure, Harnsäure und Essigsäure, die zu frühzeitigem Haarausfall führen. Von dem übermäßigen Anfall von Milchsäure sind natürlich besonders die Jogger, die Hanteler in den Fitneß-Centern und die Leistungssportler betroffen. Schauen Sie sich einmal die Sportler an, wie viele von diesen nur noch mit einem äußerst spärlichen Haarschopf herumlaufen!

Dem Haarwuchs, der Cellulite und der Körperchemie des Sportlers haben wir im Folgenden besondere Kapitel gewidmet. Es ist sicherlich von Interesse, wenn diese Themen gesondert abgehandelt werden.

Was wird heute oftmals von Menschen im Alter zwischen 45 und 60 Jahren beklagt? - Es ist die sog. „Midlife crisis". Was hat es mit dieser Krise in der Mitte des Lebens auf sich?

Betrachten wir im folgenden speziell die Probleme, die in der Zeit der Wechseljahre zwischen den beiden Geschlechtern bzw. auch für jedes einzelne der beiden Geschlechter entstehen. Nur zu oft münden sie in die Trennung der beiden bisherigen Geschlechtspartner oder zumindest in eine Beendigung des bisher so harmonischen geschlechtlichen wie familiären Zusammenlebens.

Die hauptsächliche Ursache für dieses Mißgeschick ist das Mißverständnis, die Wechseljahre auf eine einzige Problematik zu reduzieren, nämlich auf diejenige, daß jetzt die fruchtbare Periode der Frau zu Ende geht. Die Problematik der Wechseljahre betrifft jedoch in Wahrheit beide Geschlechter gleichermaßen. Im Grunde genommen ist der Mann in seinem Lebensabschnitt zwischen dem 55. bis 65. Lebensjahr von seinen Wechseljahren noch viel intensiver betroffen als die Frau.

Wie wir gesehen haben, ist er der Aspirant von körperlichem Verzehr, von Verätzung und Entschlackung gleichermaßen. Logischerweise ist das Jahrzehnt zwischen seinem 55. und 65. Lebensjahr oft dasjenige, in welchem der Mann der Herzinfarkt, der Bandscheibenvorfall, das Prostataleiden, usw. ereilt.

Dagegen sind die Hitzewallungen und die Schweißausbrüche der Frau, einsetzendes Rheuma oder dicke Knöchel oder die oftmals beobachtete Aufquellung des Frauenkörpers zur Matrone vergleichsweise die bessere Wahl.

Leider bleibt es beim Mann nicht bei den eben aufgezeigten Verzehrs- oder Verschlackungsproblemen. Oftmals läßt ab dem 55. der 65. Lebensjahr nicht nur der Haarwuchs nach sondern auch die emotionale, intellektuelle oder sexuelle Kraft. Diese negativen Phänomene werden desto gravierender in Erscheinung treten, je weniger der Mann oder seine ihn seit Jahrzehnten bekochende Ehefrau seine Ernährung, Körperpflege und Gesundheit beachtet haben.

Jahrzehnte lang war die sorglose Ehefrau es gewöhnt, einen nimmermüden starken Siegfried oder Wilhelm Tell im Hause zu haben. Mit größter Selbstverständlichkeit und Sicherheit nahm er die Dinge von Beruf und Familie, von Entscheidung und Sexualität in die Hand. Die Befriedigung von Lebensunterhalt und Zärtlichkeit seiner Kinder und seiner Frau war ihm ein Leichtes. Aber die Dinge ändern sich!

Während die Glieder verschlacken, wächst im Mann der Wunsch nach Dankbarkeit und Zärtlichkeit. Leider finden in dieser Situation nur wenige Männer den Mut, ihre diesbezüglichen Wünsche, zumindest nach mehr Zärtlichkeit und Initiative von Seiten der Frau, in liebe Worte zu kleiden und sich auf ein neues Rollenverständnis zu verständigen.

Statt daß in den Wechseljahren die Frau zärtlicher wird und hin und wieder, wenn Not am Mann ist, die Initiative ergreift und die Dinge der Sexualität in die Hand nimmt, erschüttert sie das Selbstvertrauen ihres älter werdenden Geschlechtspartners mit der Feststellung, daß dieser „leider wohl auch nicht mehr der alte sei“. Derartige Feststellungen treffen einen Mann, dessen Standfestigkeit bereits erschüttert ist, an einem ganz empfindlichen Nerv und verstärken die von der Ehefrau beklagte Situation eher, als daß sie diese überwinden.

Möglicherweise sinkt jetzt das Niveau der ehelichen Sexualbeziehung auf ein klägliches Niveau, oder der Mann packt bald frustriert seine Sachen und zieht zu einer 35jährigen Geliebten. Diese ist froh, noch einen Sexualpartner gefunden zu haben und überhäuft ihn mit Zuneigung und Zärtlichkeit. Da wundert sich die verlassene Ehefrau, wie ihr Mann plötzlich wieder aufblüht. Das hätte sie jedoch zu Hause auch haben können!

Wechseljahre bedeuten nicht nur, daß die Frau jetzt aus ihrer fruchtbaren in die unfruchtbare Periode der Fortpflanzung wechselt. Wechseljahre bedeuten den Rollenwechsel der beiden Geschlechter. Das gilt beileibe nicht nur für den Sexualbereich. Das gilt ganz allgemein für die Lebensführung in des Wortes vielfältiger Bedeutung im letzten Drittel unseres Lebens. In diesem Drittel dominiert in fortschreitendem Maße die Frau, je weiter die Jahre fortschreiten.

Was haben Mann und Frau in den Wechseljahren zu tun, um weitere Jahrzehnte in Harmonie und so sexueller wie familiärer und gesellschaftlicher Harmonie zusammenzuleben?

Der Mann hat sich bewußt mit einem weitgehenden Enthalt von Genußmitteln, mit mäßiger körperlicher Bewegung und mit einer vollwertig-vegetarischen Ernährung gesund und leistungsfähig zu halten. Er bespricht mit seiner Frau seine und ihre Probleme und erarbeitet ein neues Rollenverständnis und eine neue Rollenverteilung, wenn aufgrund zu beobachtender körperlicher oder seelischer Phänomene die Zeit dafür gekommen ist. Noch besser spricht man über diese Dinge natürlich bereits vorher!

Die Frau achtet in Zukunft wesentlich mehr als bisher auf eine gesunde basische Körperpflege sowohl ihres eigenen Körpers als auch desjenigen ihres Ehemannes oder Sexualpartners. Und sie achtet in einem hohen Maße darauf, daß mit einer gesunden Ernährung der Grundstock für eine lange dauernde Kraft des Geistes und der Emotionen und auch der Sexualität gelegt wird.

Die Unachtsamkeit, welche heute der Ernährung entgegengebracht wird, ist ganz im Gegensatz dazu die Grundlage für körperliche Verzehre, Verluste und Verschlackungen. Sobald die Wechseljahre einsetzen, intensiviert die Frau ihre basische Körperpflege als quasi „Ersatzmenses" zur Ausleitung aller Schadstoffe, die sie bislang mit den Menses ausgeschieden hat. Gleichzeitig unterläßt sie übertriebene sportliche Betätigung, vermeidet weitestgehend Genußmittel und ernährt sich konsequent mineralstoffüberschüssig.

Gleichzeitig wächst sie in Abstimmung mit ihrem Mann oder Geschlechtspartner in ihre neue Rolle einer zukünftigen Führung sowohl in familiären wie geschäftlichen oder geschlechtlichen Dingen hinein.

Die alten Römer wußten es besser als unsere heutige Zeit. Sie ließen sich für viele Jahrhunderte von einem jungen tatendurstigen Kaiser regieren, der oftmals im großen Reich unterwegs war. Das Zepter zu Hause hatte seine Mutter, die alte Kaiserin in eisenharter Hand.

So wie sich mancher Mann während der Wechseljahre aus seiner Ehe auf und davon macht, wenn ihm seine Frau zu dominant wird und seine Wünsche nach mehr Zärtlichkeit und Hilfe nicht erfüllt, so macht sich in dieser Zeit so manche Frau aus der jahrzehntelangen harmonischen Verbindung auf und davon. Sie will endlich frei sein, nicht mehr nach der Pfeife des Mannes tanzen müssen und endlich „ihr eigenes Leben leben". Nichts leichter als das! Mit einigen intelligenten Handgriffen werden Positionen über die Jahre gleitend gewechselt. Und in Zukunft gehen Zärtlichtkeit und Führung gleichermaßen desto mehr von der Frau aus, je weiter die Zeit fortschreitet.

# Schwangerschaft: Schöne Mutter, gesundes Kind

**In keiner Zeit ihres Lebens ist die Frau normalerweise so gesund wie während der Zeit, in welcher sie ein Kind erwartet. Keine Frau braucht während der Zeit ihrer Schwangerschaft einen Verlust ihrer eigenen Schönheit und Attraktivität zu erleiden: keine Schwangerschaftsstreifen, keine Krampfadern, keinen Haarverlust, keinen Zahnverlust, keine Pickel und keine Hämorrhoiden.**

> **Vergiftungen führen bei der Mutter zu:**
>
> **saurem Fruchtwasser**
>
> **Mineralstoffverzehr**
> - Haarverlust
> - Zahnverlust
> - Gefäßverlust = Krampfadern
> - Hautverlust = Schwangerschaftsstreifen
> - Diabetes mellitus
>
> **Schadstoffstau**
> - Hämorrhoiden
> - Krampfadern
> - Cellulite
>
> **Schadstoffauswurf**
> - Pickel
> - Hämorrhoiden

Leider haben wir jedoch keine normalen Zeiten. Deshalb sind die eben beklagten Begleitumstände einer Schwangerschaft zwar nicht die Regel, aber auch nicht die Ausnahme. Das Gleiche gilt für die vielen Neugeborenen, die mit unappetitlichen Hautablagerungen, Neurodermitis, Schuppenflechte, Krebs, Allergien ober bis in den Darm verpilzt zur Welt kommen.

Wo liegen die Ursachen für dieses augenblickliche beklagenswerte Geschehen? Was hat die junge Mutter zu beachten und zu tun, damit sie keinen Attraktivitätsverlust erleidet und damit sie ein gesundes Kind zur Welt bringt?

Im vorigen Kapitel war bereits von schädlichen Wirkungen der Pille, der sauren Genüsse unserer Zeit und schädlicher Medikamente die Rede. Die schon wiederholt beklagten Genüsse als auch die Einnahme der Pille zur Empfängnisverhütung und auch die Einnahme von in aller Regel schmerzlindernden Medikamenten geht in unserer Zeit normalerweise einer Schwangerschaft voraus.

> **Vergiftungen der Mutter führen bei Kindern zu:**
>
> - Neurodermitis
> - Psoriasis
> - Krebs
> - Allergien
> - Hautablagerungen
> - Mißbildungen
> - Verpilzungen

Leider wird das unheilvolle Zusammenwirken von Genüssen, Pille und Medikamenten für die Körperchemie der jungen Frau zu wenig oder überhaupt nicht bedacht. Des Pudels Kern liegt bei der Pille. Diese versetzt die Frau in eine Scheinschwangerschaft und verhindert mit lediglich schwachen Schmierblutungen anstelle notwendiger Monatsblutungen die konsequente Ausscheidung der von Monat zu Monat angesammelten Säuren, Gifte und Schadstoffe. Die logische Folge dieser künstlichen Zurückhaltung und Aufstauung von

Säuren, Schadstoffen und Giften während der Zeit der Pilleneinnahme sind Erscheinungsbilder wie Pickel, Akne und vor allen Dingen Cellulite!

Unsere Frauen sollten berücksichtigen, daß der Gebrauch der Pille via Gift- und Säurestau u.a. zu Problemen mit dem Haarwuchs führen kann, die der Frau früher unbekannt waren. Haarwuchsprobleme bei Frauen, welche die Pille benutzen, sind besonders dann möglich, wenn diese Frauen viel Kaffee trinken oder viel Sport betreiben.

Eine andere Folge des Giftstaus sind logischerweise Kopfschmerzen und Migräne. Dagegen werden dann Schmerzmittel verordnet, welche in aller Regel Acetylsalicylsäure enthalten. Genau davor warnte vor kurzem die Barmer Ersatzkasse, weil diese Säure die Blutungsneigung verstärke. Korrekterweise sei hinzugefügt, daß Acetylsalicylsäure die Gerinnungsfähigkeit des Blutes herabsetzt.

Die Empfehlung der BEK richtet sich dann weiterhin leider nicht auf eine Ausschaltung der Ursachen von Migräne, Kopf- oder sonstigen Schmerzen, sondern auf die Empfehlung eines alternativen Arzneimittels. Ganz offensichtlich sind den Damen und Herren in den Chefetagen unserer Krankenkassen die Ursachen der als unheilbar geltenden modernen Zivilisationskrankheiten bislang nicht bekannt.

**Die Pille verursacht:**

- Scheinschwangerschaft
- reduzierte Periode
- Giftstau
- Wasserstau
- Cellulite
- Haarprobleme
- Hautprobleme
- Libidoverlust

Oftmals kommt es bei jungen Frauen, welche die Pille einnehmen, nicht nur zu den unterschiedlichsten Schmerzzuständen, zu Pickeln oder Akne, sondern auch zu einer unerwünschten Gewichtszunahme. Diese ist begründet in einer Flüssigkeitszurückhaltung zwecks Verdünnung gespeicherter Säuren und Gifte. Zu denen gehören auch die Hormone der eingenommenen Pille.

Wird die Pille nun abgesetzt, weil sich die Frau entschlossen hat, ein Kind zu bekommen, und wird sie dann tatsächlich schwanger, setzt sofort die Entsorgung bislang zurückgehaltener Gifte, Säuren und Schadstoffe sowohl in das Fruchtwasser als auch in den wachsenden Fötus hinein ein.

Die Folge ist ein übelriechendes, trübes Fruchtwasser und ein oftmals bis in den Darm verpilztes Kind, welches bereits mit Allergien oder Schuppenflechte zur Welt kommt.

Die Säure- und Giftretention ist nicht nur für die Neurodermitis, die Schuppenflechte, die Allergien und den Krebs oder auch für die unterschiedlichsten Ablagerungen auf der Haut des Neugeborenen verantwortlich, sondern auch für die Krampfadern, Hämorrhoiden oder Pickel der Mutter. Logischerweise treten diese Phänomene desto stärker zutage, je mehr sich die Schwangerschaft dem Ende zuneigt oder sogar noch während der Stillzeit, solange die Frau keine neue Periode bekommen hat.

Der Chemismus der Frau speichert nun einmal Säuren, Gifte und andere Schadstoffe, immer in Erwartung einer bald fälligen Ausscheidung via Uterus und Menses.

Die Periode ist von Frau zu Frau unterschiedlich lang. Zwei oder drei Tage werden ebenso beobachtet wie fünf oder zehn Tage. In seltenen Fällen blutet eine Frau ununterbrochen. Sie ist dann mit Sicherheit von irgendetwas derart vergiftet, daß der Körper mit dieser Blutung versucht, dieses Gift auszuscheiden.

Beobachten wir in unserer augenblicklichen westlichen Zivilisation, daß sich die Dauer der monatlichen Periode ohne die Einnahme der Pille immer mehr verlängert oder durch die Einnahme der Pille künstlich auf eine „reduzierte Periode" verkürzt, so wird aus armen Entwicklungsländern nicht von Monatsblutungen, sondern von „Monatstropfen" berichtet.

Schaut man sich Bilder aus diesen Ländern an, auf denen viele junge Männer und Frauen abgebildet sind, so sieht man oftmals verhärmte Gestalten, wobei die jungen Frauen in aller Regel ein Neugeborenes auf dem Arm tragen und von einer Schar von Kindern umringt sind. Ganz offensichtlich sind die Monatstropfen der jungen Frauen mit einem Höchstmaß an Fruchtbarkeit vergesellschaftet, wie die lange dauernde Periode unserer jungen Genußgeneration mit zunehmender Unfruchtbarkeit einhergeht. Monatstropfen bedeuten, daß dieser Körper keine Säuren, Gifte und Schadstoffe auszuscheiden hat, während eine lange Periode exakt das Gegenteil bedeutet.

Werfen wir einen kurzen Blick auf die verschiedenen Unterbrechungen oder Abbrüche, welche die Ausscheidungsmöglichkeit der Frau via Uterus erfahren kann.

Mit der Einnahme der Pille erfährt die Ausscheidungsmöglichkeit eine drastische Drosselung mit der logischen Folge eines Rückstaus ausscheidungspflichtiger Schadstoffe. Die Folge des Rückstaus haben wir bereits besprochen mit Schmerzen, Kopfschmerzen, Pikkeln, Akne und Gewichtszunahme bzw. Ödemen.

Die gleichen Phänomene treten oftmals nach einer Totaloperation auf. Durch die Entfernung der Gebärmutter kommt es nicht nur zu einer Drosselung der notwendigen Schadstoffausscheidung, sondern zu einem Totalausfall der Ausscheidung via Uterus.

Während der Wechseljahre kommt die monatliche Ausscheidung zuerst ins Stocken. Bald fällt sie ganz aus mit den möglichen Folgen von Gewichtszunahme, Hitzewallungen und Schweißausbrüchen. Stellt die Frau ihren Konsum von Genußmitteln nicht konsequent ein, ernährt sie sich nicht hinfort mineralstoffüberschüssig und verhält sich so, daß möglichst wenig Säuren, Gifte und Schadstoffe anfallen, dann wird sie bald sowohl unter Rheuma als auch unter Osteoporose leiden. Dann zwingt sie ihren Chemismus zur Entnahme von beispielsweise Kalzium aus den Knochen, um damit nicht mehr ausgeschiedene Säuren zu neutralisieren. Die so gebildeten Schlacken werden ihr im Bindegewebe oder in Muskeln oder Gelenken als harnsaure Salze deponiert mit der Folge von Gicht, Rheuma, Weichteilrheumatismus o. ä.

Eine derartige Unterbrechung der natürlichen Schadstoffausscheidung via Uterus ist jedoch auch die Schwangerschaft der Frau. Oder vielleicht nicht?!

Geht es nach der landläufigen Meinung der z. Z. herrschenden Schulmedizin, gibt es eine angeblich bestehende Placentasperre. Diese besteht jedoch nicht!!

„An ihren Früchten sollt ihr sie erkennen!“ sagt Jesus Christus. Die mit Neurodermitis, Krebs, Allergien und allen möglichen unappetitlichen Hautablagerungen zur Welt kommenden Neugeborenen unserer Tage sprechen eine beredte Sprache, daß die moderne Wissenschaft einmal mehr etwas diametral Falsches behauptet.

**Fruchtwasser früher:**

- pH-Wert 8,5
- wohlriechend
- klar
- hautpflegend

**Fruchtwasser heute:**

- pH-Wert 7 (saurer als das Blut)
- übelriechend
- trübe
- hautschädigend
- organschädigend

Die Hebammen sind klüger und wissen mehr. Sie wissen beispielsweise, daß das Fruchtwasser der jungen Mutter früher eine klare und wohlriechende Flüssigkeit gewesen sei. Sie hätten sich diese Flüssigkeit gern über die Stirn gerieben. Die Babys zurückliegender Jahrzehnte seien von einem derartigen Wohlgeruch gewesen, daß man am liebsten die Nase gar nicht von deren Haut genommen hätte.

Heute lägen die Neugeborenen oftmals in einer regelrechten Kloake übelriechenden Fruchtwassers. Sie müßten sich alle Mühe geben, nach der Geburt aus den armen, zur Welt gekommenen Wesen ein Menschlein herauszuputzen.

Was ist passiert? Der durch die Pille bzw. durch die künstlich hervorgerufene Schwangerschaft zurückgehaltene Körpermüll von Nikotin und Zigarettenteer, von geparkten Hormonen, Giften und Schadstoffen wird während der Schwangerschaft in das Fruchtwasser entleert. Dieses umgibt dann für neun Monate das wachsende Leben, weshalb uns die Hautkrankheiten und Allergien nicht wundern dürfen, an welchen die jungen Menschen seit den letzten Jahrzehnten des sog. „Wohlstandes“ und der Genüsse leiden.

Während eines Vortrages, den wir vor kurzem im Curio-Haus in Hamburg gehalten haben, bemerkte eine dort anwesende Gynäkologin, daß in ihrem Krankenhaus sogar Kinder mit Krebs zur Welt kämen.

Am nächsten Tag nach diesem Vortrag rief uns die Leiterin der Veranstaltung an und berichtete davon, daß sie zwei Jungens im Alter von 12 und 13 Jahren habe. Der ältere habe von Kindesbeinen an starke Neurodermitis. Niemand habe ihm bis heute helfen können.

Den zweiten Jungen habe sie bereits am Ende der Stillzeit empfangen, so daß er zwölf Monate nach seinem älteren Bruder zur Welt gekommen sei. Er sei „pumperlgesund“, wie sie bemerkte. Nach unserem Vortrag sei ihr klar geworden, daß sie alle damals zurückgehaltenen Schadstoffe in ihren Ältesten entsorgt habe, so daß sie das zweite Kind mit einem absolut gereinigten Organismus empfangen habe.

Sie wisse jetzt, wie sie mit einer Umstellung auf vollwertig vegetarische Kost, auf konsequent basische Körperpflege mit der Einbeziehung von Basentrunk und basischen Einläufen ihren ältesten Sohn innerhalb von Jahresfrist versuchen würde, von seiner Neurodermitis zu befreien.

Logischerweise berichten immer wieder naturheilkundlich orientierte Ärzte von Patienten, die seit ihrem Säuglingsalter unter massiver Neurodermitis litten. Gleichzeitig bestätigen sie, daß diese Patienten, manchmal bis zu dreißigjährige junge Männer und Frauen, seit ihrer Geburt an krankmachenden Hefepilzen im Darm litten. Diese Pilze haben sie schon aus dem Mutterleibe mitgebracht!

Gegen diese Pilze empfiehlt die Medizin Präparate wie Nystatin und nach dieser Radikalkur zur Pilzvernichtung die Wiederaufforstung mit beispielweise Coli-Keim-Stamm-1917.

Möglicherweise helfen aber auch zweimal am Tag ein Basentrunk mit einem Glas Gemüsesaft, Leitungswasser oder stilles Mineralwasser mit einer Messerspitze basischen Salzes (Kaiser NATRON, Bullrich Vital, MEINE BASE, o.ä.). Zur Auflösung von Schlacken werden pro Tag ein bis zwei Tassen Kräutertee getrunken, dazu über den Tag verteilt drei bis vier Tassen Wasser. Am besten eignen sich weiches Leitungswasser oder stilles Mineralwasser ohne Kohlensäure. Einmal pro Woche oder alle 14 Tage wird ein basischer Einlauf mit einem Liter Tee gemacht, dem man eine Messerspitze basischen Salzes beimischt. Dazu gehören natürlich regelmäßig genommene und lange dauernde basische Vollbäder für den Neurodermitiker und Allergiker.

In den letzten Jahrzehnten haben jedoch nicht nur die Neugeborenen gesundheitliche Probleme, sondern zunehmend auch die jungen Mütter. Obwohl wir der sicheren Überzeugung sind, daß keine junge Frau einen Verlust ihrer Attraktivität mit dem Auftreten von Schwangerschaftsstreifen, Haarverlust, Zahnverlust oder mit Hämorrhoiden, Krampfadern oder Pickeln erleiden muß, sind diese Phänomene bei jungen Frauen doch oftmals zu beobachten. Das muß überhaupt nicht sein!

Von Beginn der Schwangerschaft an erfolgt eine Entsorgung bislang zurückgehaltener Schadstoffe in das Fruchtwasser hinein. Das gilt natürlich nur für die Frau, in deren Blut, Zellflüssigkeit und Lymphe sich entsprechende Schadstoffe befinden.

Logischerweise schrieb uns vor kurzem eine junge Frau, daß sie seit der Pubertät unter Akne leide. Ihre Haut hätte sich während der sehr gut verlaufenen Schwangerschaft deutlich gebessert. Einige Wochen nach der Entbindung „blühte" ihre Haut jedoch wieder auf, und alles war beim alten.

Wir haben Frau Theiler sofort nach Eingang ihres Briefes angerufen und sie gefragt, in welchem Zustand ihr Baby zur Welt gekommen sei. Die Antwort war wörtlich: „Der ganze Leib war voller Pickel. Man hat mir im Krankenhaus gesagt, das sei hormonbedingt". Klar ersichtlich ist, daß dieses Kind die weitergereichte Akne der Mutter schnell durch die eigene Haut ausgeschieden hatte.

Warum treten trotz der zu beobachtenden Entsorgung in das Fruchtwasser und in das Embryo Phänomene wie Pickel und sogar Hämorrhoiden bei schwangeren Frauen auf? Warum sind diese Phänomene besonders am Ende von Schwangerschaft und manchmal sogar während der Stillzeit zu beobachten? Die Ursache liegt darin, daß der Chemismus der Frau zum Ende der Schwangerschaft, erst recht danach, Schadstoffe wieder zurückhält in Erwartung einer bald wieder einsetzenden Ausscheidung via Uterus und Menses. Diese Rückhaltung mündet in die Phänomene von Pickeln und Hämorrhoiden. Beides läßt sich mit einer basischen Körperpflege vermeiden, welche in der Zeit von Schwangerschaft und Stillzeit die ausbleibenden Monatsblutungen mit einer Ausscheidung durch die Haut ersetzt. Die wichtigsten Hilfen dabei sind ausgiebige basische Vollbäder von wenigstens einer Stunde Dauer und auch basische Wickel auf dem Bauch und der Leber. Die werdende Mutter hat diese basische Körperpflege jeden Tag quasi als Mensesersatz zu betreiben, um mit basischen Bädern und Wickeln über den Monat die gleiche Menge an Säuren und Giften durch die Haut auszuscheiden, wie sie diese bis zum Beginn ihrer Schwangerschaft via Menses ausgeschieden hat.

**Schwangerschaft ohne:**

- Genußmittelgifte
- Zahngifte
- Umweltgifte
- Schadstoffrückstau / Pille

=

- **schöne Mütter**
- **gesunde Kinder**

Jetzt bleibt noch die Frage nach den Ursachen von Haar- und Zahnverlust, von Schwangerschaftsstreifen und Krampfadern zu beantworten. Alle diese Phänomene sind nicht mehr und nicht weniger als stoffliche Verluste aus dem Körper der Mutter zum Aufbau des wachsenden Lebens!

Darf sich die werdende Mutter während der Zeit ihrer Schwangerschaft und Stillzeit die liebgewonnenen Genüsse unserer Zeit nicht mehr ungestraft gönnen, so muß sie sich gleichzeitig „für zwei" vollwertig vegetarisch ernähren. Hilfreich ist in unserer an energiereichen Lebensmitteln armen Zeit natürlich auch die reichliche Einnahme energiereicher Mineralstoffe, Spurenelemente, Aminosäuren, Vitamine und anderer Vitalstoffe aus geeigneten Nahrungsergänzungsmitteln. Diese entstammen gescheiterweise in chemisch wie thermisch unveränderter Qualität Kräutern, Gemüsen und Gewürzen und stehen so für den sofortigen Einbau in den Organismus von Mutter und Kind zur Verfügung.

Nur mit einer derartig konsequenten Überversorgung an Mineralstoffen „für zwei" bleiben der Frau stoffliche Verluste aus dem Haarboden, aus dem Gebiß, aus der Haut und aus dem Gefäßsystem erspart. Nur so bekommt sie keinen Haarausfall und verliert sie keinen Zahn. Nur so bekommt sie keine Schwangerschaftsstreifen, und nur so bekommt sie keine Krampfadern. Letztere sind nicht mehr und nicht weniger als stofflicher Verzehr aus dem Gefäßsystem.

Jede schwangere Frau weiß selbst, wie lange sie die Pille genommen hat, daß und wie lange sie geraucht hat, welchen Genüssen der Süßwaren, des Kaffees o. ä. sie nicht widerstehen konnte. Je länger die Pille genommen worden ist und je mehr Genußmittelgifte zurückgehalten worden sind, desto größer ist die Notwendigkeit zu basisch ableitender Körperpflege. Es müssen nicht immer einstündige oder länger dauernde Vollbäder sein. Auch lange dauernde Fußbäder sind äußerst hilfreich. Der Fuß ist bekanntermaßen die Hilfsniere des Körpers und in der Lage, große Mengen von Schadstoffen auszuscheiden.

**Gesunde Kinder - schöne Mütter mit:**

**basischer Körperpflege mit pH 8,5**

- Vollbäder
- Fußbäder
- Leberwickel
- Bauchwickel
- Genitalpflege

} **Entsorgung**

**Versorgung „für zwei" mit energiereichen:**

- Mineralstoffen
- Spurenelementen
- Vitaminen
- Aminosäuren

} **Versorgung**

Hilfreiche Badesalze haben pH-Werte von ca 8,5. Das war früher der pH-Wert des wohlriechenden Fruchtwassers gesunder junger Mütter. Heute ist dieser Wert auf klägliche pH 7 gesunken, wie im medizinischen Nachschlagewerk PSCHYREMBEL nachzulesen ist. Damit liegt der durchschnittliche Wert des Fruchtwassers im Augenblick unter demjenigen des Blutes, der ca 7,35 beträgt. Bei der Frau liegt dieser Wert nach der Periode sogar bei ca 7,45.

Das beklagenswerte Abrutschen des chemischen Wertes des Fruchtwassers ist analog zu dem Absinken der pH-Werte der menschlichen Oberhaut zu sehen. Auch dort sind die Werte von Jahr zu Jahr gesunken. Der Grund ist nicht der angeblich bestehende Säureschutzmantel der Haut. Diese Schutzfunktion müßte sich logischerweise mit sinkenden, also stärkeren Säuregraden verbessert haben. Nein, der Grund der sinkenden, also immer saureren pH-Werte der Haut liegt einzig und allein darin begründet, daß in unserer genußlastigen Zeit immer mehr Säuren und Schadstoffe über die Haut den Körper verlassen müssen, so daß diese wegen der austretenden Säuren chemisch immer saurer wurde.

Nirgendwo fühlt sich die Haut so wohl wie in einem basischen Bade mit dem pH-Wert von 8,5, demjenigen optimalen Fruchtwassers. Man liegt „wie in Mutters Schoß".

Aus diesem kamen früher die Neugeborenen mit der „Käseschmiere" am Leibe zur Welt, wie die Hebammen sagen. Diese Käseschmiere war Ausscheidung und Schutz zugleich. Die Ausscheidung war durch die Talgdrüsen des heranwachsenden Lebens erfolgt. Die gleiche Ausscheidung via Talgdrüse erlebt jeder Badende in einem pH 8,5-Bad. Die Haut fettet sich desto besser und angenehmer, je länger man in dem Bade verweilt. Schließlich hat das Neugeborene neun Monate in einer derartigen Flüssigkeit zugebracht.

Heutzutage muß die junge Mutter nicht nur auf Pille und Genußmittelgifte, sondern auch auf alle möglichen Umwelt- und Zahngifte achten, ebenso auf die Vermeidung dessen, was man jetzt als Streß bezeichnet. Hebammen und kluge Frauen, die sich mit der Erforschung vorgeburtlicher Erlebnisse beschäftigen, wissen zu berichten, daß derartige Streßsituationen oft dazu führen, daß Babys Stuhl in das Fruchtwasser entleeren. Das ist nicht die Regel. Normalerweise kommen Neugeborene mit dem sog. Kindspech in der Ampulla recti zur Welt.

Die Schwangerschaft sollte mithin eine Zeit der Harmonie und gegenseitigen Fürsorge beider Ehepartner sein, gleichermaßen eine Zeit der stofflichen Versorgung „für zwei" und auch die Zeit einer konsequenten basischen Körperpflege zwecks Ausleitung von Schadstoffen durch die Haut.

So braucht keine Mutter einen Attraktivitätsverlust ihrer Haut und Haare, ihrer Gefäße, Brüste und Zähne zu erleiden, auch keine Pickel und keine Hämorrhoiden zu bekommen. Aber ein gesundes Kind wird die schöne Mutter zur Welt bringen!

In den letzten Jahren ist die Zahl der legasthenischen und lernschwachen Kinder extrem stark gestiegen. Die Presse meldet, daß mittlerweile 15 % der Schulkinder in Deutschland an Legasthenie leiden. Ohne besondere Förderung liefen sie Gefahr, sich nicht in die Gesellschaft integrieren zu können.

Ganz sicher brauchen diese Kinder liebevolle Hilfe, ebenso sicher aber auch liebevolle Strenge. Diese Strenge hat sich insonderheit auf das Verbot jeglichen Süßwarenkonsums zu richten. Mit Sicherheit ist die Mehrheit dieser Kinder, wenn nicht gar alle, von Geburt an verpilzt. Diese Pilze sondern eigene Stoffwechselgifte wie Acetaldehyd und Aflatoxine ab, welche schwedische Forschungsergebnisse als ursächlich für die Legasthenie erkannt haben. So wichtig mit Sicherheit Lernhilfen sind, so wichtig ist eine Entpilzung, Entsäuerung und Kräftigung dieser Kinder!!

Fluortabletten, fluoridiertes und chloriertes Wasser und das Fernsehen tun ein übriges, um Geist und Körper unserer Kinder zu vergiften und sie in ihrer Entwicklung zu behindern.

Wir müssen aufpassen, daß aus unserem Volk von ehedem der „Dichter und Denker" nicht ein Volk der Legastheniker wird.

# Warum verliert der Mensch Kopfhaar?

**Der Haarboden ist mit seinen Mineralstoffen und Spurenelementen die Neutralisierungsfeuerwehr des menschlichen Soffwechsels. Säuren oder Gifte verzehren entweder kontinuierlich oder abrupt, z.B. während der Chemotherapie, diesen Mineralstoffspeicher. Die Folge ist Haarverlust. Dieser kann durch Entgiftung, Entschlackung und Remineralisierung gestoppt oder verhindert werden. Verlorenes Haar kann erneut wachsen.**

Wir beschäftigen uns jetzt mit vielen interessanten Fragen:
Warum verlieren Männer oftmals schon frühzeitig Ihre Kopfhaare?
Wie kann man Haarausfall stoppen?
Wie kann man verlorenes Kopfhaar wiedergewinnen?
Was bedeutet Haarverlust für den Körper?

Der menschliche Körper enthält wichtige Mineralstoffspeicher. Das sind z. B. seine Haut und seine Nägel, seine Zähne und seine Knochen und auch seine Haare und der HAARBODEN. Mit letzterem hat es eine besondere Bewandtnis. Der Haarboden ist eine Art "Feuerwehr", die immer dann im Einsatz ist, wenn es an der Säurefront des Körpers "brennt". Das ist immer dann der Fall, wenn diese ätzenden Flüssigkeiten oder Gifte neutralisiert werden müssen und wenn diese Aufgabe von den Mineralstoffen des Blutes und der Lymphe allein nicht mehr bewältigt werden kann.

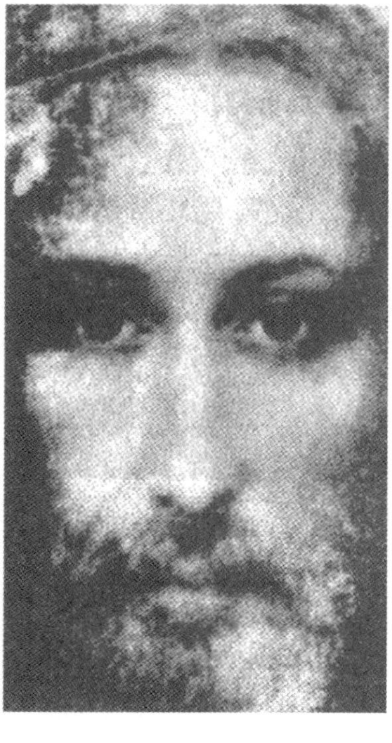

Sind die Mineralstoffspeicher des Körpers gefüllt, blühen die menschliche Schönheit und Gesundheit. Aber der Verlust dieser Mineralstoffe, beispielsweise der Verlust von Kalzium, Natrium, Kalium, Magnesium, Zink, Eisen, usw. ist das, was wir ALTERN nennen. Es ist wie bei einem Haus, wo Steine fehlen, oder wo der Putz bröckelt. Auch hier liegt "Mineralstoffverlust" vor. Leider ist der Haarboden des Menschen von diesem Verlust in aller Regel als erster betroffen.

Schauen Sie sich jedes Christusbild an! Sie sehen dort immer ein vergeistigtes Gesicht, von Vollbart und wallender Lockenpracht umgeben. Niemand könnte sich einen Christus anders vorstellen! Am wenigsten einen spiegelblanken Glatzkopf.

Kaum jemand denkt über die Bedeutung dieser Haarpracht auf jedem Christusbild nach. Diese Haarpracht bedeutet das Vorhandensein vollkommener Gesundheit! In diesem Gesicht darf kein Attribut vollkommener Gesundheit fehlen. Christus mit gelichtetem Haar, Christus mit einer „hohen Stirn" – undenkbar! Unmöglich! Ein solches Erscheinungsbild würde einen gesundheitlichen Makel mit einem möglicherweise dahinterstehenden Fehlverhalten bedeuten.

Wie aber wollte jemand, der nicht einmal seine eigene Gesundheit und seinen eigenen Körper vorbildlich in Ordnung hält, die Menschen lehren, wie sie sich verhalten sollen?!

Viele Therapeuten halten sich deshalb an den lustigen Spruch: „Tut, was ich euch sage, nicht das, was ich tue!"

Mineralstoffverluste erleidet der Körper dann, wenn er zur Neutralisierung von Säuren Mineralstoffe benötigt. Durch diese Neutralisierung entstehen Salze, die der Volksmund „Schlacken" nennt, z. B. harnsaures Kalzium, schwefelsaures Kalzium, milchsaures Magnesium, usw., usw. Normalerweise entnimmt der Körper diese Mineralstoffe aus der täglichen Nahrung. Zur Entnahme aus körpereigenen Mineralstoffdepots ist er jedoch dann gezwungen, wenn mit der täglichen Nahrung nicht hinreichend viele neutralisierungsfähige, d.h. energiereiche Mineralstoffe aufgenommen werden.

Der zuerst betroffene und bald geleerte Mineralstoffspeicher ist leider, wie wir bereits gesehen haben, der Haarboden. Es ist diese jahre- und jahrzehntelange Entnahme von Mineralstoffen zwecks Säure- und Giftneutralisierung aus dem Haarboden, die zum Haarausfall bei so vielen Männern führt. Frauen sind von diesem Phänomen, wenn überhaupt, dann erst im hohen Alter betroffen. Der Grund dafür liegt in der Andersartigkeit des Stoffwechsels von Mann und Frau. Nach den Wechseljahren allerdings ist der Stoffwechsel der gleiche. Deshalb treten Haarverluste auf dem Kopf auch bei Frauen ab ca. fünfundsechzig bis siebzig Jahren auf.

Im Gegensatz zur Frau, welche während ihrer fruchtbaren Periode einmal im Monat ihre Säuren ausscheiden kann, muß der Mann sämtliche anfallenden Säuren ein Leben lang selbst verstoff-wechseln.

Das ist die Harnsäure aus dem Fleischverzehr, die Essigsäure aus dem Süßwaren- und Fettkonsum, die Gerb- und Salzsäure aus dem Genuß von Kaffee und Schwarzem Tee.

Das ist die Milchsäure aus übertriebener Muskeltätigkeit und die Salzsäure aus Streß, Angst und Ärger.

**Merke: Der Haarboden ist ein Stoffwechselorgan!**

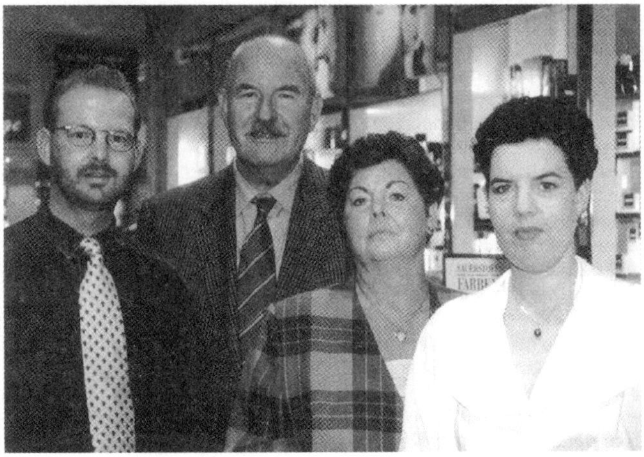

Ein gewohntes Bild in der heutigen Zeit: – Die beiden Frauengenerationen stehen in voller Haarpracht. Bei dem jungen Mann hat der Haarverlust begonnen. Bei dem älteren Herren ist er vollendet.

Das ist die Schwefelsäure aus dem Schweinefleisch oder aus nicht abgelassenen Blähungen, wenn durch deren Eintritt in die Körperflüssigkeiten aus dem Schwefelwasserstoffgas Schwefelsäure wird. Auch die viele Kohlensäure aus kohlensauren Getränken will verstoffwechselt werden, ebenso wie das Nikotin vom Rauchen, die Acetylsalizylsäure aus Schmerzmitteln, usw.

Leider ist die heutige Ernährung aus Konserven, Fast Food, usw. nicht mehr so mineralstoff- und energiereich wie früher die Ernährung aus dem eigenen Garten oder aus Großmutters Eintopf. Deshalb ist der Körper immer häufiger gezwungen, auf die eigenen Mineralstoffvorräte in den Knochen und Zähnen und vor allen Dingen im HAARBODEN zurückzugreifen. Sind die Mineralstoffe jedoch zwecks Säureneutralisierung verbraucht, stehen sie für die Ernährung der Haare nicht mehr zur Verfügung. Haarverlust ist die unausweichliche Folge. Insofern zeigt der Zustand des Haarwuchses auf dem Kopf in aller Regel an, wie es um die Neutralisierungspotentiale des betreffenden Menschen steht. Diese Neutralisierungspotentiale schont der Stoffwechsel der Frau während ihrer fruchtbaren Periode, so daß sie ihr lebensverlängernd etwa zehn Jahre länger zur Verfügung stehen als dem Mann.

Es gibt ein untrügliches Warnzeichen, welches der Körper sendet, wenn Säuren vorhanden sind. Das sind die Kopfschmerzen. Diese sind so zu deuten, daß der Körper Säuren und Gifte in den Haarboden schiebt, damit sie dort mit den hier normalerweise reichlich vorhandenen Mineralstoffen neutralisiert werden. Vorher hat der Stoffwechsel versucht, diese Neutralisierung mit den Mineralstoffen des Blutes zu bewerkstelligen. Ist das entweder wegen eines Übermaßes an Säuren oder einem Mangel an neutralisierungsfähigen Mineralstoffen nicht gelungen, erst dann wird der Haarboden zuhilfe genommen.

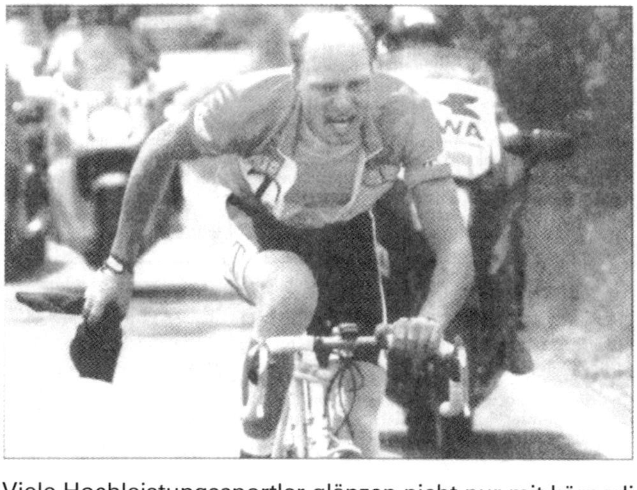

Viele Hochleistungssportler glänzen nicht nur mit körperlichen Höchstleistungen, sondern auch mit einer „hohen Stirn". Sie vernachlässigen ihre Mineralstoffversorgung. Mineralstoffraub aus dem Haarboden zwecks Neutralisierung der im Übermaß anfallenden Milchsäure ist Schuld an ihrem Haarausfall.

Logischerweise klagen zahllose Menschen immer wieder über Kopfschmerzen, aber niemand über z. B. Hinternschmerzen.

Die Kopfschmerzen halten solange an, bis die Säuren neutralisiert sind. Ist das geschehen, sind zwar die Kopfschmerzen vorbei, aber der Haarboden hat wieder Mineralstoffe verloren und kann noch weniger Haare ernähren als zuvor.

So schwindet der Haarschopf manchen Mannes oder mancher älteren Frau Tag für Tag, Woche für Woche und Jahr für Jahr. Was ist zu tun, um Haarausfall zu stoppen und erneuten Haarwuchs zu bewirken?

Die schlimmsten Säure- und Giftverursacher sind zu reduzieren!! Das ist bei dem einen der Zigarettenkonsum, bei dem nächsten der Konsum von Fleisch, möglicherweise auch übertriebene körperliche Anstrengungen, die Milchsäure im Übermaß hervorrufen. Deshalb sind viele Hochleistungssportler von frühzeitigem Haarverlust betroffen. Auch Süßwaren, Light-Getränke, Schmerztabletten und Streß verursachen Säuren. Grundlage jeden Erfolges einer regenerativen Haarkur ist die drastische Reduzierung der o. g. Säuren und die Entfernung der im Haarboden abgelagerten Schlacken.

### MEIDEN BEI HAARVERLUST

- Bohnenkaffee
- Süßwaren
- Fleisch- und Fleischprodukte
- Light- und Colagetränke
- Streß
- Gifte
- Überarbeitung
- Körperliche Überanstrengung
- Fast Food
- Abnehmkuren
- Diuretica
- Drastische Schlackenlösung (Essigkuren, Grüner Hafertee o. ä.)
- Zahnherde
- Erdstrahlen
- Nuklear- und Röntgenstrahlen

Als nächstes ist die Zufuhr von geeigneten, neutralisierungsfähigen und energiereichen Mineralstoffen drastisch zu erhöhen! Hier muß wirklich geklotzt, hier darf nicht gekleckert werden! Sonst bewegt sich nichts. Bestenfalls wird ein Stillstand des Haarausfalles erreicht.

Erfahrungsgemäß eignen sich für eine notwendige Remineralisierung des Haarbodens sowohl eine überwiegend vegetarische und vitalstoffreiche Ernährung als auch mineralstoffreiche Nahrungsergänzungsmittel, die aus Pflanzen gewonnen wurden. Diese entsprechen am ehesten den körperchemischen und energetischen Bedürfnissen des menschlichen Organismus.

Der Haarverlust des Mannes ist in der Regel nichts weiter als überhöhter Mineralstoffverzehr zwecks Säureneutralisierung bei gleichzeitiger Verschlackung des Haarbodens. Wird der Mineralstoffverzehr gestoppt, und wird sogar der geleerte Mineralstoffspeicher des HAARBODENS wieder aufgefüllt, können die Haare erneut sprießen. Das läßt sich oft innerhalb von sechs bis zwölf Monaten erreichen. Entscheidend ist vor allem eine so geeignete wie konsequente und absolut hohe Mineralstoffzufuhr!!

Hilfreich ist natürlich auch die Reduzierung von Stoffwechselsäuren aus übertriebener Muskeltätigkeit, Genußmitteln, Streß, usw. und deren Ausscheidung über die Haut. Dazu eignet sich u.a. eine konsequente basische Körperpflege mit Vollbädern und Fußbädern,

**REGENERIERUNG VON HAARWUCHS**

- Basische Körperpflege
- Vollwertig-vegetarische Küche
- Pflanzliche, energiereiche Nahrungsergänzung
- Licht und Luft
- Muskelpumpe durch Trampolin, Gymnastik, Rudern, Wandern o. ä.

basischen Kopf- und Halswickeln, Basentrunk, Spülungen usw. und das tägliche Trinken von etwa 1 bis 1,5 Liter kohlensäurefreiem und mineralstoffarmem, aber energiereichem Wasser. Jeden Abend ein basisches Fußbad von 45 Minuten Dauer oder länger und jede Woche ein bis zwei basische Vollbäder von 45 bis 150 Minuten Dauer haben sich zur Entsäuerung gleichfalls bewährt.

Vorrangig jedoch ist die mineralstoffüberschüssige Ernährung. Was heißt „mineralstoffüberschüssig“? Dies bedeutet, daß tagein tagaus mehr neutralisierungsfähige, energiereiche Mineralstoffe aufgenommen werden müssen, als zur Verstoffwechselung der täglich anfallenden Säuren benötigt werden. Energiereiche Mineralstoffe sind solche, die ohne chemische oder thermische Bearbeitung dem Pflanzenreich entnommen und weder chemisch noch thermisch behandelt wurden.

Dadurch macht man den Abbau von Mineralstoffen aus Körperdepots, vor allen Dingen aus dem Haarboden, später jedoch auch aus den Knochen, überflüssig. Es erfolgt dann kein weiterer Haarverlust mehr. Nimmt man aber große Mengen geeigneter Mineralstoffe zu sich, können sich vorher geleerte Mineralstoffspeicher sogar wieder auffüllen und die Kopfhaare erneut sprießen.

Für eine derartige Kur der Säurereduzierung und gleichzeitigen Remineralisierung sollte man sich wenigstens zwölf bis achtzehn Monate Zeit nehmen. Das gilt besonders für junge Frauen, die während oder nach einer Schwangerschaft Haare verloren haben. Sie hatten mit absoluter Sicherheit ein erhebliches Mineralstoffdefizit in ihrer Ernährung. Deshalb hat ihr Organismus Mineralstoffe für das wachsende Leben aus den Depots der Mutter entnommen. Der Verlust von Haaren oder Zähnen ist dann die logische und beklagenswerte Folge.

Noch etwas hat sich als sehr hilfreich bei Haarverlust erwiesen. Das sind regelmäßige Kopfmassagen, wobei man mit beiden Händen, die Zeigefinger in der Mitte der Stirn zusammenlegend, immer wieder Blut und Säuren aus dem Haarboden von vorne nach hinten hinausdrückt. Auch aus den Schläfen wird immer wieder das Blut von vorne nach hinten hinausmassiert.

Was wird möglicherweise geschehen, wenn sich ein Mann mit gelichtetem Haarwuchs oder mit Glatze regelmäßig die sauren Säfte aus dem Haarboden und den Schläfen in den Nacken schiebt? Mit an Sicherheit grenzender Wahrscheinlichkeit bekommt er Schmerzen genau dort, wohin er sich die Säuren schiebt, im Nacken und im oberen Rücken oder in den Schultergelenken. Oder er bekommt dort Pickel!

Was ist zu tun, wenn es dazu kommt? Natürlich freut man sich erst einmal, daß der Beweis dafür erbracht ist, daß Säuren im Haarboden waren und von dort vertrieben worden sind. Dann wird die Einnahme von Mineralstoffen verstärkt. Gleichzeitig gibt es öfter Bürstenmassagen des Nackens und des Rückens in ausgiebigen basischen Bädern, um die jetzt dort befindlichen Säuren und Schlacken über die Haut auszulaugen, gleichfalls immer wieder basische Kopf-, Stirn- und Hals- bzw. Nackenwickel.

Ein weiterer Gedanke könnte einem natürlich auch noch kommen. Man könnte die Säureverursacher einfach weglassen! Dann würden im Haarboden überhaupt keine Säuren mehr ankommen.

Was sollen Personen trinken, die Probleme mit ihrem Haarwuchs haben? Das ist eine Frage mit unterschiedlichen Antworten:

1. Es gibt Haarausfall aufgrund von Vergiftungen. Das bekannteste Beispiel ist der Haarausfall nach Chemotherapie. Absolut wahrscheinlich sind auch halbseitiger oder kreisrunder Haarausfall die Folge von Vergiftungen. Die ursächlichen Gifte hat der Körper neutralisiert oder verdünnt. Er hat deshalb entweder Kopfhaar verloren oder ist „aufgequollen", hält also Wasser zur Säure- oder Giftverdünnung zurück, wenn seine Neutralisierungspotentiale erschöpft sind.

### BASISCHE KÖRPERPFLEGE BEI HAARVERLUST

- Stirn und Nase öfter gründlich mit Seife waschen
- Basische Stirn-, Kopf- und Nackenwickel
- Öfter über den Tag Base/Lauge auftupfen
- Basische Fußbäder
- Basische Vollbäder
- Basische Auslaugebäder (3-6 Std.)
- Basische Nasenspülungen und Gurgeln
- Basische Zahnpflege

In diesem ersten Fall empfiehlt sich das schon besprochene hohe Maß an Mineralstoffzufuhr, dazu den Basentrunk morgens, ggf. auch noch abends. Über den Tag gibt es ansonsten Gemüsesäfte und z. B. Volvic Wasser oder energiereiches Leitungswasser zu trinken. Gut geeignet sind außerdem Pflanzenpreßsäfte von z. B. Brennessel, Löwenzahn, Artischocke, usw. Ein Eßlöffel von dem Saft wird auf ein Glas oder auf eine Tasse genommen. Dann wird mit Wasser aufgefüllt. Mit dem Trinken von Kräutertee, zielgerichtet zum Schlackenlösen, kann man nach etwa acht bis zwölf Wochen anfangen mit zwei Tassen täglich und steigert dann über drei bis sechs Monate bis auf sechs Tassen über den Tag. Die Mineralstoffzufuhr bleibt immer auf hohem Niveau. Auch das Trinken von täglich ein bis zwei Liter Wasser wird fortgesetzt.

Den kreisrunden Haarausfall führen wir auf Vergiftungen, Verpilzungen im Darm oder auf ein Übermaß an Streß zurück. Bei kreisrundem Haarausfall ist auf alle Fälle eine starke Mineralisierung hilfreich. Sie bringt auch oft den kreisrunden Haarausfall zum Verschwinden.

Dadurch ist jedoch niemand der Notwendigkeit enthoben, nach den eigentlichen Ursachen zu fahnden. Die starke Zufuhr von geeigneten Mineralstoffen sollte parallel zu einer drastischen Entschlackung und Entgiftung betrieben werden! Da diese zwangsläufig zu einem hohen Mineralstoffbedarf zwecks Neutralisierung der gelösten Gifte und Säuren führt, muß die Mineralstoffzufuhr hier extrem hoch sein!

2. Wir unterscheiden bei den Männern und Frauen mit Haarwuchsproblemen solche, die nur mineralstoffverzehrt sind und solche, die sowohl mineralstoffverzehrt als auch obendrein noch verschlackt sind.

In der Praxis hat es sich bewährt, mit der einige Wochen dauernden Neutralisierung mit Mineralstoffen zu beginnen, den Organismus in dieser Zeit mit basischer Körperpflege zu unterstützen, jedoch auf Schlackenlösung in dieser Zeit weitgehend zu verzichten.

Mit der Schlackenlösung wird „einschleichend" mit ein bis zwei Tassen pro Tag nach den vorbereitenden ein bis zwei Wochen begonnen und immer weiter gesteigert, wie unter 1. beschrieben. Auf die Dauer können dann etwa 1 Liter Tee pro Tag getrunken werden, dazu bis zur doppelten Menge Wasser.

Es ist möglich, daß viele Schlacken gelöst werden. Möglicherweise stehen dann nicht genug Mineralstoffe zwecks Neutralisierung von Säuren zur Verfügung, die aus Schlackenlösung hervorgegangen sind. Diese nicht neutralisierten Säuren führen dann zu den bekannten „FASTENKRISEN". Solche Entschlackungskrisen müssen unbedingt vermieden werden! Führen sie beispielsweise zu Kopfschmerzen, wäre das bestimmt kein gutes Omen für erneuten Haarwuchs!

Wir bleiben also für unsere Haarkur bei der bewährten Zeitfolge: Ein bis zwei Wochen mineralische Neutralisierung und basische Säureableitung ohne Schlackenlösung, dann für einige Wochen langsam einschleichende Schlackenlösung, beginnend mit ein bis zwei Tassen Kräutertee, weiter Neutralisierung, Übermineralisierung und Ableitung mit 1 bis 2 Liter Wasser, dann – sechs Monate weiter wie bisher mit vier bis sechs Tassen oder mehr schlackenlösendem Kräutertee, weiter mit reichlich energiereichen Mineralstoffen und konsequenter basischer Säureableitung über die Haut. Besonders wirkungsvoll sind ausgiebige basische Auslaugebäder mit pH-Werten um ca. pH 8,5. Derartige Bäder können oder sollen ohne weiteres vier bis sechs Stunden dauern.

Eines muß klar sein: Bei der Wiedergewinnung von verlorenem Kopfhaar sollte die Schlackenlösung in den ersten Wochen unterbleiben und dann vorsichtig begonnen werden. Es würde dem ganzen Vorhaben der „Wiederaufforstung" sogar schaden, würde man mittels übertriebener Schlackenlösung alte, neutralisierte Säuren aus deponierten Schlakken lösen! Damit wird gescheiterweise erst nach ein bis zwei Wochen begonnen. Solange kann man mit Schlackenlösung und Teekur warten. Bis dahin gibt es stille Mineralwässer, möglichst keine sogenannten Säuerlinge, vor allen Dingen aber Gemüsesäfte, auch einmal ein Bier und einen Korn zu trinken, damit die Männer nicht den Spaß an dem Vorhaben verlieren.

Wir haben uns die Mühe gemacht, die Ursachen von Haarverlust prozentual zu ermitteln und sind zu folgendem Ergebnis gekommen:

Etwa 85 Prozent des Haarausfalles in unserem Zivilisationskreis sind bedingt durch Mineralstoffverzehr zwecks Säureneutralisierung.

Etwa fünf Prozent des Haarausfalles haben ihren Grund in den verschiedensten Vergiftungen aus Zahngiften, Umweltgiften, Medikamenten, Wohngiften, Lebensmittelzusatzstoffen, usw.

Etwa fünf Prozent des Haarausfalls haben ihren Grund in einer Schwangerschaft und sind auf den Mineralstoffverzehr zurückzuführen, den die werdende Mutter durch das wachsende Leben dann erleidet, wenn sie sich nicht hinreichend mineralstoffreich ernährt.

Etwa drei Prozent sind auf Streß und Negativerleben zurückzuführen, ein Prozent auf hormonelle und ein Prozent auf erblich-genetische Ursachen. Die mineralstoffunterschüssige Ernährung der schwangeren und erst recht der stillenden Frau beschert ihr meistens Haarverluste, Zahnverluste, Krampfadern und Hautverluste. Mineralstoffverzehr aus dem Haarboden führt zu Haarverlust, Mineralstoffverzehr aus dem Gebiß zu Zahnverlust, Mineralstoffverzehr aus der Haut zu Schwangerschaftsstreifen. Mineralstoffverzehr aus dem Gefäßsystem führt zu Krampfadern. Alles das läßt sich durch eine reichliche Zufuhr energiereicher Mineralstoffe vermeiden.

**DAS OBERSTE GEBOT BEI HAARVERLUST**

- Ein Jahr lang übermineralisiseren

Gleichfalls lassen sich durch eine vollwertig-vegetarische Küche, eine bewußte Entschlakkung und gleichzeitige Mineralisierung Pickel und Hämorrhoiden während oder am Ende einer Schwangerschaft vermeiden. Beide Erscheinungsformen sind lediglich Folgen der neun Monate währenden Ausscheidungspause.

Es gibt nicht nur Männer und Frauen, die über Haarverlust klagen. Viele Personen lassen sich ihnen überflüssig erscheinende Körperhaare entfernen. Für diese Depilation werden verschiedene Methoden angewandt. Eine davon ist das Aufbringen von warmem Wachs auf die Haut. Nach dessen Erkalten wir die Wachsschicht samt den Haaren vom Körper gezogen. Das geht nicht schmerzfrei ab.

Oftmals bleibt ein Rücken oder anderer Körperteil zurück, der ausschaut, als wenn dort mit Brennesseln behandelt worden wäre. Eine derartige Haarentfernung geht sehr viel schmerzloser und einfacher vonstatten, wenn man vor der Depilation für etwa 15 Minuten einen basischen Wickel auflegt. Dann frottiert man trocken, läßt die Haut einige Minuten nachtrocknen und beginnt dann mit dem Auftragen des Wachses. Nach der Depilation kann man noch einmal für einige Zeit einen zweiten basischen Wickel auflegen. Bei einem derartigen Vorgehen gibt es kaum Hautrötungen, und die Haarentfernung geht relativ schnell und schmerzlos vonstatten.

# Warum bekommen nur Frauen CELLULITE ?

**Der Organismus der Frau hält Säuren zurück und scheidet diese während der Menses aus. Nicht mehr in Blut, Lymphe, Zellflüssigkeit und Plazenta speicherbare Säuren und Gifte werden zu Schlacken verstoffwechselt und in dieser neutralisierten Form in Hüften, Oberschenkeln oder Oberarmen abgelagert. Diese Schlacken sind relativ leicht löslich und auszuscheiden.**

Mit einem einzigen Satz lehrt uns Hildegard von Bingen schon im Jahre 1150 n. Chr. den Unterschied im Stoffwechsel von Mann und Frau, wenn sie sagt: „Die Frau scheidet einmal im Monat ihre schlechten Säfte aus."

Bis zu dieser Ausscheidung hält der Stoffwechsel der Frau anfallende Säuren, Hildegards „schlechte Säfte", auf quasi drei „Parkplätzen" zurück. Der erste Parkplatz ist das Blut und die Lymphe. Der zweite ist die Plazenta, und der dritte Parkplatz sind Hüfte, Gesäß und Oberschenkel.

Nur bei einem Übermaß an Säuren muß der „Parkplatz Nr. 3" in Anspruch genommen werden. Dieser „Parkplatz Nr. 3" tritt uns jedoch als regelrechtes PARKHAUS entgegen. Dieses Parkhaus sind Hüften, Gesäß, Oberarme und Oberschenkel der Frau. Und die Autos, die dort stehen, sind neutralisierte Säuren (CELLULITE-Schlacken), zu deren Speicherung Blut, Lymphe und Plazenta nicht mehr in der Lage waren. Normalerweise genügt die Parkkapazität von Blut, Lymphe und Plazenta. Je mehr Säuren im Laufe des Monats „geparkt" werden, desto mehr Mißbefindlichkeiten, z.B. Kopfschmerzen, Migräne und Ödeme zwecks Säureverdünnung stellen sich ein, und desto schlechter wird die Stimmung. Unsere Frauen sagen, daß sie „empfindlicher" werden. Die Männer werden dann um so rücksichtsvoller!

Die Frau ist dann am „empfindlichsten", wenn der Säurepegel in ihren Zellen und in ihrem Blut am höchsten steht. Dann sind die pH-Werte ihres Blutes am niedrigsten und betragen beispielsweise pH 7,25 o. ä. Die Verläufe der pH-Werte des Blutes unterscheiden sich gravierend zwischen einer sehr gesundheitsbewußt lebenden Frau und einer Cellulite-Frau.

Zwei Grafiken sollen veranschaulichen, wie unterschiedlich pH-Werte des Blutes bei Frauen verlaufen können. Es darf dabei davon ausgegangen werden, daß diese Verläufe desto unterschiedlicher sind, je mehr sich die „Genießerinnen" entweder basischen oder sauren Genüssen zuwenden. Logischerweise sinken die Werte aufgrund „saurer" Genüsse oder anderer Säureverursacher tiefer ab als bei einer basisch-mineralisch orientierten Lebens- und Ernährungsweise.

Am Ende der Periode steigt bei allen Frauen der pH-Wert des Blutes auf etwa den gleichen Wert an, nachdem sämtliche Säuren ausgeschieden worden sind. Der Unterschied ist lediglich derjenige, daß die Menstruation bei der säurebelasteten Frau einige Tage länger dauert als bei der wenig belasteten Frau.

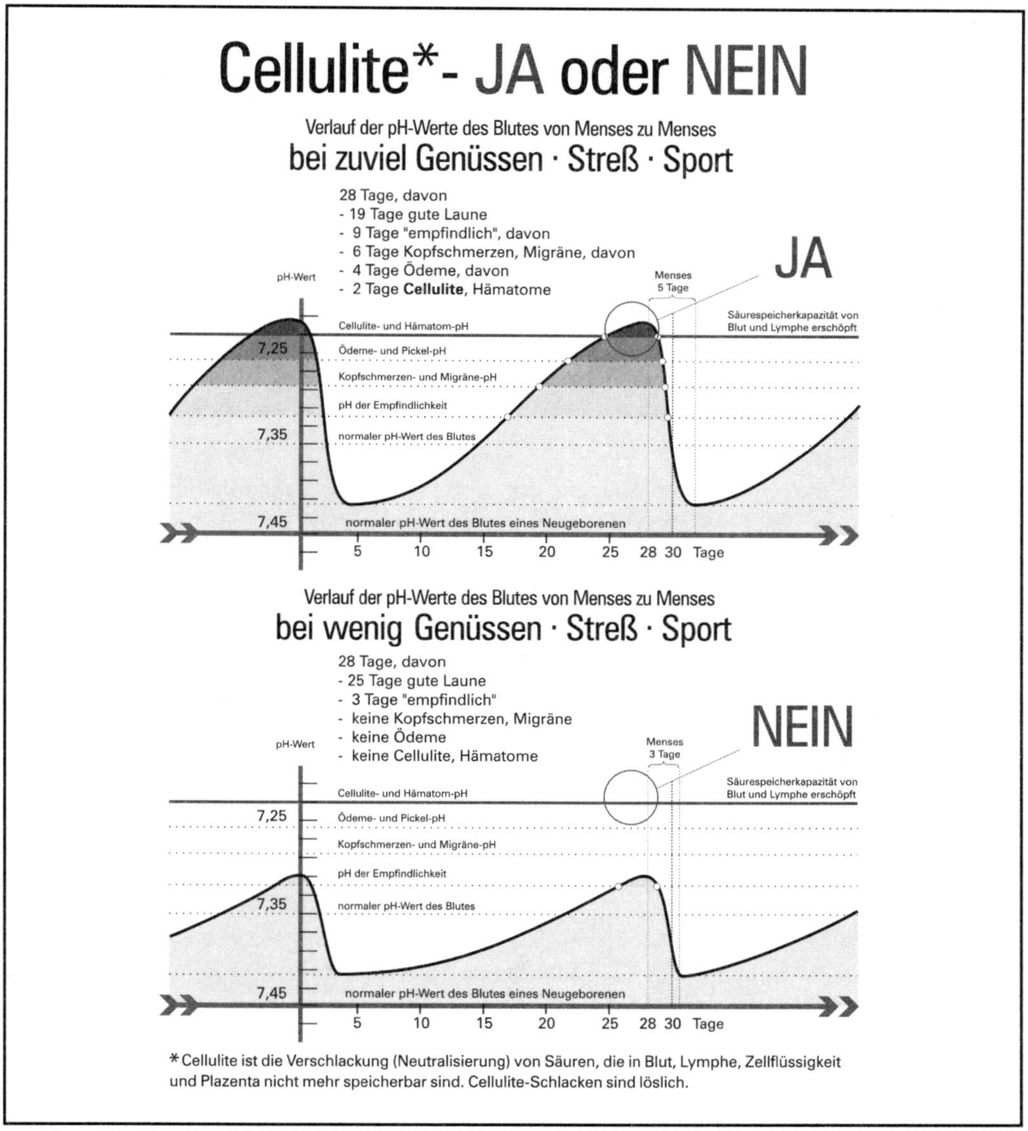


Im übrigen treten bei der höheren Säurebelastung alle die Symptome auf, welche die Frauen als mögliche Bestandteile des Prämenstruellen Syndroms kennen: – psychische Empfindlichkeit, Kopfschmerzen und Migräne, Pickel und Ödeme und natürlich CELLULITE. Ob und welche Mißbefindlichkeiten auftreten, hängt primär von der absoluten Menge der angefallenen Säuren ab bzw. von dem erreichten pH-Wert des Blutes. Es darf davon ausgegangen werden, daß die Speicherkapazität bzw. die pH-wertmäßige Belastbarkeit des Organismus von Frau zu Frau unterschiedlich ist.

**Cellulite**

**Die Frau hat zwei „Säureparkplätze"**

- 7 Liter Blut, Lymphe und Zellflüssigkeit
- Plazenta

**ein „Schlackenparkhaus"**

- Hüften, Oberschenkel und Oberarme

Unsere Grafiken machen deutlich, daß es besonders die „Spitzen" des Säureanstieges vor den Tagen sind, welche die verschiedenen Mißbefind-lichkeiten erklären. Selbstverständlich werden immer wieder Ausnahmen die Regel bestätigen. Dabei wird natürlich die Stoffwechselschwäche oder Stoffwechselstärke einer Frau eine besondere Rolle spielen.

Leber und Nieren der einen Frau werden mit Sicherheit Mengen von Säuren verstoffwechseln können, welche diese Organe bei einer anderen Frau nicht schaffen. Bei der sind dann PMS-Symptome ausgeprägter trotz niedriger Säuremengen als bei der stoffwechselstarken Geschlechtsgenossin, die sich manche Sünde aufgrund besserer Konstitution ungestraft leisten kann.

Woher kommen nun die vielen Säuren, die wegen der unterschiedlichen Lebens- und Ernährungsweisen von Mensch zu Mensch unterschiedlich anfallen?

Harnsäure und Harnstoffe fallen an aus Fleischverzehr und aus dem Absterben körpereigener Zellen. Essigsäure entsteht aus dem Konsum von Süßwaren, schlechten Fetten und Light-Getränken, Gerbsäure und Salzsäure aus dem Genuß von Kaffee und Schwarzem Tee, Milchsäure aus übertriebener Muskeltätigkeit, Acetylsalizylsäure aus Schmerztabletten, Salzsäure aus Streß und Ärger, Kohlensäure aus kohlensauren Getränken. Schwefelsäure resultiert aus dem Genuß von Schweinefleisch und aus zurückgehaltenen Winden, Salpetersäure aus gepökeltem Fleisch und vielen Käsesorten, Oxalsäure aus Spinat, Rhabarber und Kakao (Schokolade). Wir hatten einmal den Gedanken, daß möglicherweise eine ganz bestimmte Säure für die Psyche, eine andere für die Cellulite, eine andere für Ödeme, eine andere für Pickel usw. verantwortlich sein könnte. Das ist nach unseren Forschungen jedoch nicht der Fall. Alle diese Mißbefindlichkeiten resultieren aus der absoluten Menge der zu verstoffwechselnden Säuren, kaum aus deren Zusammensetzung. Der erreichte niedrige pH-Wert, die Höhe der Azidität also, ist entscheidend und nicht die Sorten der vorliegenden Säuren.

**Was ist Cellulite?**

Cellulite resultiert aus einem Übermaß an Säuren und Giften, welche der Stoffwechsel der Frau von Periode zu Periode nicht mehr in Blut, Lymphe, Zellflüssigkeit oder in der Placenta „parken" kann und deshalb „verschlackt", also neutralisiert und ablagert.

**Ursachen dafür:**

1. **Ein Übermaß an Säuren / Giften / Schadstoffen**
2. **Stoffwechselschwächen z.B. der Leber oder Nieren**
3. **Verpilzung des Dickdarmes**

Diese Säuren muß der Organismus unter Zuhilfenahme von Mineralien neutralisieren, damit seine Zellen, Drüsen und Organe nicht verätzt werden.

So bilden sich Schlacken, neutralisierte Säuren, welche der Stoffwechsel der Frau in den Hüften, den Oberschenkeln, Oberarmen und im Gesäß ablagert. Die Frau braucht bis zum Ende der Wechseljahre die bei ihr anfallenden Säuren nur im Falle der

## Fragebogen CELLULITE/HAARVERLUST

Woher kommen meine Cellulite-Schlacken?
Woher kommt mein Haarverlust?

| | | |
|---|---|---|
| ■ | vom Rauchen | |
| ■ | (Nikotin) | ... Zigaretten pro Tag |
| ■ | von Süßigkeiten, gesüßten Getränken, Weißmehlprodukten und zuviel Fett | ja/nein |
| ■ | (Essigsäure) | |
| ■ | von der Pille und Giftstau | |
| ■ | (allgemeiner Säurestau) | ja/nein |
| ■ | vom Schweinefleisch | |
| ■ | (Harn-, Schwefel- und Salpetersäure) | ja/nein |
| ■ | von Schmerzmitteln | |
| ■ | (Acetylsalizylsäure) | ja/nein |
| ■ | von Kaffee oder Schwarzem Tee | |
| ■ | (Gerbsäure) | ja/nein |
| ■ | von körperlicher Überanstrengung | |
| ■ | (Milchsäure) | ja/nein |
| ■ | von Streß/Angst/Ärger | |
| ■ | (Salzsäure) | ja/nein |
| ■ | von kohlensauren Wässern | |
| ■ | (Kohlensäure) | ja/nein |
| ■ | von Cola- und Light-Getränken | |
| ■ | (Phosphorsäure) | ja/nein |
| ■ | vom Wein | |
| ■ | (Weinsäure, Schwefelsäure) | ... Gläser pro Tag |
| ■ | von Zahngiften wie Amalgam, Palladium, Quecksilber, Blei oder anderen Vergiftungen | ja/nein |
| ■ | (Schwermetalle) | |

Cellulite zu verstoffwechseln. Ursächlich dafür ist in erster Linie ein Übermaß an monatlich anfallenden Säuren, ggf. auch eine Stoffwechselschwäche z.B. der Leber oder der Schadstoffstau durch die Pille.

Auch Zahngifte mit ihren Schwermetallbelastungen muß der Körper neutralisieren. Über den Schwermetalltest sind Stärke und Nachweis derartiger Belastungen in vielen Praxen kostengünstig und innerhalb von zehn Minuten erhältlich. Auch durch Zahngifte entstehen Schlacken, die möglicherweise an Cellulite beteiligt sind. Hier haben sich in der therapeutischen Praxis besonders die Injektionsserien mit verschiedenen Aminosäuregruppen und den Katalysatoren des Zitronesäurezyklus (Heel-Präparate) bewährt.

Verschlackte Körperbereiche sind logischerweise schlecht durchblutet. Das trifft natürlich auch auf von Cellulite befallene Körperstellen zu. Dort ist nachmeßbar die Gewebetemperatur niedriger als in normal durchblutetem Gewebe (Thermo-Regulationstest nach Prof. Rost).

Nach den Wechseljahren befindet sich die Frau in einer abrupt und total geänderten Situation ihres Stoffwechsels. Sie muß jetzt alle bisher ausgeschiedenen oder vorher geparkten Säuren selbst verstoffwechseln. Dafür benötigt sie Mineralstoffe zur Neutralisierung der täglich anfallenden Säuren und Gifte.

Paßt sie jetzt nicht von einem Jahr auf's andere in höchstem Maße auf, erleidet ihr Mineralstoffhaushalt drastische Einbußen, ist er doch im Gegensatz zum Chemismus des Mannes nicht trainiert, Säuren und Gifte zu verstoffwechseln. Deshalb bekommen so viele Frauen nach den Wechseljahren Zivilisatose in Form von gleichzeitig Osteoporose und Krampfadern, Gicht und Rheuma.

Oftmals wird jetzt zu Hormonen gegriffen, welche die Osteoporose verhindern sollen. Das tun sie bestenfalls indirekt. Sie lösen die Monatsblutungen wieder aus. So werden die Säuren wieder ausgeschwemmt wie in jugendlichen Jahren. Es ist diese erneute Säureausschwemmung, welche eine Entnahme von z.B. Kalzium aus den Knochen überflüssig macht bzw. machen soll.

Gibt es eine logische Begründung, weshalb Hormontherapien mit Oestrogenen und Gestagenen bei Frauen nach den Wechseljahren Oesteoporose verhindern sollen?

Wir haben festzustellen, daß bei der Mehrzahl der hormontherapierten Frauen die Monatsblutung nicht wieder einsetzt und damit der Grund für die Heilung von Osteoporose entfällt. Warum wird dann trotzdem weiter hormontherapiert? Gibt es vielleicht tatsächlich eine Verzögerung oder Verhinderung von Osteoporose durch derartige Therapien?

Ganz sicher tritt eine Verlangsamung ein, weil durch die „Botenstoffe" namens Hormone Schadstoffe, Säuren und Gifte in den Unterleib transportiert und dort abgelagert werden. Das Erscheinungsbild derartig therapierter Frauen spricht oftmals Bände. Sie werden dick und dicker. Immer mehr Wasser wird zwecks Verdünnung der deponierten Schadstoffe in al-

## Fünf Monate Cellulitekur

1. Feststellung der beiden größten Säureverursacher
2. deren Einstellung oder Reduzierung zwecks Säureminimierung
3. ein Liter Kräutertee pro Tag zur Schlackenlösung
4. reichlich energiereiche Mineralstoffe und Spurenelemente zwecks Säure- und Giftneutralisierung
5. ein bis zwei Liter Wasser pro Tag zum Ausschwemmen trinken.
6. jeden oder jeden zweiten Tag ein Vollbad von 90 - 150 Minuten Dauer oder länger in einem alkalischen Bad (pH 8,5)
7. Gymnastik, Kniebeugen, Gehen
8. Lymphdrainage und Massagen
9. kosmetische Hilfsmaßnahmen wie Tiefenwärme, Reizstrom, Celluliteroller, Vakuum-Pulsationsmassage, Ozontherapie, usw.
10. Unterstützung der Entgiftungs- und Entschlackungsfunktionen durch eine Stärkung der Stoffwechselfunktionen von Leber und Darm (basische Wickel)
11. Oft muß zum endgültigen Erfolg einer Cellulitekur vorher der Darm in Zusammenarbeit mit einem Therapeuten saniert werden (Candida o.ä.)

len Geweben des Unterleibes und der Oberschenkel zurückgehalten, bis eines Tages der ganze Bauchraum dermaßen mit Schadstoffen angefüllt ist, daß in diesem Körperbereich die unterschiedlichsten Krebserkrankungen oder Wucherungen auftreten.

Nach den Wechseljahren heißt es deshalb für jede Frau, konsequent Säuren, Gifte und Schadstoffe zu meiden und die ehemaligen Menses durch sinnvolle basische Körperpflege zu ersetzen. Das gleiche Vorgehen muß während jeder Schwangerschaft mit regelmäßigen basischen Vollbädern, Fußbädern und Spülungen praktiziert werden!!

Wie bekommen wir nun die CELLULITE mit ihren kohlensauren, harnsauren, schwefelsauren, milchsauren, essigsauren, salpetersauren usw. Schlacken aus den Geweben heraus?

Grundlage jeden Erfolges einer CELLULITE-Kur ist die drastische Reduzierung der o. g. Säuren und die Lösung der aus ihnen bisher hervorgegangenen und dann abgelagerten CELLULITE-Schlacken!

Die erste Maßnahme besteht in der Reduzierung der Säuren aus den verschiedenen Genußmitteln und aus möglichen Fehlverhalten oder Übertreibungen. Wenn die beiden hauptsächlichen Säureverursacher einer mit Cellulite behafteten Frau reduziert werden, ist bereits die Hälfte gewonnen! Diese Säure-„Spender“ gilt es zu ermitteln!

Die Raucherin muß den Zigarettenkonsum einschränken, die Fleischesserin den Fleischkonsum. Übertriebene Muskeltätigkeit ist ebenso zu reduzieren wie hoher Konsum von beispielsweise Schmerztabletten und Schokolade. Die Kaffeetrinkerin muß sich mit ein bis zwei Tassen pro Tag bescheiden. Auch der Konsum von Süßwaren ist einzuschränken!

Als nächstes wird pro Tag ein Liter Kräutertee getrunken, um die Celluliteschlacken zu lösen. Parallel dazu ist auf eine mineralstoffüberschüssige und vitalstoffreiche Ernährung zu achten. Eventuell werden geeignete Nahrungsergänzungsmittel genommen. Am besten helfen zur Neutralisierung solche, die aus Pflanzen gewonnen wurden, weil deren Neutralisierungsfähigkeit am höchsten ist. Dazu werden pro Tag 1 bis 2 Liter energiereiches, klares Wasser zum Ausschwemmen getrunken.

Als nächste Maßnahme haben sich lange Sitz- und Vollbäder in basischem Badewasser mit Badedauern von einer Stunde bis zu zwei Stunden oder sogar länger als hilfreich erwiesen.

Derartige Bäder werden für einige Wochen jeden Tag oder wenigstens jeden zweiten Tag gemacht, dazu jeden Abend ein Fußbad in basischem Wasser von wenigstens 60 Minuten Dauer. PH-Werte von ca. 8,5 haben sich am besten bewährt.

Hilfreich sind während der ersten Entschlackungswochen auch zusätzliche Lymphdrainagen oder Massagen, wobei immer in Richtung Herz und Leber massiert wird. Bei derartigen Massagen kann man zusammen mit dem Massageöl basische Salze in die Haut einreiben.

Sinnvoll sind jetzt auch Gymnastik und Kniebeugen, um mit dieser „Muskelpumpe“ die Körperflüssigkeiten in starke Bewegung zu bringen. Hilfreich sind selbstverständlich auch therapeutische Anwendungen wie Tiefenwärme, Reizstrom, Celluliteroller, -cremes u.ä, um die Durchblutung zu fördern.

Heute sitzen die Menschen zu oft und zu lange. Dabei werden die auftretenden Blähungen nicht abgelassen, treten in die Körperflüssigkeiten ein und bilden dort Schwefelsäure aus dem z.B. Schwefelwasserstoff der Blähungen. Es ist unbedingt darauf zu achten, sich grundsätzlich seiner Winde zu entledigen!

Basische Bäder, besonders solche von langer Dauer, verbessern drastisch das Erscheinungsbild der Haut. Sie regen die Ausscheidung von Säuren und Schlacken an und aktivieren dabei die Schweiß- und vor allen Dingen die Talgdrüsen. Dadurch kommt es zu einer guten Selbstfettung der Haut. Das Wasser perlt desto besser ab, je länger man in derartigen Bädern verweilt.

Eine besonders gute Entschlackungs- und auch Selbstfettungswirkung erzielt man in derartigen basischen Bädern, wenn man alle etwa 5 bis 10 Minuten die Haut mit einem griffigen Waschlappen oder mit einer Badebürste abreibt.

Mit diesem Bündel von Maßnahmen der Säurereduzierung, der Schlackenlösung, der Säureneutralisierung, der Ausschwemmung durch Wasser, der Ausscheidung über die Haut und weiteren Maßnahmen wie Lymphdrainagen, Gymnastik usw. gelingt es oftmals innerhalb von einigen Wochen oder längstens Monaten, Cellulite drastisch zu reduzieren oder sogar gänzlich aufzulösen. Wichtig ist natürlich auch die Umstellung auf eine überwiegend vegetarisch-vollwertige Kost!

Auch auf eine Stärkung der Leberfunktion sollte geachtet werden. Dafür eignen sich Produkte auf Basis der Kräuter Mariendistel, Löwenzahn, Artischocke und Erdrauch und feuchtwarme, basische Leberwickel.

Die Bilder auf Seite 135 wurden uns von Frau Sabine Ehrmann, der Inhaberin des Schönheitsinstitutes „Revital" in 70469 Stuttgart zur Verfügung gestellt. Die Kur ist nach den von uns entwickelten Vorgaben durchgeführt worden.

Auf Dauer sind zu beachten: - die Fortsetzung der lange dauernden, basischen Bäder, die reichliche Mineralstoffversorgung, Vorsicht vor den vielen celluliteträchtigen Säureverursachern, Stärkung der Leberfunktion und individuelle therapeutische Maßnahmen wie z.B. Lymphdrainagen, Gymnastik o.ä. Auch basische Einläufe bei verpilzten Därmen und die Colon-Hydro-Therapie haben sich zur Reinigung und Entschlackung des Körpers bewährt. Erfahrungsgemäß steht oft eine starke Darmverpilzung, manchmal auch -verschlackung, dem Erfolg einer Cellulitekur entgegen.

Wichtig ist bei Lymphdrainagen und Massagen, darauf zu achten, daß parallel zu diesen Ausleitungsverfahren vitalstoffreich und vegetarisch gegessen wird! Eine hohe Mineralstoffzufuhr ist jetzt besonders wichtig, damit die aus ihren Verstecken gelösten Gifte und Schlacken verstoffwechselt werden können und nicht im „Giftstau" vor der Leber steckenbleiben oder anderen Organen bis dahin nicht gehabte Stoffwechselprobleme bereiten, z.B. Hämorrhoiden.

Wichtig für die Anregung des Lymphflusses ist tiefes Atmen. Was viele Menschen nicht wissen: Die Lunge ist unsere Lymphpumpe. Sie pumpt Tag und Nacht die Lymphe, so wie das Blut ein Leben lang vom Herzen gepumpt wird.

# Fünf Monate Cellulite-Kur

Vor der Behandlung | Nach 2-monatiger Behandlung | Nach 5-monatiger Behandlung

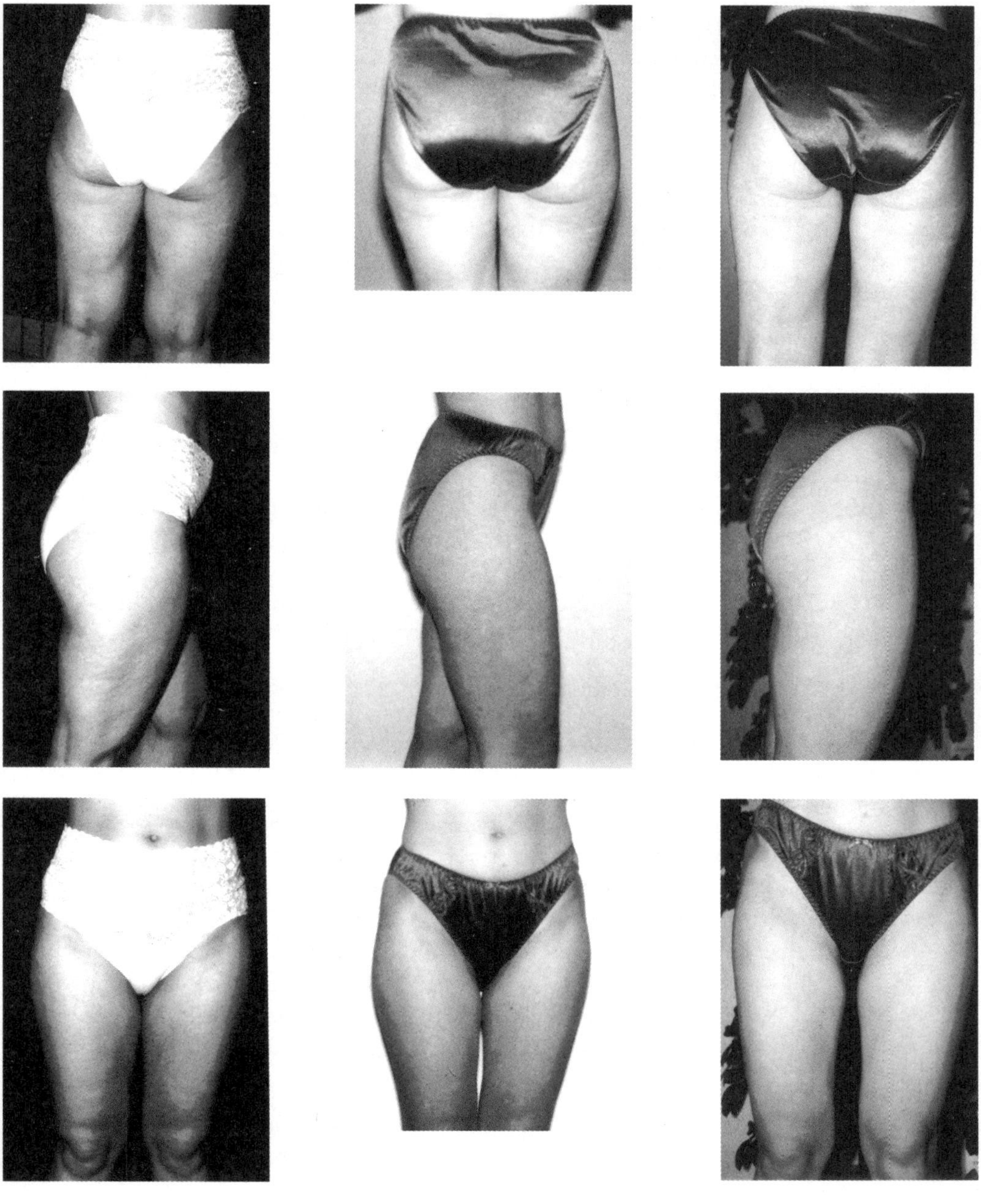

# Körperchemie des Sportlers

**Bei starker Muskeltätigkeit fällt viel Milchsäure an. Würde sie nicht bei starker körperlicher Beanspruchung von dem kolloidalen Bindegewebe aufgenommen, würde der pH-Wert des Blutes unter pH 7 sinken, und der Tod würde eintreten. Die Milchsäure muß mit Mineralstoffen neutralisiert werden. Diese werden am besten präventiv vor dem Sport eingenommen. Nach jeder sportlichen Anstrengung sollte mit basischer Körperpflege eine Entlastung von der Milchsäure über die Haut betrieben werden!**

Auf einer großen internationalen Fitnessmesse haben wir uns im Frühjahr 1997 mit den sportmedizinischen Betreuern eines international renommierten ausländischen Fußballclubs und dem Trainer einer ausländischen Leichtathletik-Nationalmannschaft unterhalten. Beide wollten mit uns über die körperchemischen Belange von Hochleistungssportlern sprechen.

Naturgemäß standen im Mittelpunkt der Dinge das Bestreben nach einer möglichst langen Ausdauer der Sportlerinnen und Sportler und auch das Streben nach dem Erbringen möglichst herausragender sportlicher Leistungen.

Wir eröffnen derartige Gespräche stets mit dem Bericht von dem ersten historischen Test einer von uns entwickelten Badesalz-Rezeptur. Als die erfunden war, ist das Ehepaar Gertrud und Peter Jentschura zu einem außergewöhnlichen Test zu guten Freunden nach Österreich auf Besuch gefahren. Dort geht es in den Alpen gleich hinter der Pension auf die Hütte hinauf. Der Aufstieg dauert ganze vier Stunden. Diesen Aufstieg haben die beiden Jentschura´s bewältigt, oben auf der Hütte eine halbe Stunde gerastet und sind dann wieder hinabgestiegen.

Jeder Freund des Wanderns im Gebirge weiß, daß der Abstieg die Muskeln noch stärker in Anspruch nimmt als der Aufstieg. Nach achteinhalb Stunden waren die beiden Jentschura´s wieder in ihrer Pension und wurden dort erst einmal gehörig ausgeschimpft. So etwas könnten nur unerfahrene Flachlandtiroler machen! Sie würden bald wegen Schmerzen heulen vor unvermeidbar sich einstellenden Muskelschmerzen, ggf. sogar -krämpfen!

Jetzt war die Stunde der Wahrheit nahe. Mangels eines zur Verfügung stehenden Bades bediente sich das Ehepaar Jentschura der Dusche, ließ das Becken randvoll Wasser laufen, gab zwei Eßlöffel des Badesalzes hinein und hat sich dann in dieser Lauge etwa eine Viertelstunde immer wieder die Beine und den Rücken gegenseitig abgerieben. Nach dieser Körperpflege ging es zum Abendessen. Von Schmerzen keine Spur, - nicht am Abend und auch nicht in der Nacht und auch nicht am nächsten Morgen und am Tag!!! Aber unsere Österreicher, die hatten wunderschöne, große, blaue Augen und konnten sich nur wundern.

Kein Wunder, daß sich derartige Dinge mittlerweile bis zu leibhaftigen Fußball-Europameistern und Leichtathletik-Nationalmannschaften herumgesprochen haben!

Dabei ist das Ganze nichts weiter als so einfache wie einleuchtende Körperchemie. Die Milchsäure, die sich bei Hochleistungssportlern in beeindruckend hohen Lactatwerten von bis zu 12 oder sogar 15 Punkten äußert, - normal sind 1,5 bis 2,5, - wird in diesem Bad oder mit derartigen Abreibungen oder auch mit Wickeln, alle von pH 8,5, in Windeseile über die Haut aus den Muskeln gezogen. So kann sich beispielsweise jede Fußballmannschaft in der fünfzehnminütigen Pause ganz schnell wieder fit machen.

Es bedarf dazu nur eines ganz bestimmten Szenarios. Am besten ist natürlich ein großes Planschbecken, in welches sich die 10 Feldspieler sofort stürzen, nachdem sie sich ihrer Trikots und Unterwäsche entledigt haben. Es muß nur hinreichend viel Badesalz in dem Wasser sein, damit sich alle Spieler dort tummeln, immer wieder abreiben und so schnell entsäuern können. Nach 10 Minuten sind sie fit. In der Zwischenzeit können sie sich noch die Anweisungen ihres Trainers für ihr Verhalten und Spielen in der zweiten Halbzeit anhören. Dann wird sich wieder angekleidet, und frisch geht es hinaus in die zweite Halbzeit.

## Radfahrer im Ziel

### Die unterschiedlichen Verläufe und Erholungsphasen der pH-Werte seiner Muskelzellen

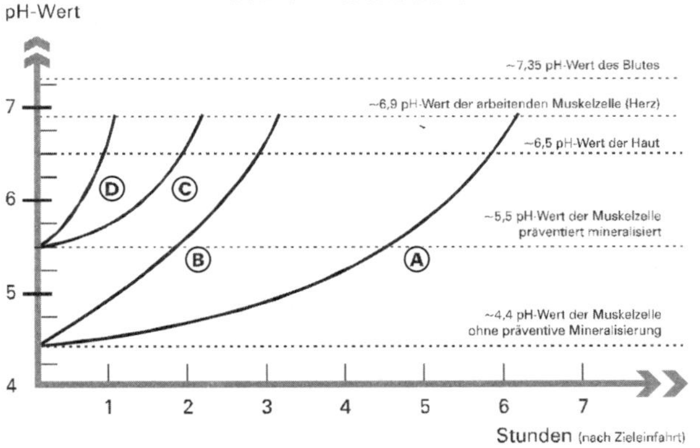


Ⓐ ohne präventive Mineralstoffe, ohne basische Körperpflege in 6 Stunden von pH 4,4 auf pH 6,9

Ⓑ ohne präventive Mineralstoffzufuhr, aber mit nachfolgender basischer Körperpflege in 3 Stunden von pH 4,4 auf pH 6,9

Ⓒ mit präventiven Mineralstoffen, ohne basische Körperpflege in 2 Stunden von pH 5,5 auf pH 6,9

Ⓓ mit präventiven Mineralstoffen und mit basischer Körperpflege in 1 Stunde von pH 5,5 auf pH 6,9

(Hypothese Jentschura/Lohkämper)

Was entsäuernd wirkt, ist das Weltgesetz der Osmose. Es ist für jeden Spannungs- oder sonstigen Potentialausgleich verantwortlich. Wir nutzen den Unterschied zwischen ca. pH 4,5 bis pH 5,5 in den von Milchsäure geplagten Muskelzellen der Sportler und pH 8,5 eines basischen Bades.

Die Erholungsphase kann natürlich noch weiter abgekürzt werden, wenn sich die Spieler rechtzeitig vor Beginn des Spieles reichlich mit geeigneten Mineralstoffen versorgen. Dann sinkt der pH-Wert in der Zelle erst gar nicht unnötig weit ab. Es fällt weniger nicht neutralisierte Milchsäure an, welche die Muskelfasern anätzt und dort bei weiterer starker Be-

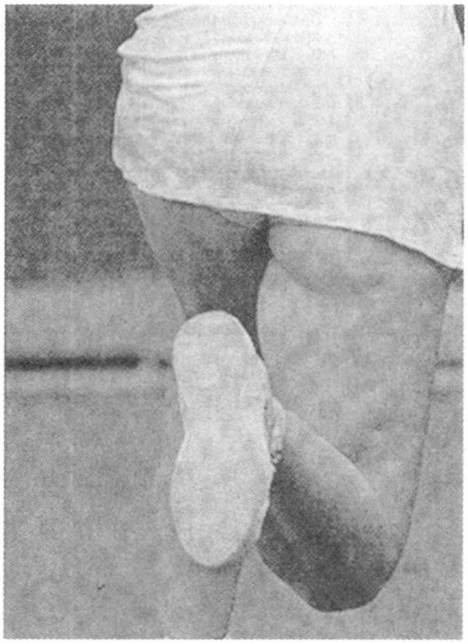

anspruchung ggf. zu kleinen Verätzungen oder sogar Verletzungen des Muskelgewebes führt.

Diese präventive Mineralisierung muß nur wenigstens zwei bis drei Stunden vor der sportlichen Herausforderung eingenommen werden, damit die Mineralstoffe rechtzeitig verstoffwechselt werden und dann zwecks Säureneutralisierung zur Verfügung stehen.

Eine Grafik veranschaulicht, wie die pH-Werte der Muskelzelle entweder mit oder ohne vorherige Mineralisierung des Organismus ins Saure absinken können und wie kurz oder länger Erholungsphasen sein können, wenn danach mit basischen Bädern oder Abreibungen die Haut und Muskulatur entsäuert werden oder nicht.

Es hat also jede Sportlerin und jeder Sportler für sich und natürlich auch jeder Trainer in der Hand, ob er die ihm anvertrauten Schützlinge "sauer trainiert" oder ob er sie mit geeigneten, energiereichen Mineralstoffen ausstattet, um derartiges Mißgeschick zu verhindern. Es liegt in seiner Hand, mit der rechtzeitigen Gabe von Mineralstoffen Muskelschmerzen, Muskelkater, Leistungsabfall und geringe Ausdauer zu vermeiden oder im Umkehrschluß eine gute Kondition, Schmerzfreiheit, hohes Leistungsvermögen und Ausdauer zu bewirken.

Von Prof. Sander wissen wir, daß bei körperlicher Überanstrengung Milchsäure in die kollagenen Fasern des kolloidalen Bindegewebes abgeschoben wird, damit während der Überanstrengungsphase der pH-Wert des Blutes nicht bis auf pH 7 absinkt. Das hätte nämlich den schnellen Tod zur Folge.

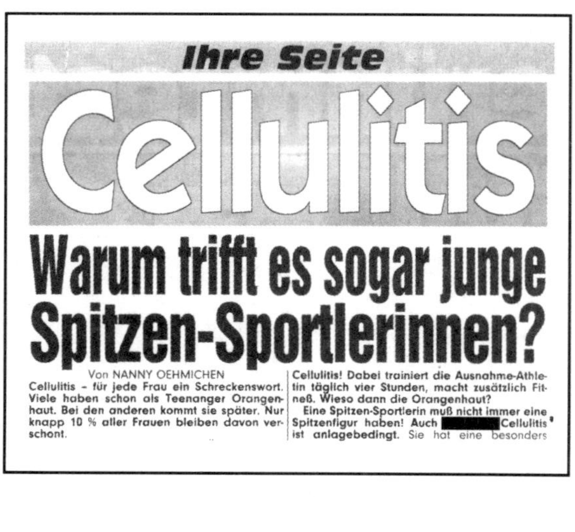

Ihre Seite

Cellulitis

Warum trifft es sogar junge Spitzen-Sportlerinnen?

Von NANNY OEHMICHEN

Cellulitis – für jede Frau ein Schreckenswort. Viele haben schon als Teenanger Orangenhaut. Bei den anderen kommt sie später. Nur knapp 10 % aller Frauen bleiben davon verschont.

Cellulitis! Dabei trainiert die Ausnahme-Athletin täglich vier Stunden, macht zusätzlich Fitneß. Wieso dann die Orangenhaut?

Eine Spitzen-Sportlerin muß nicht immer eine Spitzenfigur haben! Auch [illegible] Cellulitis ist anlagebedingt. Sie hat eine besonders

Es ist diese lebenslange Überfrachtung der kolloidalen Fasern durch Säuren, die uns viel von unserer auch optisch attraktiven Substanz verzehrt. Kollagencremes bringen diese Substanz kaum zurück.

Bei dieser Gelegenheit muß noch einmal auf das Problem des Haarausfalles eingegangen werden. Allen Theorien zum Trotz, daß Erbanlagen oder hormonelle Voraussetzungen der Grund für vorzeitigen Haarausfall sind, sprechen die Köpfe von Fußballern und anderen Hochleistungssportlern eine beredte Sprache, daß es vor allen Dingen die im Übermaß anfallende Milchsäure ist, welche bei Sportlern und auch bei den Bodybuildern den Haarwuchs verzehrt.

Bei den Bodybuildern kommt noch ein Übermaß an Harnsäure aus deren Eiweißkonsum hinzu.

**Haarverlust und Cellulite treten bei Sportlern/innen nicht trotz, sondern wegen zuviel Sport auf.**

Der Haarboden ist und bleibt der für die Säureneutralisierung am schnellsten zur Verfügung stehende Mineralstoffspeicher. Viele Männer haben deshalb Kopfschmerzen, wenn sie sich aus den unterschiedlichsten Gründen Säuren zugezogen haben, ob aus Kaffeegenuß oder aus Überanstrengung, ob aus Streß und Ärger oder irgendwelcher Fehlernährung. Der Körper schickt ihnen die angefallenen Säuren zwecks Neutralisierung mit den Mineralstoffen des Haarbodens in den Kopf. Dort dauern die “Kopfschmerzen“, bis die Säuren neutralisiert sind. Säße das Neutralisierungspotential nicht unter dem Haarschopf sondern im Gesäß, dann hätte der Mensch logischerweise auch dort die Schmerzen.

Sind die Säuren mit den Mineral- und sonstigen Vitalstoffen des Haarbodens verstoffwechselt, dann läßt der Kopfschmerz nach und verschwindet. Aber gleichzeitig sind wieder ein paar Haare zu Schaden gekommen und verschwinden demnächst auch. Es ist wie mit den absterbenden Bäumen auf dem sauren Boden nach dem sauren Regen.

Bei dem Phänomen des Haarverlustes gibt es noch den Unterschied im Stoffwechsel von Mann und Frau zu beachten. Während die Frau in der Lage ist, anfallende Säuren im Blut, in der Lymphe, in der Zellflüssigkeit und in der Plazenta kurzfristig zu speichern, muß der Mann sämtliche anfallenden Säuren sofort selbst verstoffwechseln. Deshalb ist er der Anwärter für frühzeitigen Haarausfall und nicht die Frau!

Wenn Säuren bei Frauen im Übermaß anfallen, werden auch diese überschießenden Säuren geparkt. Das geschieht dann aber nicht mehr im Blut, der Lymphe und in der Plazenta sondern als CELLULITE in den Schenkeln und Hüften, im Bauch und in den Oberarmen. So ist auch die Cellulite ein Säure- und Schlacken-Park-Problem, ein glücklicherweise relativ leicht lösbares! Man muß nur hinreichend viel geeigneten Tee trinken und gelöste Säuren aus vorherigen Cellulite-Schlacken neutralisieren, dann mit dem Trinken von täglich einem Liter Wasser und mit geeigneter Gymnastik hinauspumpen und mit basischer Körperpflege auslaugen.

Bezeichnenderweise wirken Gymnastik und Sport der Cellulite nur dann entgegen, wenn die Schlacken vorher wirkungsvoll gelöst und die gelösten Säuren gleichfalls wirkungsvoll neutralisiert werden. Gymnastik und Sport ohne eine derartige Schlackenlösung und Säureneutralisierung wirken eher noch verschlimmernd bei der Cellulite! Manche Spitzensportlerin kann ein Lied davon singen.

Die Verschlimmerung der Cellulite geschieht deshalb, weil ohne Säureneutralisierung das Säurepotential durch starke körperliche Beanspruchung mit einem extrem hohen Aufkommen von Milchsäure weiter gesteigert wird. Das zu große Säurepotential kann im Blut, der Lymphe, der Zellflüssigkeit und in der Plazenta nicht mehr gespeichert werden. Der Organismus ist jetzt zur Neutralisierung, damit zu Salz- bzw. weiterer Schlackenbildung, gezwungen.

Diesen Wirkmechanismus kennen leider viele junge Sportlerinnen nicht und wundern sich, daß sie bei all ihrem Sport ihre Cellulite nicht verlieren, sondern daß diese ganz im Gegenteil wider alles Erwarten sogar noch zunimmt. Entschlackung ist angesagt! Dazu hat sich der Kräutertee hervorragend bewährt als auch eine vitalstoffreiche, überwiegend vegetarische Kost, zusätzlich energiereiche Mineralstoffe zur Säureneutralisierung. Auch bei der Cellulite ist das konsequente basische Baden zwecks Säureausscheidung durch die Haut von größter Wichtigkeit. Basische Bäder bis zu einer Stunde Dauer und noch länger sind besonders wirkungsvoll.

Im Grunde genommen gelten für die figurbewußte Frau, die unter Cellulite leidet, die gleichen Gesetze wie für den Sportler, bei dem sich die Haare lichten. Beide leiden unter Säuren und aus diesen via Neutralisierung hervorgegangenen Schlacken. Der männliche und der weibliche Organismus verfügen lediglich über unterschiedliche Stoffwechselabläufe.

Die wichtigsten chemischen Lebensaufgaben für beide Geschlechter lauten:

1. Mineralstoff- und vitalstoffreiche Ernährung
2. Vermeidung von zuviel Säuren
3. Schlackenlösung mit Kräutertee
4. Säureneutralisierung mit Basen und energiereichen Mineralstoffen
5. Ausschwemmung mit Wasser
6. basische Körperpflege zwecks Ausleitung von Säuren und Schlacken über die Haut mit basischen Bädern, Abreibungen, Wickeln, Massagen, Spülungen, usw.
7. Remineralisierung mit energiereichen Mineralstoffen

Mit der Erfüllung dieser sieben Aufgabenstellungen läßt sich sowohl für die Gesundheit und Schönheit unserer Sportlerinnen und Sportler als auch für deren Ausdauer und Leistungsfähigkeit viel erreichen.

Zu ihrer Verwunderung wie Enttäuschung haben viele an sich schlanke Sportlerinnen Cellulite. Das gilt besonders für Sportarten wie beispielsweise Handball, Schwimmen, usw., die eine starke und lange dauernde Muskelbeanspruchung mit sich bringen. Die daraus resultierenden Milchsäuremengen überschreiten immer wieder die Speicherfähigkeit von Blut, Zellflüssigkeit und Lyphme und führen deshalb zur Bildung von Celluliteschlacken.

Mit einem einzigen Handgriff wird diese Schlackenbildung ab sofort vermieden. Kaum ist die junge Frau zu Hause, geht sie für 15 bis 30 Minuten in ein basisches Voll- oder Sitzbad und reibt sich alle fünf Minuten mit Waschlappen oder Badebürste die Beine, den Rücken, den Bauch und die Hüften ab. Nach dem Bade hat die Milchsäure den Körper durch die Haut verlassen. Es gibt keine neuen Celluliteschlacken. Es gibt auch keine Muskelschmerzen und keinen Muskelkater mehr.

Für den Fall, daß doch noch Muskelschmerzen und Muskelkater auftreten, gibt es nur eine einzig Erklärung. Dann ist die Badezeit zu kurz gewesen, und es ist nicht intensiv genug gebürstet worden.

Die Entfernung der noch vorhandenen Celluliteschlacken erfolgt mit dem erprobten Dreisprung der Entschlackung: Teetrinken zum Lösen der Schlacken, Neutralisierung der jetzt anfallenden Säuren durch vollwertig-vegetarische Küche bzw. durch energiereiche Nahrungsergänzungsmittel und Auslaugung und Entfernung durch Wassertrinken, basische Bäder, Gymnastik, Massagen, Tiefenwärme, Lymphdrainagen oder weitere sinnvolle Methoden, wie sie viele Kosmetikinstitute, therapeutische Praxen, Schönheitsfarmen, usw. anbieten.

Übrigens sollte nicht nur das intensiv Sport treibende weibliche Geschlecht nach dem Training oder Wettkampf ins basische Bad steigen! Das Gleiche gilt selbstredend für jeden Boxer, Leichtathleten, Fußballer und Jogger männlichen Geschlechtes. Dieses bewahrt sich mit einer derartigen Körperpflege, die dem Organismus die schwer zu verstoffwechselnde Milchsäure nach sportlicher Anstrengung entzieht, seinen Haarschopf. Nicht nur das! Der Sportler bewahrt sich durch die Auslaugung der Milchsäure auch ein Höchstmaß an Leistungsfähigkeit, indem er unnötige Verätzungen seiner Muskelfasern ab sofort verhindert.

Haben Sie schon einmal darüber nachgedacht, was das Wort „ausgelaugt" bedeutet? Es will verdeutlichen, daß hier ein total versauerter Organismus aller seiner Laugen/Basen zwecks Säureneutralisierung beraubt, d.h. ausgelaugt, wurde.

# Verschlackungskrankheiten sind Zivilisatose

**Je nach Veranlagung oder je nach Stärken oder Schwächen von Organen oder Funktionen führen Verschlackungen zu Ablagerungskrankheiten, zu Ausscheidungskrankheiten oder zu Mineralstoffmangelkrankheiten oder aufgrund saurer Hautausscheidungen zu Verpilzungen. Bevor die Säuren und Gifte neutralisiert sind, verätzen sie Zellen, Gewebe, Drüsen, Organe, Kapseln, Gelenke und Funktionen.**

## Ins Gesicht geschrieben!

**Woran erkenne ich, daß, ob oder wie verschlackt ich bin?**

- Haarwuchs geht zurück
- Hautbild fahl und faltig
- Zahnfleisch blutet
- Zähne locker
- Nägel der Zehen und Hände verformt
- Durchblutung der Hände u. Füße gestört
- Augensäcke
- Ausscheidungen
- Mülldeponien auf der Haut
- Wasserretentionen / Ödeme
- Altersflecken

Wie erkennt man nun, daß, ob oder wie verschlackt man ist? Oder wie entmineralisiert?

Gott der Herr ist streng und schreibt es uns ins Gesicht. Haarwuchs und Hautbild, das Zahnfleisch und die Zähne, das Erscheinungsbild der Nägel an Zehen oder Händen sprechen Bände. Das Gleiche tun schlecht durchblutete Hände oder Füße, Säcke unter den Augen, alle möglichen Ausscheidungen durch Häute oder Schleimhäute, Mülldeponien auf der Haut, Wasseransammlungen in den Geweben, Altersflecken, Offene Beine o.ä..

Was macht der Pferdekäufer, um die Gesundheit eines Gaules zu testen? Er schaut sich das Gebiß an. Da gibt es beim erwachsenen und erst recht beim älteren Menschen meistens nur noch die Arbeit des Zahnarztes oder des zahntechnischen Labors zu bewundern, nicht aber dessen eigenes Gebiß. Jedoch können aus diesem Tatbestand hinreichende Schlüsse gezogen werden.

Man schaue sich morgens nach dem Aufstehen im Spiegel an, ohne Gebiß und ohne Brille, ohne Make-up und ohne Perücke. Wer ist das?

Erkennt man diese Person als sich selbst, freut sich, endlich einmal einen hübschen und sympathischen Menschen zu sehen und grüßt mit einem Lächeln in den Spiegel? Oder schaut man sein Gegenüber grießgrämig an und fragt: "Wer sind Sie denn?"

Es ist überhaupt sehr ärgerlich, daß die Natur uns in blanker Boshaftigkeit alles ins Gesicht schiebt, was sie uns sagen und zeigen will. Die tiefen Falten gibt es doch sonst nirgendwo am Körper! Warum hängen die Säcke gerade unter den Augen? Warum ist gerade das Gesicht so verquollen? Warum nicht irgendeine Stelle am Körper, die niemand sieht? Warum erscheinen die Altersflecken gerade im Gesicht und auf den Händen und nicht auf dem Hinterteil?! Warum kommen auch die Aknepickel genau im Gesicht, im Nacken und im Decolleté heraus und nicht auch dort, wo sie niemand sieht?

Warum bilden sich bei besonders hochgradigen Verschlackungen dicke Beulen im Gesicht, die dann möglicherweise als „Krebsnester" diagnostiziert werden, wie wir das bei einem uns bekannten Zeitgenossen vor einigen Jahren erlebt haben. Er war ein mit 49 Jahren vorzeitig verrenteter Fernfahrer, der die letzten zwölf Jahre in ganz Europa Tag und Nacht unterwegs gewesen war. Dabei hatte er sich nach eigenem Bericht mehr oder weniger ausschließlich von schwarzem Kaffee, Bratwürstchen und Pommes frites, mal „weiß" und mal „rot" ernährt, immer phantasievoll wechselnd zwischen Mayonnaise und Ketchup.

**1. Gruppe der Zivilisatose: Mineralstoffraubkrankheiten**

- Karies
- Parodontose
- Osteoporose
- Arteriosklerose
- Krampfadern
- Bandscheibenleiden
- Leistenbrüche
- Haarausfall
- Falten

Mehr als „Verschlackung" war jedoch bei ihm von uns nicht festzustellen. Sie zeigte sich in einer harten, drallen Dickleibigkeit und nicht zu überbietenden Steifheit des Mannes. Er konnte nicht einmal mehr die Zeitung halten. So sehr schmerzten alle Muskeln. Das ganze Gesicht war voll von unappetitlichen, dicken Beulen, welche eine große Klinik im Münsterland als „Krebsnester" diagnostiziert hatte.

Es waren mitnichten Krebsnester. Es waren Schlackendeponien, die der kluge Körper diesem weniger klugen Mann so stumm wie provozierend ins Gesicht geschoben hatte. Wir haben ihm zu einer vorsichtig zu beginnenden und dann immer konsequenter und drastischer durchzuführenden Entschlackung geraten. Er solle sich erst einmal einige Wochen nur vegetarisch ernähren. Über den Tag solle er ein bis zwei Liter Wasser trinken, dazu auch noch Gemüsesäfte, Rote Bete-Saft, Sauerkrautsaft u. a.

Man darf bei derartig hochgradig verschlackten Personen nicht gleich mit ein paar Litern Tee zum Schlackenlösen anfangen, damit der Körper nicht aus Schlackenhalden Säurefluten löst und man plötzlich einen „Schlackanfall" oder Herzinfarkt provoziert!!

Gleich von Anfang an müssen zu der vegetarisch-vollwertigen Ernährung reichlich energiereiche Mineralstoffe aus Nahrungsergänzungsmitteln zwecks Neutralisierung von Säuren in Blut, Lymphe und Zellen zugeführt werden. Gleichzeitig ist mit einer säureableitenden basischen Körperpflege mittels Vollbädern, Fußbädern, Spülungen, Basentrunk, usw. zu beginnen zwecks Neutralisierung von Säuren und Ableitung von Schlacken durch sämtliche Poren und Ausscheidungsdrüsen der Haut.

Nach ein oder zwei Wochen beginnt die eigentliche Entschlackung. Begonnen wird mit einem halben Liter Kräutertee pro Tag zum Schlackenlösen. Dann wird von Woche zu Woche bis auf ca 1 Liter Tee gesteigert. Gleichzeitig werden weiter 1 bis 2 Liter Wasser pro Tag getrunken.

Jetzt lösen sich endlich die Schlacken auch aus den Ablagerungen und werden ausgeschwemmt.

Vorher sind die in den Säften schwimmenden Säuren neutralisiert und als ausscheidungspflichtige Neutralsalze über Niere und Darm ausgeschieden worden.

**2. Gruppe der Zivilisatose: Ausscheidungskrankheiten**

- Akne
- Fußschweiß
- Zahnplaque
- eiterige Mandeln
- Ekzeme
- Furunkel
- Karbunkel
- Neurodermitis
- Allergien
- Schuppenflechte
- Offenes Bein
- Hautjucken
- Hämorrhhoiden

**3. Gruppe der Zivilisatose: Ablagerungskrankheiten**

- Arteriosklerose
- Gallensteine
- Nierensteine
- Blasensteine
- Rheuma
- Gicht
- Arthrose
- Schlaganfall
- Altersflecken
- Zahnstein
- Lipome
- Fibrome

In der eigentlichen Entschlackungsphase des Teetrinkens ist der Konsum von Mineralstoffen tendenziell noch zu erhöhen! Das Gleiche gilt zwecks Säureentlastung auch für die Zahl und die Dauer der Bäder. Jeden zweiten Tag ein basisches Vollbad von anfangs 30 und später 60 bis 120 Minuten Dauer haben wir ihm empfohlen. Dieser Mann hatte praktisch überhaupt keine schlackenfreien Säfte mehr. Deshalb durften diese zu Beginn der Entschlakkung nicht mit weiteren Säuren aus Schlackenlösung überfrachtet werden!

Es sei noch einmal darauf hingewiesen, daß jede Schlackenlösung bedeutet, daß die alte, vormals neutralisierte Säure wieder lebendig gemacht wird, weil die Schlackenlösung eine Trennung des neutralen Salzes in den vorderen mineralischen Bestandteil, beispielsweise Kalzium bedeutet und in den sog. Säurerest, beispielsweise Harnsäure. Da ist sie denn wieder reaktiviert und bedarf durch die tägliche vegetarische Ernährung oder durch die Zuführung von neutralisierungsfähigen Mine-ralstoffen einer erneuten Neutralisierung, um dann als ausscheidungsfähiges Neutralsalz den Körper über die Nieren oder den Darm oder die Haut verlassen zu können, wobei wir den Organismus mit dem stetigen Trinken von klarem, energiereichem Wasser unterstützen.

Über ein Jahr konsequenter Entschlackung und konsequenter basischer Körperpflege hat unser Fernfahrer gebraucht. Dann waren alle ehemals 24 "Krebsnester" verschwunden. Es geht ihm heute gut. Er hat sich einen flotten Sportwagen gekauft und baut gerade ein Ferienhaus an der Ostsee. Seine Rente wird er sicherlich noch 30 oder 40 Jahre beziehen, denn ganz bestimmt laden ihn weder die Schulmedizin noch die Rentenkassen jemals wieder zur Nachuntersuchung vor. So fest ist man von der Unheilbarkeit seiner "Krankheit" überzeugt. Kein Wunder, daß die Krankenkassen von einem Milliardenloch in das nächste fallen, bzw. die Beiträge bis zur Unbezahlbarkeit steigen!

**Die Trinkmenge entscheidet über:**

- die Konzentration von Schlacken in den Körperflüssigkeiten
- die Ablagerung von Schlacken
- die Lösung deponierter Schlacken
- die Verdünnung anfallender Säuren

Je höher der Konzentrationsgrad von Schlacken im Blut, desto mehr Schlacken werden abgelagert. Eine geringe Blutmenge führt zu einem hohen Konzentrationsgrad.

**mehr trinken!**

Unser Fernfahrer hat ein für allemal begriffen, mit welchen Mitteln er sich entschlacken kann und daß dafür ein hohes Maß an Mineralstoffzufuhr notwendig ist. Wenn dieses Wissen Allgemeingut wäre, gäbe es nicht die zahllosen Mineralstoffraubkrankheiten, die allesamt nur deshalb auftreten, weil der tägliche Bedarf an für die Säureneutralisierung notwendigen Mineralstoffen nicht mit der Nahrung aufgenommen wird. So ist der Körper denn gezwungen, dieses Neutralisierungspotential aus den verschiedensten Depots, aus den Schatzkammern unseres Lebens, zu entnehmen. Karies und Parodontose, Osteoporose und der angeblich zu hohe Cholesterinspiegel mit Arteriosklerose sind die Folgen, ebenfalls Krampfadern und Bandschei-benleiden, Leistenbrüche wegen stofflicher Verzehre aus der Haut, Haarausfall wegen Mineralstoffentnahme und Nagelverformungen.

Was geschieht in der Zeit, die der Körper zur Neutralisierung der angefallenen Säuren und Gifte benötigt? In dieser Zeit laufen Vergiftungs- und Verätzungsprozesse. Diese sind oftmals von Schäden an Geweben, Organen, Drüsen und Funktionen begleitet. Wir sehen Krankheiten wie Legasthenie, den Diabetes mellitus, Gastritis, Arthritis, Colitis, auch Parkinson und Alzheimer als Folgen von Vergiftungen und Verätzungen.

Angeblich kommt es beispielsweise bei der Zuckerkrankheit zu dem sog. Jugenddiabetes mit Störungen der Insulinproduktion. Bei weiter fortschreitender Verätzung der Insulin produzierenden Langehans'schen Inseln innerhalb der Bauchspeicheldrüse sinkt die Insulinproduktion, bis sie eines Tages gänzlich ausfällt. Zuerst wird mit Tabletten therapiert, später mit Spritzen. Dabei dreht es sich am Anfang um eine Anregung der Insulinproduktion, später um eine Substitution der nicht mehr zur Verfügung stehenden Insulinmenge. Es gilt jedoch, die Ursachen zu finden und auszuschalten! Die Forschungen der Familie Leisen weisen den Weg. Sie sehen Schwefel, also Schwefelsäure, als ursächlich für die Zuckerkrankheit an.

Ebenso wie die verschiedensten Drüsen zunehmend verätzt werden, so geschieht das gleichermaßen auch mit Kapseln, Organen und verschiedensten Funktionen des Bewegungsapparates, Gehirns, usw. Immer stehen am Anfang Störungen und Schmerzen. Der Körper beantwortet Gift- und Säureangriffe, bei denen die Gefahr von Verätzungen besteht, in aller Regel mit Entzündungen. Er zieht Wasser zur Verdünnung und Blut zum Abtransport an der gefährdeten Stelle zusammen und macht dort gleichzeitig Druck und erhöhte Temperatur, um die Schadstoffe zusammen mit dem Verdünnungswasser durch das Blut abzutransportieren.

Insofern macht es wenig Sinn, aus dick geschwollenen Knien das dort sinnvoll vom Körper plazierte Verdünnungswasser abzuziehen. Damit ist in aller Regel wenig geholfen. Die Ursache muß beseitigt werden! Der Zustrom von Giften, Säuren und Schadstoffen muß beendet werden! Dann kommt es weder zu Verätzungen und zu Vergiftungen noch zu Entzündungen und Schmerzen, auch nicht zur Schlackenbildung. Es ist intelligenter und vor allen Dingen hilfreicher, bei Ödemen viel Wasser zu trinken zu geben, als den Ödemen das Wasser zu entziehen!

Mancher Mensch mag sich nun fragen, warum Ablagerungen von Schlacken überhaupt erfolgen. Warum scheidet der Körper mit seinen zahlreichen Ausscheidungsmöglichkeiten der Haut und des Darmes, der Lunge und der Nieren nicht alle Giftstoffe aus?

Der Körper tut ganz sicher, was er kann. Er drückt die Gifte als Schwefelgase zum Darm hinaus. Er atmet sie als übelriechenden Atem durch die Lunge aus. Gifte und Schlacken gehen durch den Darm und durch die Blase ab. Wir schwitzen Gifte und Schlacken aus oder drücken sie mit dem Fußschweiß hinaus.

Aknepickel befördern Gifte hinaus, ebenso wie Zahnbeläge, eiterige Mandeln, Ekzeme, Furunkel und Karbunkel.

Neurodermitis und allergische Reaktionen können gleichfalls als Ausscheidungsfunktionen oder -versuche gedeutet werden. Erst recht gilt das für das Offene Bein und für alle möglichen Hautablagerungen und Altersflecken, die sich in mehr oder weniger starker Dicke im Alter auf der Haut zeigen.

Warum jedoch waren die Schlacken, die in den Fett- oder Bindegeweben, in den Muskeln oder Organen abgelagert wurden, aus den verschiedensten Gründen nicht mehr hinauszuschaffen?

**4. Gruppe der Zivilisatose: Verätzungen Vergiftungen**

Legasthenie
Diabetes mellitus
Gastritis
Colitis
Parkinson
Alzheimer
Arthritis u.a.
Crohn
Bechterev

Einer dieser Gründe ist die von Prof. Manfred von Ardenne erforschte Nierensperre. Diese bedeutet, daß die Nieren des Menschen nur in der Lage sind, Flüssigkeit bis zu einem pH-Wert von 4,4 bis maximal pH 4 auszuscheiden. Bei Säurewerten darunter, also noch saurer, würde sich das Nierengewebe selbst verätzen, was es klugerweise nicht tut. Ergo werden Mineralstoffe zu Hilfe genommen, um überschießende Säuren zu neutralisieren. Auch die Ausscheidungsfähigkeit der Nieren betreffend diese Neutralsalze hat ihre Grenzen.

Bei der Ablagerung von Salzen läuft es wie mit dem Zucker in der Kaffeetasse. Ein Löffel mag sich rückstandslos lösen. Den zweiten oder dritten Löffel finden wir zum größten Teil nach dem Austrinken des Kaffees ungelöst auf dem Boden der Tasse. Jegliche Flüssigkeit ist in der Lage, eine ganz bestimmte Menge von Stoffen in Lösung und in der Schwebe zu halten. Wird dieses ihr mögliche Maß überschritten, sinken die Schwebstoffe zu Boden - ob in der Kaffeetasse oder im menschlichen Körper.

Logischerweise schlagen sich diese Schlacken dann dort nieder, wo beispielsweise physikalische Ursachen dafür vorliegen. Das ist z.B. in den Händen und in den Füßen der Fall. Dort haben wir eine Situation, wie wir sie bei dem Krümmer vorfinden, der unter jedem Spülbecken angebracht ist. Dort bleiben auch die Schlacken liegen. Exakt solche Krümmer sind die Zehen oder die Finger bzw. die Füße oder die Hände. Außerdem ist es dort meistens am kältesten, auch ein Grund, ein thermischer, daß sich dort Schlacken niederschlagen. Das gilt natürlich auch für die Kniegelenke.

Ein weiteres Kriterium gilt es zu bedenken. Das ist die TRINKMENGE! Eine geringe Trinkmenge von vielleicht 1 Liter Flüssigkeit pro Tag führt sowohl zu einem geringen Flüssigkeitsdurchsatz als in aller Regel auch zu einer geringen Flüssigkeitsmenge im Organismus. Es sei denn, er greift in seiner Verzweiflung aufgrund hochgradiger Verschlackung zum Mittel der Wasserzurückhaltung zwecks Säureverdünnung. Dann beklagen selbst Personen, die kaum etwas trinken, eine übermäßige Fülle von Wasser in ihrem Körper!!!

Er hält es zwecks Säureverdünnung zurück. Diese Menschen brauchen nur tagelang basische Bäder zu nehmen, ihre Körper zweimal am Tag mit dem Basentrunk alkalisch zu durchfluten, jeden Tag ein bis eineinhalb Liter Wasser zu trinken und sich reichlich mit Mineralstoffen zu versorgen, dann geht in aller Regel das Wasser literweise ab, ob per Schwitzen oder über die Nieren!

Wir unterscheiden deshalb die „Fettdicken“ und die „Wasserdicken“. Ganz sicher gehört die Mehrzahl der Übergewichtigen zu den „Wasserdicken“. Ihre Körper halten Wasser zwecks Säureverdünnung zurück. Sie sind insofern wandelnde Ödeme.

Denken wir zurück an unsere Kaffeetasse mit dem nicht gelösten Zucker! Rein rechnerisch ist die Schlackenkonzentration natürlich dort besonders hoch, wo die Flüssigkeitsmenge gering und der Flüssigkeitsdurchsatz schwach ist. Wir sehen, wie wichtig es ist, immer hinreichend viel zu trinken, die Flüssigkeitsmenge und den Flüssigkeitsdurchsatz hoch zu halten und damit die Schlackenkonzentration rein rechnerisch niedrig. Auch so wird die Ablagerung von Schlacken entweder gefördert oder verhindert. Man trinke also in Zukunft zu seiner bisher normalen Trinkmenge, egal aus welchen Flüssigkeiten sich diese zusammensetzt, zusätzlich etwa ein Liter klares Wasser pro Tag. In aller Regel geht energetisch verbessertes ungekochtes, weiches Leitungswasser in Ordnung.

Es mag dann noch Verschlackungen am Ort seelischer Verlustgeschehen geben. Man sagt ja nicht zu Unrecht: Ihm oder ihr ist etwas auf den Darm, auf den Magen, auf die Galle oder auf die Nieren geschlagen.

Die bekanntesten Ablagerungskrankheiten sind die Steinleiden der Gallensteine, Nierensteine, Blasensteine und der Zahnstein. Auch das Rheuma, die Arteriosklerose, die Gicht und die Arthrose gehören dazu, ebenso wie großflächige Kalkanlagerungen an Knochen, von denen in letzter Zeit immer häufiger berichtet wird. Hier scheint ein drastischer Magnesiummangel zugrundezuliegen. Man sollte betroffenen Personen entsprechend raten, die Magnesiumzufuhr mit geeigneten Präparaten drastisch zu erhöhen, wie natürlich die Mineralstoffzufuhr allgemein.

Wir haben festgestellt, daß sich Schlacken vorzugsweise in den Fingern und Händen, in den Zehen und Füßen niederschlagen. Dort führt die Verschlackung dann zu "dichten, sauren Zellen". Diese wiederum säuern das vorbeifließende Kapillarblut an, solange es denn überhaupt noch fließt. Diese Ansäuerung führt im Blut zu einer Versteifung, schlimmstenfalls zu einer Erstarrung der roten Blutkörperchen. Diese großen Blutkörperchen haben eine Scheibenform und den dreifachen Durchmesser der engen Kapillargefäße. Sie können diese bei dem normalen pH-Wert des Blutes von pH 7,35 ohne weiteres passieren, weil sie sich schlank machen und quasi in Geschoßform durch die Kapillargefäße rutschen. Sie bringen so Sauerstoff und alle von der Zelle benötigten Nährstoffe heran. Treten in der Zelle jedoch pH-Werte von unter 6,6 oder sogar 6,4 auf, dann werden die Erythrozyten immer steifer. Wir sprechen von einer sog. Säuresteife oder bei noch niedrigeren pH-Werten von einer Säurestarre, so daß sie die Kapillargefäße nur noch mit Mühe oder später gar nicht mehr passieren können.

## Zu hoher Blutdruck

Verschlackung führt zu „dichten", sauren Zellen
- führt zu Schlacken in Fingern und Füßen
- führt zu angesäuertem Kapillarblut
- führt zu Erythrozytensteife
- führt zu Durchblutungsstörungen
- führt zu erhöhtem Blutdruck

Bevor das jedoch der Fall ist, macht der Körper erst einmal "Druck". Er erhöht physikalisch den Blutdruck und schiebt die unelastisch werdenden oder gewordenen Roten Blutkörperchen zwangsweise durch die Kapillargefäße. Insofern ist oftmals der angeblich "zu hohe Blutdruck" eine ebenso sinnvolle Maßnahme des Körpers wie der gleichfalls angeblich "zu hohe Cholesterinspiegel".

Sinkt der pH-Wert der Gewebe jedoch noch weiter ins Saure, also in Richtung pH 6,2, dann werden die Erythrozyten absolut steif, und es wäre ein totales Verhängnis, würde der hohe Blutdruck entweder aufrechterhalten oder sogar noch weiter erhöht. Prompt sackt er scheinbar grundlos und plötzlich ab. In den meisten Fällen dürfte auch das wiederum eine höchst sinnvolle Maßnahme sein, um Thrombosen, Embolien, Herzinfarkte oder Schlackanfälle zu vermeiden.

Es scheint sinnvoll, Anomalien des Blutdruckes zuerst immer in Zusammenhang mit erreichten Verschlackungsgraden zu sehen! Oftmals normalisiert sich ein hoher Blutdruck innerhalb von Wochen nach einer Fastenkur oder einer wochen- oder monatelangen konsequenten Entschlackung. Logischerweise normalisiert sich über den gleichen Weg einer konsequenten Entschlackung oft auch der niedrige Blutdruck.

Manchmal wird Patienten mit diagnostiziertem hohem Blutdruck geraten, den Konsum von Kochsalz drastisch zu reduzieren oder sogar einzustellen. Wir können dieser Sicht der Dinge nichts Positives abgewinnen. Das Kochsalz ist die chemische Achse des Lebens, ersprießen aus ihm und dem Wasser doch die beiden chemischen Gegenspieler, die unseren Säure-Basen-Haushalt bestimmen, die Salzsäure und das Natron im Magen, in der Gallenflüssigkeit und im Bauchspeichel. Logischerweise liegen diese beiden chemischen Zentren, der saure Magen und die basische Leber/Galle und die Bauchspeicheldrüse dicht beieinander, um in enger Korrespondenz und Wechselwirkung die chemische Balance zwischen Säure- und Basenfluten zu gewährleisten.

Diese chemische Balance des Fließgleichgewichtes zwischen Säure und Base beobachten wir vielerorts in unserem Körper und Organismus. In diesem sind die Muskelzellen schwach sauer, wobei als Beispiel die Zellen der Herzmuskulatur dienen sollen mit ihrem pH-Wert von 6,9.

Unser Blut ist schwach basisch mit einem pH-Wert von 7,35, während die Schatzkammern unseres Lebens, die Schleimhäute und Haare, die Gefäße, Nägel, Sehnen, Knorpel, Kapseln und Knochen basisch sind mit einem pH-Wert von ca. 8,1.Vor allem halten sie die für jede Säureneutralisierung notwendigen basenbildenden Mineralstoffe vorrätig.

In der Balance zwischen sauren und basischen Werten befindet sich auch unser ganzer vom Mund bis zum Anus reichender Verdauungsschlauch. Mund und Speichel sind annähernd neutral und der Magen sauer. Der Dünndarm mit seiner basischen Einspeisung von Gallenflüssigkeit und Bauchspeichel ist wieder basisch und der Dickdarm ist samt der Ampulla recti wieder mehr oder weniger neutral, nachdem sich Salzsäure und Natron in etwa neutralisiert haben.

So wie diese beiden Gegenspieler, die Salzsäure und das Natron, in Harmonie unseren funktionierenden Chemismus zentral steuern, so bilden zwei ganz einfache Chemikalien die chemische Basis unseres Lebens, - das Kochsalz und das Wasser. Wie könnte es auf Erden auch anders sein, auf einem Planeten, der zu zwei Dritteln vom Salzwasser bedeckt ist und wo Sauerstoff, Natrium und Chlor die bestimmenden Chemikalien im Meerwasser sind?!

Vielleicht interessieren Sie einige pH-Werte unseres menschlichen Chemismus.

Der Magensaft liegt bei pH 1,8 bis 1,5; die Nierensperre bei pH 4,4 bis 4,0.
Der Herzinfarkt tritt ein, wenn der pH-Wert der Herzmuskelzellen auf 6,4 oder sogar bis auf 6,2 hinuntersinkt.
Der Herzmuskel arbeitet bei einem pH-Wert von ungefähr 6,9.
Der Morgenurin schwankt bei den Menschen im Schnitt zwischen 5,0 oder 5,5 bis 7,0.

Der durchschnittliche pH-Wert der Bindegewebe liegt bei 7,1 bis 7,25, derjenige des Blutes bei 7,35 bis 7,45.

Speichel sollte oder könnte basisch sein mit Werten um 7 bis 7,2. Diese Werte werden aber selten erreicht. Heute gilt ein pH-Wert von 6,5 des Speichels als normal. Der Bauchspeichel hat einen pH-Wert von 8,3, die Gallenflüssigkeit von pH 8,8.

Immer wieder versuchen Menschen, den Zustand ihrer Gesundheit mit Messungen der pH-Werte ihres Urins festzustellen. Das ist ein außerordentlich schwieriges Unterfangen.

Die Werte laufen zwischen Mann und Frau drastisch auseinander. So hatten wir vor Zeiten den Besuch eines jungen Mannes, der gerade an der Messung seiner eigenen pH-Werte des Morgenurins und desjenigen seiner Ehefrau verzweifelt war. An dem Morgen seines Besuchstages hatte er selber bei sich pH 5,0 und bei seiner Ehefrau 7,0 gemessen. Dabei hatten sie doch am Vortage annähernd das Gleiche getan und gegessen?!

Bis auf den Umstand, daß er am Vorabend wieder einmal ein paar zig Kilometer auf dem Rennrad gesessen hatte. Logisch für uns, daß am nächsten Morgen die Milchsäure aus dieser übertriebenen Muskeltätigkeit den pH-Wert seines Urins drastisch ins Saure nach unten drückte. Wir haben ihm dann auf den Kopf zugesagt, daß seine Ehefrau sicherlich gerade ihre Monatsblutung gehabt hätte und deshalb diesen göttlichen Wert von 7,0 erreicht habe. So war es!

An dem pH-Wert des Urins dieser jungen Frau mag man sehen, welcher pH-Wert als ideal für den Morgenurin anzusehen ist. Es sind Werte zwischen 6,8 und 7,1. Bei Babys werden Werte über 8 gemessen, nachdem das Neugeborene monatelang in dem basischen Fruchtwasser der Mutter mit optimal pH 8,5 gelegen hat.

**Organische und anorganische Säuren zwingen zum Mineralstoffraub zwecks Säureneutralisierung mit der Folge von:**

**Mangelkrankheiten**

| | | |
|---|---|---|
| Chrom | = | Diabetes |
| Fluor und Kalzium | = | Karies |
| Jod | = | Kropf |
| Molybdän | = | Wachstumsstörungen, Unfruchtbarkeit |
| Kobalt | = | Anämie |
| Zink | = | Haarausfall |
| Kupfer und Eisen | = | Blutbildung mangelhaft, geschwächtes Immunsystem |

Natürlich kann man mit dem Trinken von beispielsweise Natronwasser seinen pH-Wert manipulieren und sonnt sich dann schnell im Glanze hoher pH-Werte. Damit ist nicht viel geholfen. Schlackendepots werden so nicht aufgelöst!

Andererseits dürfen niedrige, also sehr saure pH-Werte des Urins während einer Fasten- oder Entschlackungskur nicht wundern! Wenn viele Schlacken und Säuren den Körper verlassen, tun sie das natürlich auch über die Nieren und somit über den Urin. Aber saurer, als es die Nierensperre mit Werten zwischen 4,4 und 4,0 zuläßt, wird und kann der Urin den Organismus nicht verlassen. Saure

Urinwerte zeigen also immerhin an, daß jetzt Säuren und Schlakken den Körper via Urin verlassen.

Während jeder Entschlackung ist es angezeigt, in der ersten Zeit den Morgenurin mit Teststreifen auf die eingetretenen pH-Werte zu messen. Werte unter pH-5,5 sollten vermieden werden! Unterhalb dieser Schwelle besteht Verätzungsgefahr für den Organismus. Sollte der pH-Wert von 5,5 unterschritten werden, sollte die betreffende Person entweder die Schlackenlösung reduzieren oder die Neutralisierung und Ableitung verstärken.

**Bittere Arznei ist basische Arznei**

Das bitterste Kraut ist das basischste Kraut: Tausendgüldenkraut

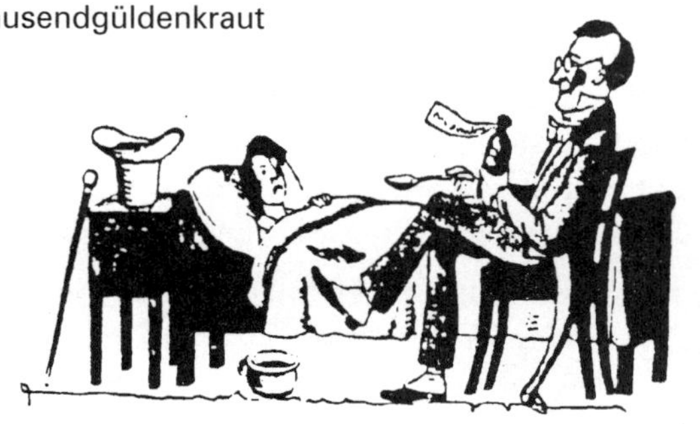

Medikamente sind oftmals sauer, z.B. Acetylsalizylsäure

Die Schlackenlösung vermindern heißt, die Trinkmenge von Kräutertee um ein Viertel oder die Hälfte der bisherigen Menge zu drosseln oder gleichermaßen mit der Einnahme lösender homöopathischer Potenzen oder gleichermaßen mit der bisherigen Einnahmemenge von Obstessig zu verfahren. Die weggelassenen Trinkmengen ersetzt man durch Gemüsesäfte. Die Trinkmenge von Wasser ist zu erhöhen.

Will man jedoch weiterhin konsequent und viel lösen, sollte man bei dem Erreichen von pH-Werten des Morgenurins unter pH 5,5 die Menge der bislang eingenommenen neutralisierenden Mineralstoffe verdoppeln oder verdreifachen, auf alle Fälle aber merklich erhöhen.

Gleichzeitig sind mehr basische Fuß- und Vollbäder zu nehmen als bisher, um das Übermaß an gelösten Säuren via Haut auszuscheiden.

Die unterschiedliche Stoffwechsellage von Mann und Frau, die Unterschiede in der Ernährung und in dem Verschlackungsgrad von Mensch zu Mensch sind so vielfältig, daß es noch niemandem gelungen ist, eine schlüssige Theorie betreffend die Urinwerte aufzustellen. Jeder mag hier seinem eigenen Instinkt folgen, und niemand sollte einen Großteil seines Tages damit zubringen, daß er von morgens bis abends Urinwerte, Cholesterinwerte, Leberwerte, Blutdruckwerte, usw., usw. mißt oder messen läßt. Wir ersticken mittlerweile in unzähligen Möglichkeiten zahlloser Diagnosen, während die Therapiemöglichkeiten auf einem absolut kläglich niedrigen Niveau verharren.

Früher gab es von Onkel Doktor basische Arznei. Heute gibt es die „Säurepeitsche" mit beispielsweise Schmerztabletten, welche Acetylsalizylsäure enthalten.

Bittere Arznei war immer basische Arznei. Das lehrt uns das Tausendgüldenkraut, welches gleichzeitig das bitterste, aber auch das basischste Kraut ist. Zu ihm greift der Mensch erst, wenn es ihm ganz elend ist, es für ihn also "bitterernst" geworden ist.

Zusammen mit unseren bitteren Heilkräutern Tausendgüldenkraut und Wermut, Schafgarbe, Löwenzahn und anderen gehören unzählige weitere Kräuter zu unseren wichtigsten Mineralstofflieferanten. Das Gleiche gilt für unsere Gemüse und Salate, unsere Samen und Nüsse, wie gleichfalls sonnenreifes Obst und sonnenreifes Korn. Alles das jedoch kommt ebenso wie Muße, Muse und Liebe, wie basische Bäder, wie Licht, Luft und Wasser in unserer modernen Ernährung und Lebensweise zu kurz.

Ein besonders hoher Grad von Verschlackung oder auch von Vergiftung wird an einem ganz bestimmten Symptom sichtbar, an den Hämorrhoiden. Hämorrhoiden sind ein Notventil zum Ablassen von Schlacken, welche die Leber nicht verarbeiten kann. Die Ursache dieser oftmals platzenden Blutgefäße im After ist ein Pfortaderrückstau.

Der Andrang von Schlacken und Giften zur Leber ist in diesem Falle so groß, daß sie praktisch "Schlange stehen", um in der Leber verstoffwechselt zu werden. Die Warteschlange reicht von der Leber bis zum After. In dieser Schlange warten Milliarden von Schlacken- und Giftmolekülen auf ihre Verarbeitung.

Wenn die Situation für den Körper chemisch noch beherrschbar ist, dann juckt und zwickt es zwar, aber die Hämorrhoiden platzen nicht auf. Wird die Stoffwechselsituation jedoch bedrohlich und ist für die Leber nicht mehr beherrschbar, dann ist der Pfortaderrückstau so drastisch, daß die Hämorrhoiden platzen und verschlacktes, versauertes und vergiftetes Blut abfließt.

Man kann sicher sein, daß man grundsätzlich nur verschlacktes Blut verliert. Sobald das verschlackte Blut hinaus ist, hört der Blutstrom auf!

Das Törichteste, was man mit Hämorrhoiden machen kann, ist, diese zu veröden. Trotzdem tun es manche Chirurgen und versündigen sich damit an ihren Patienten. Deren einzige Rettung vor totaler Vergiftung mit möglicherweise bald folgendem Herzinfarkt oder Schlaganfall ist das „Offene Bein". Hoffentlich geht es auf, bevor die bald auf's äußerste angeschwollene Pfortader platzt und der Mensch an inneren Blutungen unter unsäglichen Schmerzen stirbt.

In aller Regel sind Hämorrhoiden die „Menses des Mannes". Sie werden mitnichten durch Verödung geheilt. Auch bei Hämorrhoiden hilft nur die konsequente Bestandsaufnahme der Verursacher von Säuren und Schlacken, deren disziplinierte Weglassung oder Reduzierung, dann eine vegetarische und vor allen Dingen mineralstoffüberschüssige Ernährung und eine konsequente Entgiftung des Körpers.

Bei dieser Entgiftung sollte konsequent für etliche Wochen auf das Trinken schlackenlösender Tees verzichtet werden. Dieser verschlackte und vergiftete Körper darf anfänglich nicht mit weiteren Säuren aus Schlackenlösung überfrachtet werden. Die Leber wird ohnehin schon mit den angefallenen Säuren und Schlacken nicht fertig!

Bei Hämorrhoiden wird zuerst wochenlang mit vegetarischer Ernährung und der reichlichen Zuführung energiereicher Mineralstoffe neutralisiert und mit ein bis zwei Litern Wasser ausgeschwemmt. Parallel wird konsequent mit ausgiebigen basischen Bädern und Fußbädern und basischen Leberwickeln die Entgiftung via Haut unterstützt.

Über den Tag werden Leitungswasser, Gemüsesäfte oder stilles Mineralwasser getrunken. An Säften eignen sich besonders solche von Mariendistelkraut, Löwenzahn und Artischocke. Es wird immer etwa die Menge eines Likörglases in ein Glas mit Wasser gegeben.

Die Hämorrhoiden läßt man platzen und ausbluten, so kräftig es geht. Ist der Körper erst einmal auf dem guten Wege der Säureneutralisierung und Schlackenausscheidung, und unterbleiben weitere Zuführungen aus Genußmitteln, Umweltgiften, o. ä., dann hört das Bluten der Hämorrhoiden sehr schnell auf. Körperliche Anstrengungen, Fitness, Jogging und Bodybuilding sind als Verursacher unerwünschter Milchsäure zu unterlassen. Mit derartigen Maßnahmen werden vom Körper bislang sinnvoll deponierte Schlacken und Gifte unnötigerweise aufgerührt und belasten den Stoffwechsel.

Hämorrhoiden werden hin und wieder auch bei Frauen nach der Geburt eines Kindes beobachtet. Wie kommt es dazu?

Nach unserem Verständnis von Körperchemie hält der weibliche Organismus während der Schwangerschaft Säuren, Schlacken und Gifte zurück, welche die Plazenta nicht passieren können, so daß die Frau während der Schwangerschaft möglicherweise einen gewissen Rückstau von Giften und Schlacken erleidet. Der ist sicherlich desto größer, je mehr sie während der neun Monate ihrer Schwangerschaft körperchemisch mit der Einnahme von Genußmitteln "sündigt" und desto weniger sie sich in basischen Bädern dieser Gifte und Säuren entledigt.

In aller Regel treten die Hämorrhoiden nach der Schwangerschaft besonders stark oder überhaupt vor der nächsten bzw. wieder ersten Regelblutung auf. Es ist diese Besonderheit im Stoffwechsel der Frau, Säuren und Schlacken im Blut zurückzuhalten, in der sicheren Erwartung, daß mit der nächsten Regel eine generelle Reinigung der Körpersäfte erfolgen wird.

Wir haben gesehen, daß die lebenslange Verschlackung und Vergiftung unserer Körper zu den unterschiedlichsten Erscheinungsformen führen kann. Die wichtigsten davon sind sicherlich die Mineralstoffverzehrskrankheiten, die verschiedenen Verschlackungskrankheiten, die Ausscheidungskrankheiten und die Verätzungskrankheiten. Möglicherweise sind für diese zu beobachtende Verschiedenartigkeit nicht nur die von Mensch zu Mensch unterschiedlichen Veranlagungen, Typen, Organschwächen oder -stärken verantwortlich, sondern auch die unterschiedlichen Charaktere der Säuren, die zusammen mit Mineralstoffen und Spurenelementen die Schlacken bilden. Vielleicht gehen wir noch einen Schritt weiter und orientieren uns am Charakter der Halogene, welche die Säuren bilden, z.B. Chlor und Schwefel.

Nehmen wir als erstes Beispiel das Chlor, die Mutter der Salzsäure. Das Phänomen der Chlorakne weist uns den Weg. Das Chlor ist ein expansives Gas. Dieser expansive Ausbruchs- und Ausdehnungscharakter bleibt über die Säure bis in die Schlacke erhalten und führt logischerweise nicht zu Chlorsteinen sondern zu Chlorakne!

Ähnlich verhält es sich mit dem Schwefel und der Schwefelsäure, mit dem Salpeter und der Salpetersäure. Ganz offensichtlich gibt es in der Natur "Ausbruchselemente". Diese finden wir in Vulkanen wie in Pickeln oder Furunkeln.

Ebenso gibt es "Sediment-Elemente", die sich niederschlagen und im Körper Schlacken und Steine bilden. Dazu gehören sicher die Oxalsäure, die Gerbsäure, die Harnsäure, möglicherweise auch die Ameisen- und die Essigsäure. Vieles auf diesem Forschungsfeld ist noch Hypothese. Auf alle Fälle wartet hier ein wichtiges Gebiet der Körperchemie auf seine wissenschafliche Erforschung.

**Wahrnehmungs-verhinderungen:**

- Schmerzmittel
- blutdrucksenkende Mittel
- cholesterinsenkende Mittel
- fiebersenkende Mittel
- Antibiotika
- Morphine
- Kortikoide
- u.a.

Wir haben gesehen, daß unser derzeitiger Wissensstand über die modernen Zivilisationskrankheiten im Grunde genommen recht beachtlich ist. Wir wissen, wie sich unsere Körper verzehren. Wir wissen, wie unser Organismus verschlackt. Und wir spüren die Schmerzen, die aus Verätzungen und Stauungen resultieren. Aber die meisten Menschen hören nicht auf diese Signale. Diese richtig zu deuten und aus dieser Deutung die richtigen Schlüsse zu ziehen, hieße nämlich, von den schönen Genüssen dieser schönen Zeit Abschied zu nehmen und viele Ernährungs- und Verhaltensweisen zu ändern. Das unterbleibt sehr oft.

Statt dessen wird das praktiziert, was wir „Wahrnehmungsverhinderung“ nennen. Der Mensch greift zu Schmerzmitteln, zu fiebersenkenden Mitteln oder zu Antibiotika. So schreiten die Verschlackungen und Stauungen ungehindert fort. So wird der vom Körper sinnvoll erhöhte Blutdruck ebenso widernatürlich gesenkt wie der sinnvoll erhöhte Cholesterinspiegel. So werden entzündliche Herde nicht saniert, sondern sie gedeihen zum Zentrum chronischer Krankheiten.

Am Ende werden die Schmerzen schlimmer und schlimmer, bis zu Morphinen gegriffen wird. Das kann der Weg zur Gesundheit nicht sein!

Insofern ist die Überwindung der z. Z. praktizierten Wahrnehmungsverhinderungen auch eine Aufgabe, um in Zukunft mehr Gesundheit unter den Menschen zu bewirken.

# Körperchemie vom Mund bis zum Anus

**Der Verdaungstrakt des Menschen ist ein langer Schlauch. Er reicht vom Mund bis zum After und ist auf diesem Wege im Wechsel basisch und sauer. Aus ihm ernährt sich die Stofflichkeit des Menschen.**

Der Kummer beginnt bereits im Munde. Nicht nur, daß der Speichel unserer Zeitgenossen nicht mehr basisch genug ist. Es wird auch zu wenig gekaut und obendrein nicht lange genug. Das führt zum einen zu einer unzureichenden Zerkleinerung der Speisen und zum anderen zu einer mangelhaften basischen Durchmischung mit Speichel. Wir sprechen von einer mangelhaften Mundverdauung.

Bekanntermaßen pendelt der Chemismus des Menschen zwischen Säure und Base.

Im gleichen Wechsel reihen sich basische und saure Abschnitte in unserem Verdauungstrakt, der chemischen Achse unseres Lebens, vom Mund bis zum After aneinander. Der Mund ist basisch, der Magen ist sauer, der Dünndarm wieder basisch, der Dickdarm sauer und am Anus sollten wir chemisch neutral sein.

Wie verhält es sich mit unserem Speichel? Bei wem ist der noch basisch? Messen wir unseren Morgenspeichel, so kommen wir auf erschreckende Werte. Nehmen wir ein Beispiel, gemessen beim morgentlichen Ölziehen: Nach 10 Minuten Ölziehen hat die Emulsion aus einem Eßlöffel Sonnenblumenöl und dem Morgenspeichel einen pH-Wert von 6,5, also eindeutig sauer. Nach dem Ausspeien der Emulsion wird mit Wasser nachgespült. Die Spüllösung aus Speichel und Leitungswasser hat einen noch saureren pH-Wert von 6,0! Das Leitungswasser selbst hat einen gemessenen pH-Wert von 7, ist also exakt neutral.

Somit haben wir einen weiteren Beweis, daß es sich bei der sog. PLAQUE keineswegs um Zahnbeläge handelt, die aus Rückständen von Süßwaren, Genußmittelkonsum, Cola-Getränken, o. ä. herrühren, sondern es handelt sich dabei um saure Ausscheidungen, die nachts

**Die Entstehung der ernährungs- und verhaltensbedingten, modernen Zivilisationskrankheiten**

(nach Peter Jentschura und Josef Lohkämper)

- Genüsse, Fehlverhalten, Fehlernährung
- mangelhafte Mundverdauung
- übervolle Mägen/Zwerchfellhochstand
- mangelhafte Magenverdauung
- Gärung im Dünndarm
- Fäulnis im Dickdarm
- Blähungen
- Bildung organischer und anorganischer Säuren
- Bildung „saurer" Salze
- Mineralstoffraubkrankheiten
- Stuhlverstopfung
- saure Ausscheidungen
- Drüsenverätzungen
- Funktionsverätzungen u.a. Verätzungen
- Ablagerungskrankheiten
- Ausbruchskrankheiten
- Pilzkrankheiten
- psychische Probleme/Lernstörungen
- Zivilisatose

aus den Zahnfleischtaschen quellen und die Zähne von unten her überziehen. Diese Herkunft ist bei Inaugenscheinnahme der Zähne exakt zu sehen. Insofern ist das Putzen der Zähne am Abend oder wiederholt über den Tag natürlich nichts als blanke und gleichermaßen schädliche Augenwischerei!

Hilfreich sind ausschließlich die Umstellung auf eine mineralstoffüberschüssige Kost mit möglichst hohen Anteilen von Gemüse und Kräutertees und gleichfalls natürlich die konsequente Lösung bereits vorhandener Schlacken und deren Ausleitung. Nur so bekommen wir wieder basischen Speichel mit pH-Werten zwischen 7 und 7,3.

Der optimale Wert lautet pH 8!

Weil die Nahrung wenig gehaltvoll an Vitalstoffen, Fermenten, Enzymen, Vitaminen und energiereichen Mineralstoffen ist, wird viel zu viel gegessen. Der Mensch hat unentwegt Hunger, weil ihm wichtige Stoffe fehlen. Dabei fehlen sie ihm nicht der Menge nach, sondern in der notwendigen energiereichen Qualität!!

Das viele Essen jedoch führt zu übervollen Mägen und einer mangelhaften Magenverdauung. Das deshalb, weil seit undenklichen Zeiten pro Magenfüllung eine ganz bestimmte Menge von Magensäften zur Verfügung gestellt wird. Die Welt war unendliche Zeiten lang relativ arm, und es gab wenig zu essen. Da bedurfte es keiner massenweisen Ergüsse von Magensäften. Die wären jetzt aber plötzlich zur Verstoffwechselung der großen Hamburger und anderer "Delikatessen" nötig. Obendrein führt der übervolle Magen wie auch nach oben drückende Blähungen in Dünndarm und Dickdarm zu einem Zwerchfellhochstand mit einem unangenehmen Druck auf das Herz. Diesem physikalischen Geschehen muß eine viel höhere Aufmerksamkeit gewidmet werden, als es zur Zeit der Fall ist. Physiotherapeuten haben regelrechte Entblähungsmassagen entwickelt.

Im Dünndarm gärt es wegen der landläufigen Ernährung mit viel Weißmehlprodukten im Zusammenwirken mit Zucker. Eine böse alkoholische Gärung ist dort vor allen Dingen bei vielen Kindern im Gange. Gärungsgase entstehen ebenso wie verschiedene schädliche Alkohole. So mag denn manches Kind mit einigen Promille Alkohol im Blut herumlaufen, und es ist vielleicht gar keine Unaufmerksamkeit, sondern ein kleiner Schwips, weshalb mancher Junge oder manches Mädchen unter ein fahrendes Auto geraten.

## Grundübel

**Überflüsse**

- Fleisch und Fett
- Backwaren
- Süßwaren und Colagetränke
- Kaffee und Alkohol
- Tabak
- Medikamente
- Lärm, Sensationen
- Existenzkampf

**münden alle in saure Reaktionen des menschlichen Chemismus und in eine Schwächung der Widerstandskräfte.**

Im Dickdarm fault es, weil dort wegen der Bewegungsarmut der Menschen unserer Zeit die Stühle viel zu lange verharren. Die Blähungen bilden, wenn sie nicht abgelassen werden, organische und anorganische Säuren, die wiederum neutralisiert werden müssen, weil sie sonst Körperfunktionen, Organe, Drüsen und Zellen oder Nerven verätzen würden. Es bilden sich also aus Gasen Säuren und aus Säuren Salze, unsere bekannten Schlacken. Damit diese sich bilden können, bedarf es der Mineralstoffentnahme aus den "Schatzkammern des Lebens", aus Knochen und Nägeln, aus der Haut, den Knorpeln und Kapseln und auch aus dem Haarboden.

Säuren und Schlacken versucht der Körper über alle möglichen Ausscheidungswege hinauszube- fördern, so daß u.a. auch das Hautmilieu immer saurer wird. In diesem sauren Milieu gedeihen dann auf Oberhäuten und Schleimhäuten und auf Zehen- und Fingernägeln immer mehr und immer andere Pilze. Diese überschwemmen ihrerseits den Körper mit ihren giftigen Ausscheidungen, was wiederum ganz neue Krankheiten zur Folge hat.

**Fehlernährung z.B.:**
- Eiweißmast
- Genußmittel(gifte)
- Kombination von Kohlenhydraten und Zucker

**Mängel z.B.:**
- Muße und Muse
- Bewegung
- Licht und Luft
- Lebensmittel (heute Nahrungsmittel)
- Arzneimittel, (heute Medikamente)

**münden in basische Reaktionen und in eine Stärkung der Widerstandskraft.**

**Überflüsse, Fehlernährung und Mängel erzeugen Darmprobleme.**

Dieser ganzen beklagenswerten Entwicklung zu den vielen, früher nicht bekannten sog. modernen Zivilisationskrankheiten liegt ein ganz bestimmtes Übel unserer Zeit zugrunde. Es ist der vordergründige Überfluß an allen möglichen Genüssen und Erlebnissen, aber auch Nöten, die es früher nicht gab. Zu viel Fleisch und zu viel Fett stehen auf dem Speiseplan. Beide werden herzlich wenig benötigt. Wer hat wegen viel Muskelarbeit schon einen großen Bedarf an diesen Nahrungsmitteln?!

Ein weiterer Überfluß herrscht an allen Süß- und Backwaren, an Colagetränken, Kaffee und Alkohol, an Tabak und Medikamenten.

Lärm und Sensationen belästigen uns in schier beängstigender Fülle und Folge. Dabei bedroht ein ständiger Existenz- und Konkurrenzkampf unsere selbständige oder nichtselbständige Lebensexistenz. Alle diese Kriterien münden in chemisch saure Körperreaktionen, in eine Schwächung unserer Widerstandskräfte und in einen Verzehr unserer von Geburt an vorhandenen Depots an Mineralstoffen und Spurenelementen.

Während wir einerseits eine Fehlernährung mit einer regelrechten Eiweißmast zu beklagen haben, mit einem Übermaß an Genußmittelgiften und der schon besprochenen Kombination von Kohlenhydraten und Zucker, die zu ununterbrochenen alkoholischen Gärungen führen, besteht auf der anderen Seite ein großer Mangel an anderen Dingen.

Muße und Muse kommen zu kurz, desgleichen Bewegung in der Sonne und an der frischen Luft.

Lebensmittel gibt es zu wenig, dafür immer mehr energielose Nahrungsmittel.

Arzneimittel gibt es keine mehr, dafür immer neue Medikamente, von denen weder Arzt noch Apotheker noch Pharmareferent wissen, mit welchen Nebenwirkungen oder auch Spät- und Wechselwirkungen sie behaftet sind.

Was uns fehlt, würde jedoch in basische Reaktionen unseres Chemismus einmünden und in eine Stärkung unserer Widerstandskräfte und in eine erneute Auffüllung unserer Mineralstoffdepots.

**Darmprobleme**

**Überernährung =**

stets randvolle Mägen und Därme (zwei Drittel wäre richtig!)

**Gärungen im Dünndarm**

Denaturierte Kohlenhydrate plus Zucker erzeugen Gärungsgase und Fuselalkohol.

Im Gegensatz dazu erzeugen die beklagten Überflüsse und die zu beobachtende Fehlernährung Darmprobleme.

Besonders gravierend ist sicherlich die im Dickdarm herrschende Fäulnis bei vielen an Verstopfung leidenden Personen. Bei Fäulnis, ein unter Sauerstoffabschluß verlaufender Prozeß, entstehen die verschiedensten Wasserstoffgase wie Schwefelwasserstoff, Phosphorwasserstoff, Kohlenwasserstoff, Chlorwasserstoff und Stickwasserstoff. Werden diese Gase nicht via Anus abgelassen, treten sie nach mehrmaligen vergeblichen Ausbruchsversuchen in die Körperflüssigkeiten ein und bilden dort mehr oder weniger aggressive Säuren wie die Schwefelsäure, die Phosphorsäure, die Salzsäure, Salpetersäure, usw.

Man lasse sich einmal verdünnte Schwefelsäure auf die Hand tropfen. Es brennt in kurzer Zeit bis auf den Knochen durch. Eine Mischung von Schwefelsäure und Salpetersäure ist sogar in der Lage, Gold, den König der Metalle, aufzulösen und wird deshalb als sog. "Königswasser" bezeichnet. Schwefelsäure und Salpetersäure bilden sich jedoch nach dem Genuß von gepökeltem Schweinefleisch. Da wundert sich dann mancher Mensch, wenn sich die Haut selbst unter Goldschmuck schwarz verfärbt. Das "Königswasser" löst sogar das edelste der Metalle.

Die Bildung dieser Säuren ist es, weshalb man sich beispielsweise nach langen Sitzungen oder Konferenzen so schlecht fühlt, in deren Verlauf man keine Gelegenheit hatte, sich einmal gründlich den Darm zu entlüften. Man fühlt sich jetzt nicht nur sauer; man ist im wahrsten Sinne des Wortes chemisch versauert.

**Fäulnis im Dickdarm**

**Zu lange Verweildauer der Stühle im Darm führt zu:**

- Fäulnis(gasen)
- Stuhlverstopfung
- Stuhl in der Ampulla recti

Jedes Bläschen Schwefelwasserstoff, das in die Körperflüssigkeiten eintritt, bildet dort ein Tröpfchen Schwefelsäure. Das ätzt, bis es bald neutralisiert wird zu einem Körnchen schwefelsaurer Schlacke, einem Kalziumsulfat. Und wieder ist ein Kalziumatom dahin, das dem Organismus entzogen wurde.

Vor kurzem führten Banken, Sparkassen und die Post einen roten Balken vor ihren Kassen ein, an welchem gefälligst die Kundschaft zu warten hat, während der vorherige Kunde an der Kasse bedient wird. Am Anfang meinten einige Gesundheitsapostel, dieses sei endlich einmal eine höchst sinnvolle gesundheitsbezogene Maßnahme. Man könne jetzt endlich einmal an der Kasse den Dingen freien Lauf lassen, wo das Publikum doch in gehörigem Abstand verharren müsse. Natürlich war das nicht der Gedanke der Banken, sondern es war die "Diskretion“. Wir werden uns jedoch nicht davor scheuen, diese einmalige Gelegenheit zu nutzen, wenn es denn gerade in der Bank einmal sein muß. Gegebenenfalls erweitert sich dann der Diskretionsabstand sogar noch ein wenig.

Nichts ist schlimmer, als seine Winde zu verhalten! Denken wir an die armen Beamten, die mit ein oder zwei Kollegen im Büro zusammenarbeiten, an die armen Lehrerinnen und Lehrer, die gleichfalls ihre Unterrichtsstunden in säureverachtender Disziplin verbringen müssen. Die Welt ist so eng und so voller Menschen, daß man kaum noch irgendwo und irgendwann über den Tag Gelegenheit hat, sich ohne mißbilligende Blicke betroffener Zeitgenossen drängenden Druckes im Darme zu entledigen. Und gerade das ist von so großer Wichtigkeit, um die eben zitierten aggressiven Säuren aus Fäulnisgasen zu vermeiden. Die arme Ehefrau muß es dann nach Feierabend zu Hause aushalten und ist natürlich über diesen „Willkommensgruß“ hoch erfreut.

Blähungen treten oft schon in den ersten vier Lebensmonaten des Neugeborenen auf. Mütter klagen, daß der Säugling, besonders nach den Mahlzeiten, laut schreit und sich durch nichts beruhigen läßt. Oft raubt er auch nachts die Ruhe der Eltern, und man stellt fest, daß der Bauch aufgebläht ist.

Der Arzt spricht dann von den sog. Drei-Monats-Koliken, die in der Tat nach dem dritten oder vierten Lebensmonat von selbst verschwinden. Die Ursachen sind schwer zu ergründen. Wir glauben, daß es sich hauptsächlich um Kinder handelt, die Luftschlucker sind. Durch ein zu hastiges Trinken wird Luft verschluckt, was zu Blähungen im Magen-Darm-Trakt führt.

Folgende Teemischung hat sich besonders gut bewährt: 900 g Fenchel, 120 g Anis, 25 g Kümmel, 40 g Koriander, 300 g Süßholz. Dieser Tee schmeckt ausgezeichnet und sollte auch später dem Kind verabreicht werden.

## Die Umkehrung der Kausalkette

**Gesundheit durch Bescheidung**

- weniger Essen
- Verzicht auf die sauren Genüsse unserer Zeit:
  - Fleisch / Fette
  - Backwaren / Süßwaren
  - Genußmittel
  - Suchtmittel
  - Medikamente
  - Lärm / Sensation

### Umstellung auf mineralstoffüberschüssige Ernährung

- Tee trinken
- Gemüse / Getreide
- Rohkost
- Obst

Der Bauch des Kindes könnte auch mit Kümmelöl eingerieben werden. Noch besser hat sich folgende Ölmischung bewährt: 50 ml Jojobaöl, 10 Tr. Anisöl, 3 Tr. Fenchelöl, 4 Tr. Kümmelöl, 3 Tr. Korianderöl und 2 Tr. Römisches Kamillenöl. Das Öl kann natürlich auch bei größeren Kindern und bei Erwachsenen angewendet werden.

Blähungen sind lästig und unangenehm. Der Unterleib schmerzt. Man kann aber nicht genau sagen wo. Völlegefühl tritt auf, und unangenehme Winde gehen ab. Die Ursachen sind vielfältig und können nicht immer mit Sicherheit festgestellt werden. Es bleibt nichts anderes übrig, als Detektiv zu spielen.

Unsere Großmütter sagten uns stets, daß man nach dem Essen von Obst niemals Wasser trinken dürfe. Wer hält sich noch an diesen Rat? Beobachtungen haben gezeigt, daß dieser Rat nicht aus der Luft gegriffen wurde. Wasser, insbesondere Mineralwasser mit Kohlensäure versetzt, verursacht Blähungen, wenn es nach dem Essen von Obst getrunken wird. In vielen Fällen kommt es sogar zu schmerzhaften Koliken.

Viele an Blähungen leidende Menschen haben gute Erfahrungen mit dem von dem Ingenieur Reinhold Junker entwickelten Darmpessar gemacht. Die meisten von ihnen lassen ihre Winde durch dieses in den Anus eingeführte Röhrchen in der Nacht ab.

Wir bekommen immer wieder Anrufe von Menschen, die uns mitteilen, daß es ihnen gesundheitlich schlecht gehe, nachdem sie ihre Ernährungsgewohnheiten geändert haben, sich nur noch vegetarisch ernährten und auf Rohkost umgestellt hätten. Die Verdauung von Rohkost stellt jedoch enorme Anforderungen an den Körper. Unser Darm, an Zivilisationskost gewöhnt, kann die abrupte Umstellung nicht so schnell verkraften. Wir raten deshalb immer, den Darm langsam an den Verzehr von Rohkost zu gewöhnen und erst einmal mit einem Rohkostanteil von 30 % zu beginnen. Später, wenn der Darm sich an die Rohkost gewöhnt hat, kann man diesen Anteil langsam erhöhen.

Ob aus Zellverfall oder Fleischgenuß, ob aus den zahllosen Genußmitteln, ob aus Nahrungsaufnahme oder starker Muskeltätigkeit, - es gibt praktisch keine Säure, die im Stoffwechselgeschehen nicht anfällt. Und alle diese Säuren wollen verstoffwechselt, d.h. neutralisiert werden.

Wenn wir dann nicht aufpassen mit zu geringen Trinkmengen, wenn wir vielleicht sogar noch Säuerlinge von Mineralwässern trinken statt schlackenlösende basische Kräutertees, wenn wir unsere Winde nicht ablassen, wenn wir nicht mineralstoffreich genug essen und uns stattdessen mit den Säuren aus allen möglichen Genüssen überschwemmen, dann dürfen wir uns nicht darüber wundern, wenn wir bald alle möglichen Schlacken in Form von harnsauren, oxalsauren, schwefelsauren, milchsauren, salpetersauren oder essigsauren Salzen in unserem Organismus entweder schwimmend oder deponiert vorfinden!

Alle diese Neutralisierungsvorgänge haben uns Mineralstoffe und Spurenelemente gekostet, so daß dort, wo viele Säuren anfallen und neutralisiert werden müssen, bald ein

Mangel an den verschiedensten Mineralstoffen und Spurenelementen herrschen wird. So beobachtet der Diabetiker einen Mangel an Chrom. Bei Karies fehlen dem Körper Kalzium und Fluor. Dieses Fluor ist allerdings mit dem industriellen Abfallprodukt nicht zu vergleichen, welches in die Zahnpasten Eingang findet. Natürliches Fluor findet sich in Pflanzen wie Arnika, Beinwellkraut, Frauenmantel, Schafgarbe, Ringelblume, Hagebutte, u.a.

Beim Kropf wird Jodmangel beobachtet und bei Wachstumsstörungen und Unfruchtbarkeit ein Mangel an Molybdän.

Bald werden unsere jungen Leute keine Verhütungspille mehr benötigen. Sie werden bei Fortsetzung ihres augenblicklichen Lebenswandels bald zeugungsunfähig werden. Ehepaare, die gern Kinder hätten, aber keine bekommen, sind schon heute an der Tagesordnung.

Anämie ist mit Kobaltmangel vergesellschaftet und Haarausfall mit dem Mangel an Zink und weiteren Mineralstoffen. Wir haben ermittelt, daß bei Haarausfall speziell die Elemente Silber, Gold, Kohlenstoff, Kalzium, Kupfer, Nickel, Phosphor, Silizium, Vanadium und Zink fehlen.

Kupfer- und Eisenmangel herrschen bei mangelhafter Blutbildung und bei einer eingetretenen Schwächung des Immunsystems.

# Körperchemie vom Mund bis zum Anus

**Die Entstehung der ernährungs- und verhaltensbedingten modernen Zivilisationskrankheiten in der Körperchemie vom Mund bis zum Anus**
(nach Peter Jentschura und Josef Lohkämper)

**Mangelhafte Mundverdauung**

**übervolle Mägen**
**mangelhafte Magenverdauung**
**Gärung im Dünndarm**
**Fäulnis im Dickdarm**
**Blähungen**
**Bildung von Säuren**
**Mineralstoffraub**
**Bildung von Salzen**
**Schlacken**
**Stuhlverstopfung**
**saure Hautausscheidungen**
**Mykosen**
**Zivilisatose**

I Die Grundübel:

1. Die Überflüsse
- Fleisch und Fett
- Backwaren / Weißmehlprodukte
- Süßwaren und Colagetränke
- Kaffe und Alkohol
- Tabak
- Kohlensaure Mineralwässer
- Medikamente
- Unterhaltung, Lärm, Sensationen, Konkurrenzkampf

münden in säurebildende Reaktionen des menschlichen Chemismus und in eine Schwächung der Widerstandskräfte

**2. Fehlernährung z.B.**

- Eiweißmast und Fast Food
- Genußmittel(gifte)
- Kombination von Kohlenhydraten und Zucker
- Nahrungsmittel statt Lebensmittel

**3. Mängel**

- Muße und Muse
- Bewegung
- Licht - Energie
- Lebensmittel
- Arzneimittel(bittere Arznei)

münden in basenbildende Reaktionen und in eine Stärkung der Widerstandskräfte

I erzeugt:

**II Darmprobleme**

- stets randvolle Därme
- Gärungen im Darm erzeugen: Fuselalkohol
- Fäulnis im Darm erzeugt: anorganische Säuren Stuhlverstopfung Stuhl in der Ampulla recti

II erzeugt:

**III Blähungen**

**1. Gase aus Fäulnis:**
- Schwefelwasserstoff
- Phosphorwasserstoff
- Kohlenwasserstoff
- Chlorwasserstoff

III erzeugt:

**IV Säuren z.B.**

**1. Organische Säuren:**
- Essigsäure
- Milchsäure
- Harnsäure
- Oxalsäure
- Ameisensäure
- Kohlensäure

**2. Anorganische Säuren aus Fäulnis und Genußmitteln:**
- Salzsäure
- Schwefelsäure
- Salpetersäure

IV erzeugt:

**V "Saure" Salze**

- schwefelsaure Salze
- salpetersaure Salze
- salzsaure Salze
- harnsaure Salze
  z.B. harnsaures Kalzium (Nierensteine)
- oxalsaure Salze

V führt zu:

**VI Mineralstoffraub = Mangelkrankheiten z.B.**

- Chrom: Diabetes mellitus
- Fluor und Kalzium: Karies
- Jod: Kropf
- Molybdän: Wachstum, Unfruchtbarkeit
- Kobalt: Anämie
- Zink: Haarausfall, schlechte Wundheilung, Impotenz
- Kupfer: Immunsystem, Nervensystem, Blutbildung

IV und V erzeugen:

**VII Saure Hautausscheidungen**

- Hautprobleme
- Akne
- Neurodermitis
- Schuppenflechte
- Fußschweiß
- Zahnplaque
- übelriechende Körperausscheidungen

VII erzeugt:

**VIII Mykosen**

- parasitärer Energieverzehr durch Verpilzungen
- Stoffwechselgifte der Pilze z.B. Acetaldehyd, Aflatoxine

VIII erzeugt:

**IX Schäden/Krankheiten an Nerven und Gehirn z.B.**

- Legasthenie
- Aggressionen / Hyperaktivität
- Passivverhalten
- Depressionen

IV bis VIII erzeugen:

**X Zivilisatosekrankheiten z.B.**

- Rheuma
- Gicht
- Arthrose
- Verspannungen
- Herzinfarkt
- Schlaganfall (Schlackanfall)

## Die Umkehrung der Kausalkette der Zivilisatose

### 1. Gesundheit durch Bescheidung

weniger essen
Verzicht auf die „sauren Genüsse“:
- Süßwaren
- Tabak
- Fleisch
- Backwaren aus Weißmehl
- Genußmittel
- Suchtmittel
- laute Musik
- Sensationen

Umstellung der Ernährung auf mehr:
- Gemüse
- Kräutertee
- Rohkost
- Öle
- Samen und Nüsse
- Gewürze

### 2. Ausleitung der sauren Schlacken durch:

- Teetrinken
- basische Bäder
- zielgerichtetes, vegetarisches Essen
- Säureneutralisierung durch energiereiche Mineralstoffe
- Fasten
- Einläufe
- Colon-Hydro-Therapie

### 3. Revitalisierung durch:

- Muße und Muse
- Wandern und Abhärtung
- energiereiche Mineralstoffe und Spurenelemente
- basische Bäder
- basische Körperpflege
- Lebensmittel aus biologischem Anbau
- Kräutertee
- Sauerstofftherapien

### 4. Leberstärkung durch:

- basische Wickel
- Erdrauch
- Mariendistel
- Löwenzahn
- Artischocke

### 5. Darmreinigung durch:

- Einläufe
- Colon-Hydro-Therapie

# Körperpflege - basisch oder sauer?

**Seit den Zeiten von Atlantis bis in die siebziger Jahre unseres Jahrhunderts war Körperpflege basisch. Seither wird sie chemisch sauer betrieben. Wer hat recht - 9975 Jahre oder 25 Jahre Menschheitsgeschichte?**

**Der Mensch wächst neun Monate lang im Mutterleib im basischen Fruchtwasser. Dieses hat einen pH-Wert von 8,5. Seine Haut ist bei der Geburt basisch. Nie mehr ist er so gesund und riecht so angenehm wie bei seiner Geburt.**

**Die Haut des erwachsenen Menschen unserer Zeit besorgt die saure Müllabfuhr des Körpers. Sie ist kein Säureschutzmantel! Auf einem "Säureschutzmantel" gedeihen keine Pilze! Wohl aber in dem augenblicklichen sauren Hautmilieu unserer Zeit mit Werten von pH 5 bis pH 6.**

**Basische Körperpflege regt die Talgdrüsen zur Selbstfettung der Haut an und vertreibt mit pH-Werten von 8 bis 8,5 Pilze und Flechten. Diese leben ausschließlich in saurem Milieu, ihrem "Schutzmantel" bei pH-Werten zwischen vier und sechs.**

Die geschwächten und versauerten Körper unserer Zeit bedürfen besonderer Pflege, auch besonderer KÖRPERPFLEGE. Früher war die Seife in aller Hände, und niemand nahm Schaden daran. Seife ist basisch! In der Altenpflege wurde sogar die besonders basische, flüssige Schmierseife eingesetzt, die eine Lauge mit pH-Werten zwischen 9,5 bis sogar über pH 10 ergibt. Da gab es kein Durchliegen bei sog. Pflegefällen!

Das gibt es auch nicht, wenn mit beispielsweise einem basischen Badesalz Laugen zubereitet werden, die pH-Werte von ca. 8,5 erreichen. Mit dieser Lauge wird der Körper zwei- bis dreimal am Tag abgerieben und so der Haut Säuren und Schlacken entzogen.

**Altenpflege**

kein Durchliegen bei basischer Hautpflege/ -reinigung entweder mit

- einer Lauge von einem basischen Badesalz mit pH 8,5 oder mit einer Lauge aus
- flüssiger Schmierseife mit pH 9,5 - 10

Bis vor etwa 25 Jahren gab es ausschließlich basische/alkalische Körperpflege. Am Anfang stand das Baden im See Natrun, einem Natronsee im Alten Ägypten. Aus der Antike sind die Bäder der Poppäa und der Cleopatra in alkalischer, mineralstoffreicher Eselsmilch überliefert. Bis in die jüngste Vergangenheit folgte dann die Körperpflege und -reinigung mit basischen Kali- oder Natronseifen.

Heute geht es genau andersherum. Da erfolgt "Hautpflege" oftmals mit extrem sauren Körpermilchen mit pH-Werten bis sage und schreibe 5 hinunter. Das ist hundertmal so sauer wie ein optimaler pH-Wert der Haut von ca. pH 7 und mehr als tausendmal so sauer wie der pH-Wert von über 8 einer optimalen Körperpflege.

Dieser drastischen Fehlentwicklung liegt nach unserer Meinung eine falsche Hypothese zugrunde, nämlich diejenige von einem angeblich bestehenden Säureschutzmantel der

## Der große Irrtum?

**Der angebliche „Säureschutzmantel" ist in Wirklichkeit die chemisch saure Müllabfuhr des Körpers via Haut.**

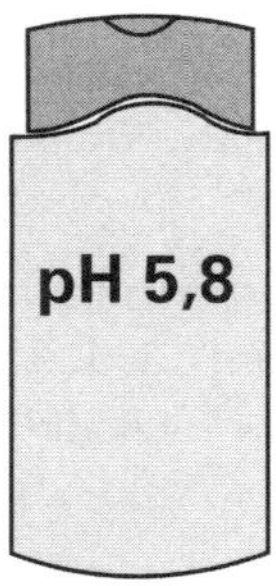


Mit einem pH-Wert von 5,8 ist eine Lotion noch saurer als die sauersten Hautausscheidungen eines kranken Zeitgenossen. Logischerweise treibt eine derartige Lotion die auszuscheidenden Säuren in den Körper zurück, anstatt daß sie diese neutralisiert oder entfernt.

Haut. Für unsere Begriffe gibt es diesen nicht. Das in der Tat bei mittlerweile fast sämtlichen Zeitgenossen vorhandene saure Hautmilieu ist in Wahrheit die "saure Müllabfuhr" des Körpers via Haut.

Sicherlich ist die Haut der Menschen im Laufe der letzten Jahrzehnte immer saurer geworden. Sie mußte nämlich dem in immer größere Säure- und Schlackennot geratenen Körper zu Hilfe eilen, um seine Säuren und Schlacken auszuscheiden.

Bei den Säurewerten der Haut ist es wie mit so vielen anderen "Werten". Der durchschnittliche Blutdruck der Menschen steigt unaufhörlich, ebenso wie sich die Cholesterinwerte unablässig erhöhen und sich auch andere sog. "Werte" unablässig ändern. Das tun sie in aller Regel in eine Richtung und zu Zahlen hin, die noch vor Jahren oder Jahrzehnten als krank oder krankhaft galten. Jetzt sind sie plötzlich "normal". Und das nur aus dem einzigen Grunde, weil die Statistik für die Mehrheit der Bevölkerung jetzt diese früher als "krank" eingestuften Werte nun als "allgemein üblich" ausweist. Die Menschen sind lediglich alle gleichermaßen kränker geworden.

So gibt es denn mittlerweile aus dem Mißverständnis des nicht existierenden, aber behaupteten Säureschutzmantels der Haut Körperpflegemittel, die das Attribut "hautneutral" in ihrer Produktaussage führen. Bei Messungen kommen dann Werte unter pH 6 heraus. Dagegen ist "wissenschaftlich" vielleicht nicht einmal etwas einzuwenden, sind derartig niedrige pH-Werte der Haut doch zur Zeit bei einem Großteil der Bevölkerung tatsächlich zu beobachten.

**Säuren und aus Säuren gebildete Salze (Schlacken) bewirken**

### saure Hautausscheidungen:

- Hautallergien
- Hautjucken
- Akne
- Fußschweiß / -brennen
- Zahnplaque
- übelriechende Körperausscheidungen

Unsere Hypothese von der sauren Müllabfuhr via Haut ist durch jahrzehntelange positive Erfahrung mit der basischen Seife, mit basischem Badesalz und mit Erfolgen durch basische Altenpflege erhärtet.

Die Möglichkeiten der basischen Körperpflege sind beeindruckend und äußerst hilfreich zugleich. Sie alle haben das Ziel, unter Benutzung des Weltgesetzes der Osmose den Körper anzuregen, aus dem sauren Milieu seiner Zellen und Säfte Säuren und Schlacken in das ihn jetzt umgebende basische Milieu abzugeben.

Das tut er nur zu gerne. Man nehme einmal drei Messungen eines Badewassers vor! Dieses hat nach dem Einlassen des Wassers einen pH-Wert von ca. 7,0. Jetzt geben wir einige Eßlöffel basisches Salz hinein, und wir haben einen pH-Wert von ca. 8,5. Steigt nach einer Stunde Badedauer unser verschlackter Zeitgenosse hinaus, dann messen wir zu unserem Erstaunen Werte um pH 8 bis pH 7,5. Das Wasser ist also genau 10x so sauer wie vorher. Die Säure ist also aus dem Körper in das Wasser ausgeschieden worden.

**Basische Vollbäder 36°-37° C**

- mit 30 Minuten beginnen
- bis zu drei Stunden optimal
- bis zu neun Stunden erprobt und möglich

| **für** | **bei:** |
|---|---|
| Entschlackung | Hautproblemen |
| Entgiftung | Pilzen |
| Hautpflege | Allergien |
| | Psoriasis |
| | Krebs |

Wir haben Erfahrungsberichte erhalten, wonach das Badewasser bei besonders verschlackten Männern nach den ersten basischen Vollbädern regelrecht dunkelgrau gewesen sei. Basische Vollbäder sollten auf Dauer für die Zeit von ein bis zwei Stunden genommen werden. Die Entschlackungsprozesse laufen merklich erst nach sechzig bis neunzig Minuten. Insofern sind ohne weiteres Badezeiten von zwei bis drei Stunden so möglich wie sinnvoll. Es liegen Berichte vor, daß Personen bis zu neun Stunden in basischem Wasser gebadet haben, ohne daß die Haut schrumpelig geworden wäre. Ganz im Gegenteil! Sie fettet sich in Bädern mit pH-Werten von ca. 8,5 ständig selbst.

Die Selbstfettung der Haut in einem basischen Bade bewirkt eine Wasserabstoßung. Damit haben wir genau das Gegenteil zu beobachten wie in einem Schaumbad. In diesem wird das Hautfett durch die waschaktiven Substanzen wegemulgiert. Deshalb kommt es im Schaumbad zu einem sehr intensiven Kontakt zwischen Wasser und Haut. Ganz im Gegensatz dazu bewirkt der wasserabstoßende Effekt der Selbstfettung eine Verminderung des Kontaktes von Wasser und Haut im Salzbad. In diesem Phänomen liegt die Ursache dafür begründet, daß man im Salzbad bei wesentlich niedrigeren Temperaturen, und dann auch noch länger, baden kann als im Schaumbad, ohne zu frieren.

Gleichermaßen hilfreich sind basische Fußbäder und andere Anwendungen basischer Körperpflege, die wir im Kapitel ENTSCHLACKUNG ausführlich behandeln. Bleibt noch einmal ausdrücklich festzustellen, daß Körperpflege sinnvollerweise nach unserer Ansicht basisch, d. h. alkalisch, zu sein hat und NICHT sauer!

**Basisches Fußbad**

**Dauer: eine halbe bis drei Stunden!**

- Krampfadern / Besenreiser
- Offenes Bein - Fußpilz
- Nagelpilz / Warzen
- Hornhaut / Fersensporn
- Ödeme
- Entschlackung
- Entgiftung
- Beginn jeder „vorsichtigen Entschlackung"

Es werden Badetemperaturen, die der Körpertemperatur entsprechen oder etwas darüberliegen, also zwischen 38° C – 41° C, empfohlen.

Bei Krampfadern und Besenreisern empfehlen wir für das Fußbad eine Badetemperatur zwischen 25° –28°

**Im sauren Hautmilieu gedeihen Pilze**

## = Mykosen

- Hautpilze
- Fußpilze
- Nagelpilze
- Blutpilze
- Scheidenpilze
- parasitärer Energieverzehr
- Stoffwechselgifte der Pilze z.B. Acetaldehyd, Aflatoxine führen zu:

## Schäden an Nerven

- Legasthenie
- Aggressionen / Hyperaktivität
- Passivverhalten
- Depressionen
- Hyperaktivität

C. Es gilt die Faustregel: Je größer der Schweregrad der Krampfadern, desto niedriger sollte die Temperatur des Fußbades sein.

Besonders empfehlenswert bei Krampfadern sind die abwechselnde tägliche Anwendung von Eiswickeln und Salzsocken. Die Wirkung der Salzsocken kann mit Roßkastanienextrakt noch gesteigert werden.

Wir sehen das Einreiben mit beispielsweise chemisch saurer Körpermilch wie eine regelrechte „Säurepeitsche“ mit folgender körperchemischer Wirkung: Säuren und Schlacken wollen durch die Haut austreten, was sie, wie gerade beschrieben, in einem basischen Milieu schnellstens tun. Reiben wir jedoch den Körper mit einer sauren Körpermilch ein, peitschen wir die austrittswilligen Säuren, die mit einem pH-Wert von vielleicht 6,8 bis 6,4 oder sogar unter pH 6 nach draußen wollen, mit viel saureren pH-Werten von pH 5,5 bis pH 5 in die Körpersäfte zurück. Wieder Osmose! Nur diesmal andersherum!

Jetzt ist die Oberhaut zwar säurefrei, – aber nur vorübergehend. Bald wollen Säuren und Schlacken wieder hinaus, und unser Zeitgenosse fühlt schon wieder „Pflegebedürftigkeit“. So steht er denn dreimal am Tag unter der Dusche. Er entfettet sich mit den Schaumbildnern drastisch, um sich dann sauer einzucremen. So werden die Talgdrüsen zur Untätigkeit verdammt und die Ausscheidungsfunktionen drastisch behindert.

Die saure Körperpflege wird heute manchmal dahingehend auf die Spitze getrieben, daß in Kosmetikinstituten Cremes mit sog. Fruchtsäuren verwendet werden. Derartige Cremes weisen teilweise pH-Werte um ca. 3,7 oder 3,5 auf. Nach einer solchen Behandlung sollte man nicht unbedingt in ein basisches Bad mit einem pH-Wert von 8,5 oder höher gehen.

Ebenso wenig ist es nach basischen Körperbehandlungen angezeigt, die Haut mit pH-Werten von möglicherweise unter 3 zu behandeln. Das könnte beispielsweise dann der Fall sein, wenn nach basischen Bädern oder Wickeln, aus welchen Gründen auch immer, saure Wickel mit beispielsweise verdünntem Obstessig oder purem Kanne-Brottrunk aufgelegt würden. Das wäre dann der regelrechte Säureschock, wäre doch nach einer basischen Vorbehandlung mit pH 8 der saure Wickel mit pH 2,8 mehr als hunderttausendmal so sauer.

Man kann den von der Haut erlittenen Säureschock auf dem Felde der Thermik mit folgendem Vorgang vergleichen. Es ist dann so, als wenn man einen Menschen, der fast erfroren aus dem Schneesturm gerettet worden ist, in eine Badewanne mit mehr als 40° C warmem Wasser legt.

Erfahrungsgemäß verträgt die Haut ohne Komplikationen chemische „Sprünge“ bis zum Tausendfachen, also bis zu drei pH-Werten. Das bestätigt sich bei der Verwendung von Fruchtsäurecremes mit pH-Werten von ca. 3,5. Unterstellen wir einen durchschnittlichen Wert der Haut von etwa pH 6,5, dann sind derartige Cremes tausendmal so sauer. Dauertherapeutica sind es damit nicht!

Klüger ist die Körperpflege mit basischen Voll- und Sitzbädern, Waschungen, Wickeln und Spülungen. Diese Körperpflege regt die Ausscheidung von Säuren und Schlacken an und aktiviert bei der Gelegenheit die Talgdrüsen. Eine gesunde Selbstfettung der Haut ist die Folge, ganz im Gegensatz zur „sauren“ Körperpflege. Bei der stellen sich früher oder später Jucken und Brennen und später möglicherweise Hautallergien oder regelrechte Pergamenthaut ein, alles Folgen einer chemisch verkehrt durchgeführten Körperpflege.

So ist denn definitiv jetzt beides sauer, sowohl das Hautmilieu mit den nach außen dringenden Säuren und Schlacken und die Körperpflegemittel obendrein. Bald halten alle möglichen Pilze Einzug, denn das ist „ihr Milieu“! Hautpilze und Fußpilze, Nagelpilze, Blut- und Scheidenpilze gedeihen und werden auch noch mit einer Unterstützung des sauren Hautmilieus durch die saure Körperpflege in ihrem Wachstum gefördert. Kein Wunder, daß die Verpilzung der Ober- und Schleimhäute epidemische Ausmaße annimmt. Der Hautpilz gedeiht besonders gut bei pH-Werten zwischen pH 6 und pH 3,5. Trotzdem gibt es Empfehlungen, Scheidenpilzen mit milchsaurem Joghurt und Fußpilzen mit Essig oder Brottrunk zu Leibe zu rükken. Das kann und wird mit Sicherheit kurzfristig sogar zum Erfolg führen. Man kann den Teufel auch mit Beelzebub austreiben.

**Basische Körperpflege bewirkt:**

- Entsäuerung
- Entschlackung
- Selbstfettung der Haut
- Desodorierung
- Entzug des sauren Lebensmilieus der Pilze und Flechten

Genau wie der Mensch optimal in einer Umgebungstemperatur von 20° C bis 25° C lebt, so „lebt“ sein Blut in einem pH-Bereich von 7,25 bis 7,45, so lebt aber auch der den kranken Menschen befallende Pilz in einem sauren pH-Bereich zwischen pH 3,5 und pH 6.

Der Mensch lebt nicht gerne dort, wo es ihm auf Dauer zu warm oder zu kalt ist. Er meidet diese unangenehmen Bereiche. Ebenso kann man den Pilz mit für ihn zu hohen, basischen pH-Werten vertreiben als auch mit für ihn zu niedrigen, sauren pH-Werten.

Für die dauerhafte Körperpflege erscheinen derartige saure pH-Werte allerdings wenig sinnvoll. Dauerhafte gesunde Körperpflege muß basisch sein. Basische Körperpflege entzieht der Haut die Säure, von welcher der Pilz lebt. Damit gesundet der Mensch, und der Pilz verliert seine Lebensgrundlage.

Saure „Körperpflege“ mit pH-Werten von beispielsweise unter 3 bewirkt zweierlei: Einmal bekämpft sie den Pilz mit sauren Werten, bei denen er nicht mehr lebensfähig ist. Zum anderen vertreibt sie zwar die Oberflächensäure aus der Haut, beläßt diese aber

## Entschlackungsmethoden

| Indikation | Dauer | Produkte | Anwendung |
|---|---|---|---|
| 1. Normale Entschlackungskur für Männer und Frauen | 6-12 Monate | Kräutertee<br>Basische Körperpflege*<br><br>Mineralstoffe | 1 l über den Tag<br>1-2 Vollbäder à 30-60 Min pro Woche<br>1 Fußbad abends, 15-30 Min<br>1 Teelöffel morgens/1 abends<br>1,5 bis 2 Liter Wasser über den Tag |
| 2.1 Vorsichtige Entschlackung | 1. Monat | Kräutertee<br>Basische Körperpflege<br><br><br>Mineralstoffe | kein Kräutertee, dafür Volvic o.ä.<br>2-3 Vollbäder à 30-60 Min pro Woche<br>ab und zu Salzsocken über Nacht<br>2-3 Fußbäder über den Tag à 15. Min<br>3 Teelöffel über den Tag<br>1 bis 1,5 Liter Wasser über den Tag |
| 2.2 Vorsichtige Entschlackung | 2.-6. Monat | Kräutertee<br>Basische Körperpflege<br><br><br>Mineralstoffe | 0,5-1l über den Tag<br>tägl. 2-3 Fußbäder à 15 Min<br>2 Vollbäder à 30-60 Min pro Woche<br>ab und zu Salzsocken über Nacht<br>3 Teelöffel am Tag<br>1 Liter Wasser über den Tag |
| 2.3 Vorsichtige Entschlackung | für die Dauer | Kräutertee<br>Basische Körperpflege<br><br><br>Mineralstoffe | 1 -1,5 l über den Tag<br>tägl.1 Fußbad à 15 Min abends<br>1-2 Vollbäder à 30-60 Min pro Woche<br>1-2 Salzsocken pro Woche<br>2-3 Teelöffel täglich<br>1 Liter Wasser über den Tag |
| 3.1 Drastische Entschlackung | 1.-3. Monat | Kräutertee<br>Basische Körperpflege<br><br>Mineralstoffe | 1-1,5 l über den Tag<br>täglich Vollbad 30-60 Min<br>2-3 Fußbäder à 15. Min pro Tag<br>3-5 Teelöffel am Tag<br>1,5 Liter Wasser über den Tag |
| 3.2 Drastische Entschlackung | 4.-6. Monat | Kräutertee<br>Basische Körperpflege<br><br>Mineralstoffe | 1-1,5 l über den Tag<br>1-2 Vollbäder à 30-60 Min pro Woche<br>abends Fußbad à 15 Min<br>2-3 Teelöffel am Tag<br>1,5 bis 2 Liter Wasser über den Tag |
| 4.1 Zielgerichtete Entschlackung | 1.-3. Monat | Kräutertee<br>Basische Körperpflege<br><br><br>Mineralstoffe | 1 l Kräutertee<br>Fußbäder, Wickel, Salzhemd, Salz-socken, Salzhandschuhe nach Bedarf<br>jede Woche 1-2 Vollbäder à 30-60 Min<br>5 Teelöffel über den Tag<br>1,5 Liter Wasser über den Tag |
| 4.2 Zielgerichtete Entschlackung | 4.-6. Monat | Kräutertee<br>Basische Körperpflege<br><br>Mineralstoffe | 1-1,5 l pro Tag<br>jeden Abend Fußbad à 15 Min<br>jede Woche 1-2 Vollbäder à 30-60 Min<br>5 Teelöffel über den Tag<br>1,5 Liter Wasser über den Tag |
| 5. Fastenkur | 1 Monat | Kräutertee<br>Basische Körperpflege<br><br>Mineralstoffe | 1 l über den Tag<br>2-3 Füßbäder à 15 Min pro Woche<br>1-2 Vollbäder à 30-90 Min pro Woche<br>3 Teelöffel über den Tag<br>1,5 bis 2 Liter Wasser über den Tag |
| 6. Erste Hilfe bei Fastenkrisen und Säureattacken | sofort | Basentrunk<br><br>Basische Körperpflege | 1 gestr. Teelöffel Natron oder Basensalz auf eine Tasse geben, zügig trinken<br>ganzen Körper oder Thorax mit Lauge abreiben, einen Teelöffel Natron oder Basensalz auf 5 l Wasser, nach Abfrottieren mit einem basischen Wickel oder Salzhemd versehen<br>0,5 bis 1 Liter Wasser trinken lassen |

*Basische Körperpflege: Bullrich Bad, Meine Base, Kaiser Natron o.ä.

# Therapiebegleitende basische Körperpflege und Ernährung

| Indikation | Dauer | Produkte | Anwendung |
|---|---|---|---|
| 1.1 Fuß- und andere Pilze<br>Mykosen | 1.-3. Monat | Kräutertee<br>Basische Körperpflege<br><br><br>Basentrunk [2]<br>basischer Einlauf<br>Mineralstoffe [1] | 1-2 Tassen pro Tag.<br>2-3 Vollbäder à 60-120 Min pro Woche<br>2-3 Salzsocken pro Woche<br>2-3 Fußbäder über den Tag à 30. Min<br>$10^{00}$, $16^{00}$, $22^{00}$ Uhr<br>1 x pro Woche<br>3-5 Teelöffel über den Tag<br>1-1,5 Liter Wasser über den Tag |
| 1.2 Fuß- und andere Pilze<br>Mykosen | 4.-6. Monat | Kräutertee<br>Basische Körperpflege<br><br><br>Basentrunk [2]<br>basischer Einlauf<br>Mineralstoffe [1] | 1 l über den Tag<br>tägl. 2-3 Fußbäder à 30 Min<br>2 Vollbäder à 60-120 Min pro Woche<br>1-2 Salzsocken pro Woche<br>$22^{00}$ Uhr<br>1 x pro Monat<br>3 Teelöffel am Tag<br>1 bis 1,5 Liter Wasser über den Tag |
| 1.3 Fuß- und andere Pilze<br>Mykosen | für die Dauer | Kräutertee<br>Basische Körperpflege<br><br><br>basischer Einlauf<br>Mineralstoffe [1] | 1-1,5 l über den Tag<br>tägl.1 Fußbad à 30 Min abends<br>1-2 Vollbäder à 60-120 Min pro Woche<br>ab und zu Salzsocken<br>1 x alle 2 Monate<br>2-3 Teelöffel täglich<br>1,5 Liter Wasser über den Tag |
| 2.1 Frauen in und nach den<br>Wechseljahren | 1.-3. Monat | Kräutertee<br>Basische Körperpflege<br><br>Mineralstoffe [1] | 0,5 l über den Tag<br>2 Vollbäder à 60-120 Min pro Woche<br>abends Fußbad à 30 Min<br>2-3 Teelöffel am Tag<br>1 Liter Wasser über den Tag |
| 2.2 Frauen in und nach den<br>Wechseljahren | auf die Dauer | Kräutertee<br>Basische Körperpflege<br><br>Mineralstoffe [1] | 1 l über den Tag<br>1 Vollbad à 60-120 Min pro Woche<br>abends Fußbad à 30 Min<br>2 Teelöffel am Tag<br>1,5 Liter Wasser über den Tag |
| 3.1 Haarwachstum | 1.-6. Monat | Kräutertee<br>Basische Körperpflege<br><br>Basentrunk [2]<br>Mineralstoffe [1] | 1-2 Tassen pro Tag<br>jeden Abend Fußbad à 30 Min<br>jede Woche 1-2 Vollbäder a 60-120 Min<br>$16^{00}$ + $22^{00}$ Uhr<br>5-7 Teelöffel über den Tag<br>0,5 bis 1 Liter Wasser über den Tag |
| 3.2 Haarwachstum | 7.-12. Monat | Kräutertee<br>Basische Körperpflege<br><br>Mineralstoffe [1] | 3 bis 4 Tassen pro Tag<br>jeden Abend Fußbad à 30 Min<br>jede Woche 1-2 Vollbäder à 60-120 Min<br>5-7 Teelöffel über den Tag<br>1 bis 1,5 Liter Wasser über den Tag |
| 3.3 Haarwachstum | auf die Dauer | Kräutertee<br>Basische Körperpflege<br><br>Mineralstoffe [1] | 0,5 bis 1 l pro Tag<br>jeden Abend Fußbad à 30 Min<br>jede Woche 1 Vollbad 60-120 min<br>5 Teelöffel über den Tag<br>1,5 bis 2 Liter Wasser über den Tag |
| 4.1 Cellulite | 1.-3. Monat | Kräutertee<br>Basische Körperpflege<br>Basentrunk [2]<br>basischer Einlauf<br>Mineralstoffe [1] | 1 l über den Tag<br>jeden oder jeden 2. Tag Vollbad à 60-120 Min<br>$16^{00}$ + $22^{00}$ Uhr<br>1 x alle 2 Wochen<br>3 Teelöffel über den Tag<br>1,5 Liter Wasser über den Tag |

[1] Mineralstoffe: Alen, Bullrich Vital, Wurzelkraft, Spirulina, Basica, Blütenpollen, Algen u.a.
[2] Basentrunk besteht aus: 1 Messerspitze Natron oder einem anderen Basensalz pro Tasse

## Therapiebegleitende basische Körperpflege und Ernährung

| Indikation | Dauer | Produkte | Anwendung |
|---|---|---|---|
| 4.2 Cellulite | 4.-6. Monat | Kräutertee<br>Basische Körperflege<br><br>Basentrunk [2]<br>Mineralstoffe [1] | 1 l über den Tag<br>2-3 Vollbäder pro Woche, à 60-120 Min<br>jeden Abend Fußbad à 30 Min<br>$16^{00} + 22^{00}$ Uhr<br>3 Teelöffel über den Tag<br>1,5 bis 2 Liter Wasser über den Tag |
| 4.3 Cellulite | auf die Dauer | Kräutertee<br>Basische Körperflege | 1 l über den Tag<br>1-2 Vollbäder à 60-120 Min pro Woche<br>jeden Abend Fußbad à 30 Min<br>2-3 Teelöffel über den Tag<br>1,5 bis 2 Liter Wasser über den Tag |
| 5.1 Schwangerschaft | 1.-3. Monat | Kräutertee<br>Gemüsesaftschorle<br>Basische Körperpflege<br><br><br><br>Mineralstoffe [1] | 1-2 Tassen über den Tag<br>2-3 Gläser über den Tag<br>2-3 Vollbäder à 60-90 Min pro Woche<br>1 Fußbad abends 15-30 Min<br>Leberwickel, täglich 30 Min<br>Bauchwickel, täglich 30 Min<br>3-5 Teelöffel pro Tag, 30 Min<br>1 bis 1,5 Liter Wasser über den Tag |
| 5.2 Schwangerschaft | 4.-9. Monat | Kräutertee<br>Gemüsesaftschorle<br>Basische Körperpflege<br><br><br><br>Mineralstoffe [1] | 2-3 Tassen über den Tag<br>2-3 Gläser über den Tag<br>1-2 Vollbäder à 60 Min pro Woche<br>1 Fußbad abends, 15-30 Min<br>Leberwickel, täglich 30 Min<br>Bauchwickel, täglich 30 Min<br>3-5 Teelöffel pro Tag<br>1,5 bis 2 Liter Wasser über den Tag |

[1] Mineralstoffe: Alen, Bullrich Vital, Wurzelkraft, Spirulina, Basica, Blütenpollen, Algen u.a.
[2] Basentrunk besteht aus: 1 Messerspitze Natron oder einem anderen Basensalz pro Tasse

dadurch im Körper. Pilzbekämpfung mit sauren pH-Werten ist mithin die zur Zeit übliche Symptombekämpfung bei gleichzeitiger Verschlimmerung der ursächlichen Notlage.

Nun ist es mit der bloßen Existenz von Pilzen auf Häuten und Nägeln nicht getan! Diese Parasiten leben auf eigene Rechnung. Das bedeutet, daß sie als charakteristische Parasiten sowohl Energie als auch Materie verzehren, die der Mensch für sich und sein Wohlergehen gedacht hatte. Eine erste Schwächung des menschlichen Organismus ist der Fall, ganz abgesehen von dem ohnedies schon zu beklagenden Mineralstoffverzehr zwecks Säureneutralisierung.

Es kommt hinzu, daß diese Pilzparasiten Stoffwechselgifte wie Acetaldehyde und Aflatoxine u. ä. ausscheiden. Schwedische Forscher wollen ermittelt haben, daß diese Gifte Schädigungen an Nerven- und Gehirnfunktionen hervorrufen. Sie machen u.a. diese Gifte beispielsweise für die Legasthenie der Kinder verantwortlich, auch für deren oftmals wechselndes Verhalten zwischen Aggressionen, Depressionen und Passivverhalten.

So ist es denn möglicherweise sinnvoller, den Kindern den Süßwarenkonsum zu verbieten, welcher bei ihnen die Hauptursache für ihre Versauerung mit nachfolgender Verpilzung darstellt, als Klassen über Klassen mit immer mehr Legasthenikern einzurichten.

Aber von einer Diskussion unter Eltern, Lehrern oder Politikern über ein Verbot des Süßwarengenusses von Kindern hat man noch nichts gehört. Da stehen sicherlich wieder viele Arbeitsplätze auf dem Spiel, und möglicherweise schaffen legasthenische Kinder und überhaupt die ganzen Heerscharen von geistig und körperlich behinderten oder kranken Kindern viele neue Arbeitsplätze. Die Welt ist zum Tollhaus verkommen und niemand merkt, daß er mittendrin steckt.

Besonders stark scheint der Fußpilz, auch der Nagelpilz, in der Region Taiwan – Singapore – Hongkong verbreitet zu sein. Diese Verpilzung hat dort einen eigenen Namen, was auf den Grad der Schwere und Verbreitung dieses Malheurs schließen läßt. Man spricht dort von den „HONGKONG-FEET“.

Im Gespräch mit chinesischen Partnern kam schnell zutage, daß von dieser Seuche fast ausschließlich die Männer betroffen sind. Unsere sehr verständigen taiwanesischen Partner verstanden sehr schnell, weshalb ihre regelmäßig entsäuernden und entschlackenden Frauen kaum betroffen sind. Wir werden jetzt versuchen, in dieser Weltregion mit den von uns entwickelten Methoden und Rezepturen zu helfen.

Basische Vollbäder können ohne weiteres auch über 120 Minuten Dauer hinaus bis auf Badezeiten von bis zu drei Stunden ausgedehnt werden. Die Haut wird nicht schrumpelig, sondern fettet sich durch die Hautausscheidungen via Schweiß- und Talgdrüsen ständig selbst.

Besonders hilfreich und wirkungsvoll ist basische Körperpflege im warmen Sommer oder für Personen, die viel schwitzen oder wund sind o. ä.

Morgens beginnt die basische Körperpflege mit kühlen Waschungen und Abreibungen des Oberkörpers und Nackens. In das kühle Wasser des Waschbeckens wird ein gestrichener Teelöffel basisches Badesalz gegeben. Damit wird ausgiebig gewaschen, gespült und eingerieben. Zum guten Schluß nimmt man in dieser Lauge noch ein ausgiebiges Bad der Hände. Handgymnastik ist während dieser fünf Minuten außerordentlich hilfreich. Dazu werden die Hände mit kräftigem Druck zu Fäusten geballt. Dann läßt man sie wieder entspannen. Dann lockert und bewegt man die Finger. Dann wird wieder eine Faust geballt, usw.

Machen Sie den morgendlichen Handtest, indem Sie Fäuste ballen. Spannt es, liegt der Schluß nahe, daß hier eine Wasserzurückhaltung zwecks Säureverdünnung vorliegt.

Jetzt geht es zu einer lauwarm erfrischenden Sitzung, Spülung oder Waschung auf das Bidet oder an das Waschbecken, wo gleichfalls ein gestrichener Teelöffel basisches Badesalz hineingegeben wird.

Dieser Basenschutz des Ober- und Unterkörpers hält stundenlang vor, selbst bei großer Hitze.

Wenn dann mittags oder nachmittags wieder geschwitzt werden sollte, geht es in ein erfrischendes Sitzbad unter Hinzugabe eines Eßlöffels basischen Badesalzes. Mit der Lauge wird der ganze Körper unter Zuhilfenahme entweder eines griffigen Waschlappens oder einer Badebürste wiederholt abgerieben. Wunde Stellen werden nur gebadet, nicht abgerieben! Oft sind diese schon nach ein paar Tagen mit kurzen basischen Sitzbädern abgeheilt.

Nach dem Verlassen der Wanne wird der tropfnasse Körper mit den Händen abgestreift. Man läßt möglichst viel von dem basischen Badewasser auftrocknen. Das gibt einen basischen Schweiß- und Schwitzschutz für den Rest des Tages. Wunde Stellen werden mit fließendem Wasser abgespühlt.

Vor dem Zubettgehen gibt es dann als krönenden Abschluß des Tages ein warmes oder lauwarmes Fußbad von 30 Minuten Dauer oder länger. Wir nehmen wieder einen Teelöffel basisches Badesalz hinein und bürsten unsere Füße und Zehen wiederholt mit einer Badebürste ab. Bei Hautproblemen, Offenem Bein, Thrombosen, Venenentzündungen und ausgeprägten Krampfadern entfällt das Bürsten.

Derartiger basischer Körperpflege widersteht auf die Dauer kein Fuß- und Nagelpilz. Er ist nur im sauren Körpermilieu mit pH-Werten zwischen pH 4 und pH 6 lebensfähig.

Man wird auch in der größten Sommerhitze mit basischer Körperpflege nicht „sauer", sondern man bleibt stets basisch vergnügt.

Besonders erfolgreich rückt man lästigen und schädlichen Darmpilzen mit der basisch betriebenen Strategie „ZANGE" zuleibe: Man trinkt morgens und abends je ein Glas Basentrunk. Dazu nimmt man entweder Kräutertee bzw. Gemüsesaft oder stilles Mineralwasser, dem man eine Messerspitze basisches Salz zugibt. Bewährt haben sich auch Produkte wie Bullrich Vital, Kaiser Natron, Meine Base o.ä.

Einmal pro Woche macht man einen Einlauf mit einem Liter Kräutertee, ca. 36° bis 37° C warm, dem man gleichfalls ein Messerspitze basisches Salz beigibt. So wird der Darmpilz gleichzeitig oral und anal in die Zange genommen.

Sowohl für das subjektiv empfundene Wohlbefinden als auch für die objektive Wirkung basischer Bäder ist die Temperatur des Badewassers von großer Bedeutung. Erfrischende Sitzbäder sollten oder können Temperaturen zwischen 25° C und 28° C haben. Derartige niedrige Temperaturen sind ganz besonders im warmen Sommer angezeigt.

Ansonsten empfehlen wir Badetemperaturen, die der Körpertemperatur entsprechen oder etwas darunter liegen, also bei ca. 36° bis 37° C. Zu beachten ist, daß es auch bei längeren Badezeiten von 30 bis 60 oder sogar 120 Minuten Dauer nicht nötig ist, immer wieder heißes Wasser nachlaufen zu lassen. Es ist erstaunlich, wie die Badetemperatur praktisch bis auf 1 oder 2 Grad konstant bleibt, selbst wenn man eine oder eineinhalb Stunden im Bad verbringt. Höhere Temperaturen als Körpertemperatur schwächen den Organismus, während Temperaturen mit ein bis zwei Grad unter der Körpertemperatur positiv konditionieren und das Immunsystem stärken.

Natürlich gibt es doch Umstände, bei denen hin und wieder warmes Wasser nachgelassen werden muß. In Stahlbadewannen verliert das Wasser schneller die Temperatur als in Kunststoffbadewannen. Auch gibt es von den baulichen Gegebenheiten her kalte oder wärmere Plätze, an welchen die Badewanne installiert ist. Es sollte nur darauf geachtet werden, daß die Badetemperatur nicht zu hoch eingesteuert wird und damit den Kreislauf unnötig belastet. Logischerweise muß der Körper bei Celsiusgraden unterhalb seiner eigenen Körpertemperatur Wärme produzieren und bei Celsiusgraden oberhalb seiner eigenen Körpertemperatur Kälte. Zwingen wir ihn dazu, Wärme zu produzieren, dann wird er auf Dauer warm. Menschen, die ihren Körper unablässig mit zuviel Wärme in den Räumen und im Bade dazu zwingen, Kälte zum Temperaturausgleich zu produzieren, müssen sich nicht darüber wundern, wenn sie unablässig frieren!

Im übrigen folgt jeder seinem eigenen Instinkt und verbleibt im Bade, solange er sich darin wohlfühlt, oder verläßt es, wenn das Wohlbefinden nachläßt. Der Körper und sein Gefühl sind ein untrüglicher Wegweiser für das richtige und gerade zu dieser Zeit angemessene Verhalten.

Wir haben einmal unter unseren Anwendern gefragt, welche Badezeiten sie bevorzugen. Dabei ist folgendes Ergebnis herausgekommen: Fünfzehn Prozent der befragten Personen badeten am liebsten eine Stunde, vierzig Prozent – das ist die absolute Mehrheit, am liebsten zwei Stunden.

Immerhin noch fünfzehn Prozent badeten drei Stunden und jeweils sage und schreibe zehn Prozent vier, fünf und sogar sechs Stunden.

Den Weltrekord hält mit neun Stunden eine Internistin aus Düsseldorf.

Sie berichtete uns, daß sie zwar nach viereinhalb Stunden einmal kurz aus dem Bade gemußt hätte, um etwas Wichtiges zu erledigen. Sie werte aber die beiden Zeiten von jeweils viereinhalb Stunden als eine gesamte Badedauer von neun Stunden. Sie habe nach diesem Bade eine wundervolle Haut und ein wundervolles Körpergefühl. Von schrumpeliger Haut sei nichts zu sehen!

Gleichermaßen bewährt haben sich lange dauernde Fußbäder. Früher haben wir Fußbäder mit fünfzehn bis dreißig Minuten Dauer empfohlen, bis uns eine kluge Frau aus Hamburg eines Besseren belehrte. Frau Neels berichtete davon, daß sie von unserem Badesalz gehört habe. Als sie dann die Empfehlung unserer nach ihrer Meinung zu kurzen Badezeiten gelesen habe, hätte sie sich entschlossen, auf eigene Faust mit langen Fußbädern zu experimentieren. Sie hätte damals ein mit nichts und von niemandem zu kurierendes Rheuma in den Füßen gehabt. Dieses wäre nach drei Wochen Fußbädern mit einer Dauer von jeweils zwei bis drei Stunden verschwunden.

Daraufhin habe sie sich entschlossen, konsequent diese Fußbäder fortzusetzen. Jetzt habe sie Tag für Tag drei Monate lang diese Fußbäder genommen mit Badezeiten von niemals unter einer Stunde und in der Regel mit Badezeiten von zwei bis oftmals drei Stunden. Jetzt seien sogar ihre Krampfadern verschwunden. Dieses beglückende Phänomen wird sicherlich nicht immer zu erreichen sein, hat uns aber zu denken gegeben. Bei dem Ausscheiden von Schlacken, Giften und Säuren über die Füße spielt ganz offensichtlich eine lange Badedauer eine überaus wichtige Rolle. Das konnten wir in Selbstversuchen am eigenen Körper bzw. Bein feststellen, wo die sichtbaren Folgen einer alten Kriegsverletzung und von Schlackenablagerungen, die sich dort gebildet hatten, fast gänzlich zur Ausscheidung gebracht werden konnten.

Beim Entschlacken via Bad sind mithin zwei Kriterien von ausschlaggebender Bedeutung: Das ist einmal der pH-Wert des Lebens, derjenige des Fruchtwassers der werdenden Mutter von pH 8,5 für das Badewasser und derjenige der Badedauer von ein bis drei Stunden.

Natürlich haben wir auch eine Rundfrage bei unseren Fußbadern durchgeführt. Hier badeten zehn Prozent der Befragten lediglich eine halbe Stunde. Die Mehrzahl mit fünfzig Prozent schaffte eine ganze Stunde, zwanzig Prozent zwei Stunden, lediglich fünfzehn Prozent drei Stunden und fünf Prozent vier Stunden. Es spricht sich also herum, wie wichtig lange dauernde Auslaugebäder zum Entschlacken sind. Auch die Erkenntnis, daß der Fuß ein äußerst wichtiges und gut funktionierendes Entschlackungsorgan ist, setzt sich immer weiter durch.

Im Jahre 1848 entwickelte der damals 36jährige Gewerbelehrer und Mechaniker Baunscheidt ein später nach ihm benanntes Verfahren zur Ausscheidungshilfe. Mittels eines Gerätes, das auf einer Scheibe 25 bis 30 fein zugespitzte Nadeln trägt, werden diese durch Federdruck oder Handdruck leicht in die Haut geschnellt. Durch die fein zugespitzten Nadeln wird die Haut perforiert.

Legt man ein so behandeltes Stück Haut unter das Mikroskop, findet man allerdings keine perforierten Öffnungen. Trotzdem scheidet der Körper durch diese Nadelung Giftstoffe aus.

Baunscheidt bezeichnete das von ihm erfundene Gerät als „Lebenswecker“.

Das anschließende Einreiben der Haut mit einem besonderen Öl, das den Ausscheidungsreiz verstärkt, wollen wir geübten Therapeuten überlassen. Jedenfalls wird das Baunscheidtieren die „Akupunktur des Westens“ genannt.

Der Literatur zufolge hilft das Baunscheidtieren u. a. gegen rheumatische Erkrankungen, chronische Entzündungen und Verkrampfungen.

Diabetikern raten wir davon ab, das Baunscheidtgerät anzuwenden.

Eine weitere gute Entschlackungshilfe ist auch das Springen auf einem guten Trampolin- oder Trimilingerät. Dadurch wird der Lymphfluß angeregt. Die Lymphe hat bekanntermaßen eine eigene Pumpe, die Lunge. Deshalb ist regelmäßig geübtes, bewußt tiefes Atmen für den Lymphfluß wichtig.

Als gute Ausscheidungshilfe hat es sich auch bewährt, etwa eine halbe Stunde vor einem geplanten Vollbad reichlich entweder einen geeigneten Kräutertee oder energiereiches gefiltertes oder levitiertes oder Osmosewasser zu trinken. Dadurch werden Schlacken gelöst und die gelösten Säuren, Gifte und Schadstoffe schnell im basischen Bad durch die Haut ausgeschieden.

Bei starker Verschlackung oder Vergiftung empfiehlt es sich, zusätzlich zu dem getrunkenen Wasser energiereiche Mineralstoffe einzunehmen. Diese leisten dann im Stoffwechsel wertvolle Neutralisierungs- und damit Ausscheidungshilfen.

# Basische Körperpflege

- **neutralisiert Säure**
- **regt die Haut an, Säuren und Schlacken auszuscheiden**
- **bewirkt eine Selbstfettung der Haut**
- **bewirkt dadurch ein verbessertes Erscheinungsbild der Haut**
- **wirkt antimykotisch**

Machen Sie sich die Vorzüge der basischen Körperpflege zunutze!

**Basisches Vollbad**

60 bis 120 Minuten Dauer und länger, alle ca. 10 Minuten mit einem Waschlappen oder mit einer Badebürste die Haut abreiben. Die Haut ist eine Hilfsniere des Körpers. Machen Sie sich diese Ausscheidungsfunktion zunutze!

Basische Vollbäder haben sich neben ihrer überragenden Entschlackungs- und Entgiftungswirkung u.a. auch bei der schnellen Abheilung von Schnitt- und Schürfwunden bewährt.

## Basische Vollbäder

**pH 7 Leitungswasser**
**pH 8,5 Badewasser**
**pH 8 - 7,5 nach einer Stunde Bad oder länger**

Bis zu zehnmal so saures Wasser nach dem Bad

Alle fünf bis zehn Minuten die Haut abreiben

Auch bei Borreliose und bei Schwermetallvergiftungen ist zu möglichst stundenlangen Basenbädern zu raten. Präventiv sollten die Stoffwechselpotentiale durch eine begleitende vollwertig-vegetarische Ernährung und eine energiereiche Nahrungsergänzung gestärkt werden.

**Basisches Sitzbad**

15 bis 30 Minuten Dauer

Im warmen Sommer 5 bis 15 Minuten zur Erfrischung bei 25–28°C Wassertemperatur. Basisches Badewasser abstreifen und auftrocknen lassen. Basische Sitzbäder sind besonders hilfreich bei schlecht heilenden Hautproblemen im Genital- und Analbereich.

**Basische Dusche**

Nach dem Abduschen und dem Abstreifen des Wassers wird basisches Badesalz auf einen Waschlappen oder -handschuh gegeben und damit der ganze Körper abgerieben. Nach etwas Einwirkzeit wird kurz übergebraust. Besser noch, man läßt das basische Wasser auftrocknen.

**Basisches Fußbad**

30 bis 60 Minuten, oder als Dauerfußbad eine bis vier Stunden.

Auch für Schiele-Bäder gut geeignet. In der Regel werden warme Fußbäder genommen. Es gibt aber auch Menschen, die besser Wechselfußbäder, abwechselnd warm und lau vertragen, andere, die nach dem warmen Fußbad ihre Füße vor dem Zubettgehen kurz in kaltes Wasser tauchen, um dann gut zu schlafen.

Auch der Fuß ist eine Hilfsniere.

**Basisches Handbad**

- Altersflecken
- Handschweiß
- Durchblutungsstörungen
- Nagelpflege
  (plus Mineralstoffe, innerlich)
- Sehnenverkürzung

**Basisches Sitzbad**

- Erfrischungsbäder 25–28° C
- Genitalpflege
- Analpflege

**Dauer: 15 Minuten**

### Basisches Handbad

Jeden Morgen 3–5 Minuten. Basisches Handbad gibt schöne und gepflegte Hände. Eine Messerspitze basisches Salz wird in das kalte Wasser des Handwaschbeckens gegeben. Unterstützen Sie die entschlackende Wirkung mit Fingergymnastik!

### Basische Intim- und Analpflege

Eine langanhaltende Wohltat in Bad, Dusche oder auf dem Bidet.

Besonders wichtig in der warmen Jahreszeit! Basisches Wasser nicht abspülen, sondern abstreifen und möglichst auftrocknen lassen. Wichtig auch zur Unterstützung des basischen Milieus der Schleimhäute im weiblichen Genitalbereich.

Erfahrene Hebammen empfehlen für Frauen basische Sitzbäder zur Genitalpflege. Die Beine werden gespreizt, und die Beckenbodenmuskulatur wird öfters im Wechsel angespannt und entspannt. Durch diese Übung läuft etwas basisches Wasser in den Genitalbereich und bewirkt dort eine sehr effiziente Ausscheidung von Säuren, Giften und Schadstoffen über die Schleimhäute.

Wegen der Kürze ihre Harnröhre haben mehr Frauen als Männer Probleme mit plötzlichem starken Harndrang. Dieser ist oft in einem zu starken Säuregrad des Urins begründet. Dann hilft schnell ein Glas Wasser mit einem gestrichenen Teelöffel Natron. Bewährt hat sich bei Blasenproblemen auch eine Teemischung aus 20 g Bärentraubenblättern, 20 g Brennesselblättern und 10 g Pfefferminzblättern. Für einen Liter Tee benötigt man einen Eßlöffel der Kräutermischung, die mit kochendem Wasser überbrüht wird. Man läßt nur zwei bis drei Minuten ziehen.

### Basische Desodorierung

Etwas basisches Salz wird in die gewaschenen, feuchten Achselhöhlen eingerieben. Auftrocknen lassen. Auch für verpilzte Finger- und Fußnägel zu empfehlen!

### Basische Salzsocken

Ein gehäufter Teelöffel basisches Badesalz in ca. ½ bis 1 l körperwarmes Wasser streuen, gut auflösen. Ein paar dicke Schafwoll- oder Baumwollsocken werden hineingelegt, bis sie durch und durch naß sind. Dann werden sie ausgewrungen und für die Nacht angezogen. Man wählt eine Nummer größer, als man Schuhgröße trägt. Über die feuchten Socken kommt noch ein Paar größere trockene Socken. Die Socken sollen nicht eng sitzen und nicht spannen. Bei kalten Füßen empfiehlt sich eine Wärmflasche.

**Basische Salzhandschuhe**

Einen gestrichenen Teelöffel auf ca. ½ l körperwarmes Wasser geben, ansonsten Vorgehensweise wie bei den Salzsocken. Gestrickte Wollfingerlinge verwenden, darüber Fäustlinge.

**Basisches Salzhemd**

Ein gestrichener Teelöffel basisches Badesalz auf ca. 1 l körperwarmes Wasser, einen langärmeligen Baumwollrolli hineingeben, usw. Vorgehen wie bei Salzsocken. Über den ausgewrungenen Rolli werden noch 1 oder 2 bequem sitzende trockene Teile für die Nacht angezogen, damit sich niemand erkältet.

**Basischer Salzwickel**

Ein gestrichener Teelöffel basisches Badesalz auf ½ bis 1 l körperwarmes Wasser verwenden. Nach dem Auflegen des warmen, feuchten Wickels die Körperstelle warm und trocken abdecken.

**Basische Salzmassage**

Ein wenig basisches Salz auf die mit Massageöl behandelte Hautpartie geben und einmassieren. Es wird immer in der Richtung massiert, in welcher die zu unterstützenden Körperprozesse verlaufen, niemals dagegen!

Besonders empfehlenswert ist die möglichst tägliche Salzmassage des gesamten Rückens ggf. unter Einbeziehung der Oberarme, des Bauches und der Oberschenkel. Leider kann man diese Massage nicht alleine ausführen. Man braucht dafür einen Partner. Die zu massierenden Bereiche werden mit warmem Wasser angefeuchtet. Dann wird basisches Badesalz aufgestreut. Dieses wird möglichst intensiv eingerieben, so wie es die massierte Person verträgt. Die Haut kann getrost rot werden.

Man kann die sich bildende Lauge auftrocknen lassen oder zum Schluß die Haut noch einmal mit einem nassen und warmen Waschlappen durcharbeiten und dann trockenfrottieren.

Bei resistenten Flechten am Körper oder sogar im Gesicht hat sich das Einreiben basischen Salzes in die etwas angefeuchtete Haut bewährt. Es brennt zwar einige Tage, und die Haut kann ziemlich rot werden. Aber nach ein bis zwei Wochen verschwinden die Flechten auf Nimmerwiedersehen.

## Basisches Salzhemd

- Herzinfarkt
- Schlaganfall
- Durchblutungsstörungen
- Muskelverspannungen
- Muskelkater
- Neurodermitis
- Psoriasis
- Thorax
- Leber
- Nieren

## Basische Wickel

- Psoriasis
- Neurodermitis
- Allergien
- Ischias
- Leber
- Nacken / Kopf / Stirn
- Lunge
- Unterleib
- nach den Wechseljahren
- nach Totaloperationen
- während der Schwangerschaft
- Knie

**Basische Spülungen**

Nasenspülungen für:
- Kopfhöhlen
- Kieferhöhlen
- Stirnhöhlen
- Nase
- Mund
- Rachen
- Augen!
- Ohren!

### Basische Salzzahnpflege

Sie beugt weitgehend Karies vor, zusammen mit viel Mineralstoffen, innerlich.

Zum Zähneputzen etwas basisches Salz mit dem feuchten Zeigefinger aufnehmen, dann damit sachte über die Zähne und das Zahnfleisch reiben, danach ausgiebig spülen und gurgeln mit einer Prise basischen Badesalzes im Gurgelwasser. Eine Prise pro Becher langt auch für die Über-Nacht-Reinigung der Zahnprothese.

Man kann das basische Badesalz natürlich vor dem Zähneputzen auch auf die angefeuchtete Zahnbürste streuen. Dazu eignen sich besonders gut Salzstreuer, die über eine spitze Kappe mit einem einzigen Loch verfügen.

### Basische Nasenspülung

Eine Messerspitze basisches Badesalz auf ein Glas körperwarmes Wasser geben, auflösen, mehrmals in die hohle Hand schütten und die Lauge aufschniefen, bis sie den Rachen hinunterläuft. Mit solchen Nasenspülungen hält oder spült man sich die Innerkopf-, Kiefer- und Stirnhöhlen frei und stärkt die Abwehrkräfte des gesamten Kopf-, Mund- und Rachenraumes. Basische Nasenspülungen sind wichtig bei allen stofflichen Problemen der Augen, der Ohren und des Gehirns.

### Basische Gesichtsmaske

In etwas körperwarmes Wasser wird ein gestrichener Teelöffel basisches Salz gegeben, dann mit „Heilerde äußerlich" angeteigt. Die breiige Masse wird als Maske für eine halbe Stunde aufgetragen, dann abgespült. Diese basische Maske hat sich bei vielen Hautproblemen im Gesicht und am Körper bewährt, besonders auch bei Cuperose. Bei Cuperose wird die Maske nicht mit Wasser, sondern mit Mandelöl angeteigt.

Bei Akne haben sich auch Dampfbäder mit Kamille oder anderen Kräutern als hilfreich erwiesen. Beide sind basisch.

### Basische Kinderpflege

Ein gehäufter Teelöffel basisches Badesalz genügt für die Kinderbadewanne (ca. 20 l). Dieses Bad entfettet nicht die zarte Babyhaut und brennt nicht in den Augen. Es ist auch für empfindliche Haut geeignet. Es schadet dem Kleinkind auch nicht, wenn es einmal einen Schluck trinkt.

## Basentrunk

Eine Messerspitze eines zur Verfügung stehenden Basensalzes (Natron, Bullrich o.ä.) werden in ein Glas stilles Mineralwasser oder Leitungswasser gegeben und gut aufgelöst. Die Lauge wird sofort zügig getrunken.

Ein derartiger Basentrunk bewährt sich immer bei starken Übersäuerungen der Körperflüssigkeiten und Gewebe. Man kann den Trunk durch die Hinzufügung energiereicher Mineralstoffe noch verbessern. Die Base sorgt auf alle Fälle für eine schnelle Neutralisierung Schmerzen verursachender Säuren.

## Risiken und Hilfen

Nach basischen Bädern werden von Allergikern, Neurodermitikern oder an Psoriasis Erkrankten in seltenen Fällen Hautirritationen, Hautjucken o.ä. berichtet. Diese Personen sind in aller Regel so vergiftet oder verschlackt, daß in den basischen Bädern große Mengen dieser Gifte und Schlacken durch die Haut nach außen dringen und dann in der Oberhaut quasi steckenbleiben. Das juckt dann in seltenen Fällen so schlimm, daß sich diese geplagten Erwachsenen oder Kinder regelrecht blutig kratzen. Hier bringt eine schwach saure Schlußspülung schnelle Hilfe.

In ca. fünf Liter Wasser gibt man etwa 150 ml KANNE Brottrunk oder 2 Eßlöffel Obstessig und gießt sich diese schwach saure Schlußspülung dann über den Körper oder gezielt über die juckenden Hautpartien. Mit sauren pH-Werten von ca. 5 bis 6 werden so die juckenden Säuren, Gifte oder Schadstoffe aus der Oberhaut vertrieben und in die darunter liegenden Fett- und Bindegewebe der Unterhaut abgeschoben. Das Jucken hört schnell auf.

Hilfreich sind für derartig betroffene Personen auch wiederholte saure Abreibungen über den Tag. Dazu wird Kräutertee zubereitet, dem man auf einen halben Liter Tee bis zu einem viertel Liter Brottrunk oder einen Schuß Obstessig beigibt. Damit wird dann die Haut betupft oder auch ein Wickel zubereitet. Sehr vergiftete und verschlackte Menschen nehmen lieber Zuflucht zu stundenlangen basischen Fußbädern und ziehen sich ihre Gifte und Schlacken über die Füße hinaus.

## Wannenreinigung

Wir werden immer wieder angesprochen, angerufen und angeschrieben, daß sich bei bzw. nach lange dauernden basischen Bädern Ränder an der Badewanne bilden oder sich ein stumpfer Niederschlag auf der vorher glänzenden Oberfläche der Wanne bildet. Das liegt natürlich an dem Härtegrad des Wassers. Bei hartem Wasser bilden sich kalkseifenartige Niederschläge. Diese löst man ganz einfach, indem man die Badewanne mit einem Essigreiniger oder mit einem Schuß Essig in das Putzwasser nach dem Ablaufen des Badewassers reinigt!

# Chemie der Entschlackung

**Die Körperschlacke ist ein chemisch neutrales Salz, die neutralisierte Verbindung eines Mineralstoffes mit einer Säure oder einem Gift. Löst man diese Verbindung auf, wird die ehemals neutralisierte und somit gebundene Säure wieder frei und aktiv. Insofern ist jede Schlackenlösung die Freisetzung einer bis dahin gebundenen Säure oder eines bis dahin gebundenen Giftes. Jede Schlacke ist am Anfang ein vom Körper sinnvoll und richtig gebildetes Neutralsalz. Dieses wird nur durch den Vorgang der Ablagerung zur Schlacke, welche für den Gesundheitszustand der oder des Betroffenen negativ zu bewerten ist. Es gilt, dem Körper und seinem Organismus bzw. Chemismus keine Voraussetzungen oder Zwänge zur Ablagerung richtigerweise gebildeter Neutralsalze zu schaffen!**

**Jede Säure und jedes Gift muß nach der Lösung aus der chemisch neutralen Schlacke mit energiereichen Mineralstoffen erneut neutralisiert werden, damit sie als ausscheidungsfähiges Neutralsalz via Urin oder Haut ausgeschieden werden kann. Erfolgt keine parallele Schlackenlösung und Neutralisierung gelöster Säuren, treten eventuell Entschlackungskrisen auf. Weiterer Mineralstoffverzehr aus körpereigenen Depots ist dann wahrscheinlich.**

**Entschlackungskrisen werden auch vermieden, indem jeden Tag wenigstens die gleiche Menge Wasser wie schlackenlösender Tee getrunken wird. Die Menge Wasser kann sogar das Eineinhalbfache oder das Doppelte der Teemenge betragen.**

Schaut man in die Menschheits-, da besonders in die Medizingeschichte, zurück, dann begleitet uns das Fasten durch alle überschaubaren Jahrtausende ab der nicht mehr einsehbaren Zeit von Atlantis. Berichtet wird von vielen Großen vergangener Zeiten, daß sie einmal oder öfters im Jahr fasteten. Sie gingen in Höhlen oder in die Wüste, um dort nur zu trinken und zu meditieren. Von Fastenkrisen wird nichts berichtet.

Am Ende der alten Zeiten und am Anfang der Moderne stoßen wir auf einen klugen Kundigen des Körpers und der Heilweisen, auf Samuel Hahnemann. Er entdeckte eine neue Möglichkeit, Schlacken und Gifte zu lösen, die Homöopathie. Aus seiner Zeit werden keinerlei Komplikationen berichtet, die bei der Verwendung seiner Mittel auftraten.

Heute ist das anders. Seine Jünger sprechen, wenn Verschlimmerungen des Gesundheitszustandes nach der Einnahme homöopathischer Mittel auftreten, von Heilkrisen oder Reaktionsphasen.

## Das Versäumnis des Samuel Hahnemann:

Samuel Hahnemann lehrte nur den ersten von drei heute notwendigen Schritten einer wirkungsvollen Entgiftung und Entschlackung,

- Lösung von Schlacken und Giften

**Es fehlen:**

- Neutralisierung und
- Ausschwemmung / Ausleitung

**Mögliche Folgen:**

- Heilkrisen
- Erstverschlimmerungen
- Reaktionsphasen

Haben die großen Faster vergangener Jahrtausende uns etwas verschwiegen? Hat uns Samuel Hahnemann Falsches gelehrt oder Richtiges nur unvollständig? Wieso hatten Sie alle keine Probleme, wenn sie ausschließlich tranken und Schlacken mit homöopathischen Potenzen lösten?

Sie haben uns weder etwas Falsches gelehrt noch etwas in ihrer Zeit Unvollständiges. In ihrer Zeit waren ihre Zeitgenossen lediglich nicht vergiftet und ungleich geringer verschlackt, als das bei uns heutigen modernen Zivilisationsmenschen der Fall ist.

Wenn man in deren Körpern mit entweder homöopathischen Potenzen oder mit geeigneten Kräutertees Schlacken löst, werden diese Körper sowohl aus Schlacken, neutralisierten Säuren, wie auch aus neutralisierten Giften mit ganzen Fluten gelöster Gifte und gelöster Säuren aus vormaligen Schlakken überschwemmt. Es ist, als wenn der Schlacken und Gifte lösende Therapeut in ein Wespennest sticht.

Wirkungsvolle und gleichzeitig komplikationslose Entschlackung funktioniert heute nur in drei parallel verlaufenden körperchemischen Maßnahmen. Wir sprechen deshalb von dem "DREISPRUNG DER ENTSCHLACKUNG".

## Der Dreisprung der Entschlackung

- Schlackenlösung (Kräutertee / Obstessig)
- Säureneutralisierung (energiereiche Mineralstoffe)
- Säure- und Schlackenausleitung mit basischer Körperpflege und mit dem Trinken von Wasser

## Entschlackung

Schlackenlösung ist die Auflösung abgelagerter Salze. Sie bedeutet die Wiedererweckung bislang neutralisierter Säuren und Gifte. Das ist die „Heilkrise" bzw. Säurekrise! Diese erfordert Säureneutralisierung und die Säure- und Neutralsalzausschwemmung.

Der erste Schritt ist die Auflösung der Schlacke in ihren vorderen mineralischen Bestandteil und in den sog. Säurerest. Jede Schlackenlösung, das muß man wissen, bedeutet das Wiederaufleben der alten, vormals neutralisierten Säure.

Es ist diese Wiedererweckung von Säure oder Gift, welche in beispielsweise Tee-Fastenkuren alle möglichen Fastenkrisen hervorruft. Diesem Phänomen der Schlacken- und Giftlösung begegnen wir auch in der Homöopathie, wo dann von Erstverschlimmerungen oder Heilkrisen gesprochen wird. Fastenkrisen, Heilkrisen, Erstverschlimmerungen sind nichts als Überschwemmungen des Körpers und seiner Flüssigkeiten mit gelösten Säuren und Giften. Diese Verschlimmerungen oder Krisen dauern so lange, wie Gifte und Säuren nicht neutralisiert und ausgeleitet worden sind. Im schlimmsten Falle werden sie sogar wieder abgelagert.

Damit das nicht geschieht, ist nächst und neben der Schlackenlösung und der daraus resultierenden Wiedererweckung der ehemaligen Säuren ein zweiter Schritt zwingend notwendig. Das ist der Schritt der Neutralisierung von Säuren und Giften durch geeignete energiereiche Mineralstoffe. Deshalb ist parallel zu jedem Teefasten und zu jeder homöopathischen Lösung, überhaupt zu jeder Entschlackungskur, eine gehaltvolle vegetarisch-vollwertige Ernährung wichtig als auch ggf. die reichliche Zufuhr geeigneter energiereicher Mineralstoffe zwecks Säure- und Giftneutralisierung.

Zur Ausschwemmung gelöster Schadstoffe und erneut neutralisierter Säuren und Gifte benötigt der Faster oder Entschlacker ein Transportmedium. Dieses kann nur das Wasser sein! Weiches Trinkwasser aus der Leitung taugt, ebenso mineralstoffarmes Heilwasser. Energetische Verbesserungen sind möglich, indem man sein Trinkwasser einige Stunden besonnt oder nach Schauberger verwirbelt. Zur Verbesserung der magnetischen Qualität hat man einen Magnetiten in seinem Trinkglas, den man vor dem Trinken stets ein bis zwei Stunden wirken läßt. Die normale magnetische Energie des Wassers wird durch Chlor zunichte gemacht. Bei durch Säuren und Gifte verursachten Unpäßlichkeiten, Schmerzen oder Anfällen bringt oft schon das alleinige Trinken von Wasser Erleichterung und Besserung. Wenn das der Fall ist, sollte unbedingt mit einer Entschlackung begonnen werden.

Weiterhin haben wir zu bedenken, daß in einer derartigen Entschlackungskur die Ausscheidungsorgane Leber, Darm und Niere, ggf. auch die Haut, stark belastet werden. Damit wir sie nicht überlasten und dadurch eventuell die erneute Ablagerung von neutralisierten Salzen als Schlacken riskieren, unterstützen wir die Leber mit basischen Wickeln und die Haut mit basischen Fuß- und Vollbädern von möglichst langer Dauer zwischen ein und drei Stunden. Diese drei körperchemischen Schritte einer jeden Entschlackung sind grundsätzlich einzuhalten!

**Vorsicht!**

Nicht Schlackenlösung mit Entschlackung verwechseln!

Nicht Abnehmen mit Entschlackung verwechseln!

Es gibt verschiedene Möglichkeiten der Entschlakkung. Es gibt die generelle und die drastische, es gibt die vorsichtige Entschlackung, und es gibt die Fastenkuren. Es gibt die zielgerichtete Entschlakkung und das oberste Gebot einer jeden Entschlakkung. Dieses lautet: "Je verschlackter - desto vorsichtiger entschlacken!"

Viele Problemstellungen der Schlackenlösung, der Säureneutralisierung und der verschiedenen Ausscheidungsmöglichkeiten und -wege sind zu bedenken, so z.B. die Fastenchemie, die Fastenkrisen und der Fastengau. Als FASTENGAU bezeichnen wir den "größten anzunehmenden Fastenunfall", den Herzinfarkt. Ein weites Feld fürwahr, welches es jetzt zu bestellen gilt.

Bekanntermaßen hat Finnland die höchste Herzinfarktrate aller Völker dieser Erde. Man hat dort versucht, dem Herzinfarkt mit der Gabe von Vitaminen zu begegnen. Dazu hat man eine großangelegte Studie mit 22.000 finnischen Rauchern durchgeführt. Man hat ihnen täglich 50 mg Vitamin E, 20 mg Beta-Karotin oder eine Kombination beider Substanzen verabreicht.

Die Annahme war, daß damit Angina Pectoris-Anfälle, also beklemmende Schmerzen im Brustkorb, die als Vorboten des Herzinfarktes gelten, bei den fünfzig- bis neunundsechzigjährigen Männern verhindert werden könnten. Beide Vitamine erwiesen sich jedoch als wertlos, wie die Studie des Europäischen Institutes für Lebens- und Ernährungswissenschaft im hessischen Hochheim aus dem Jahr 1996 ergab.

Die Studie hätte man sich sparen können! Man hätte sich nur Gedanken über den eigentlichen Grund des Herzinfarktes machen müssen! Er liegt einzig und allein in dem hohen Verschlackungs- und Versauerungsgrad des finnischen Mannes begründet. Dem helfen gegen seinen Herzinfarkt nur konsequente Entschlackung, die Vermeidung von Mineralstoffverlusten und die reichliche Zufuhr energiereicher Mineralstoffe. Diese müssen zwangsläufig aus der Pflanze stammen! An einer energiereichen vegetarischen Kost jedoch hapert es gerade in Finnland.

**Weltmeister Finnland**

- Weltmeister im Eiweißkonsum
- Weltmeister im Kaffeekonsum
- Weltmeister im Saunabesuch
- Weltmeister beim Herzinfarkt

Dort im hohen Norden Europas ist natürlich das Angebot an pflanzlicher Nahrung besonders gering und das Angebot an tierischen Produkten wie Eier, Käse, Milch, Fisch und Fleisch besonders groß. Logischerweise versauert und verschlackt der finnische Mann schneller als die Männer der anderen Länder Europas.

In Finnland kommt noch die Sauna als Mineralstoffräuber hinzu. Treibt der Mann dann noch im falschen Verständnis von Körperchemie reichlich Sport und „Fitness“, ereilt ihn bald der „finale Milchsäureschuß“.

**Sauna**

- Vorher reichlich mineralisieren und Wasser trinken!
- Thermoschweiß entmineralisiert und entwässert.
- Muskelschweiß entschlackt.

Die Sauna hatte ursprünglich den Sinn, die Menschen abzuhärten, sie für den Wechsel zwischen warmen und bitterkalten Temperaturen zu konditionieren. Die Sauna ist nicht in der Lage, Schlacken zu lösen und auszuscheiden. Beides könnte sie jedoch wirkungsvoll unterstützen, wenn parallel viel Kräutertee getrunken und gleichzeitig energiereiches Wasser und geeignete Mineralstoffe zugeführt würden. Das könnte aus vegetarischer Ernährung oder aus Nahrungsergänzung erfolgen.

Der finnische Mann hätte als erstes seinen drastischen Mangel an neutralisierungsfähigen Mineralstoffen zu beheben. Dann hätte er darauf zu achten, daß er nicht unnötigen Mineralstoffverzehr erleidet. Ansonsten gilt es für ihn wie für jede verschlackte Person, die in dem vorherigen Kapitel aufgezeigte Kausalkette der Verschlakkung umzukehren.

Wer die Sauna gern als Entschlackungsinstrument benutzen möchte, wählt folgendes Prozedere:

Man trinkt etwa zwei Stunden vor dem Besuch der Sauna einen halben Liter schlackenlösenden Kräutertee. Dann ißt man etwa 1 1/2 Stunden vor dem Saunabesuch reichlich energiereiche Mineralstoffe, um in Lösung gehende Säuren und Gifte abzubinden. Etwa eine Stunde vor dem Gang in die Sauna wird ein halber bis ein ganzer Liter mineralstoffarmes, kohlensäurefreies Wasser getrunken.

**Trinken beim Entschlacken**

0,5 Liter Tee
+
1 Liter Wasser

1 Liter Tee
+
2 Liter Wasser

Dann geht es in die Sauna, und dort wird 10 bis 15 Minuten geschwitzt. Jetzt wird eine Pause eingelegt. Man verläßt die Sauna. Auf die großen Flächen des Körpers wird ein Brei aufgetragen, der aus einem flüssigen Honig und einem basischen Badesalz hergestellt wurde.

Dann geht es zurück in die Sauna, wo noch einmal 5 bis 15 Minuten geschwitzt wird. Während dieser Zeit wird die Honig-Badesalz-Mischung auf dem Körper verteilt und dort wie ein Peeling eingerieben.

Nach dem Verlassen der Sauna wird gründlich geduscht, aber nur mit Wasser. Bei Cellulite kann in der Sauna das betroffene Gewebe aufquellen. Ist das der Fall, wird nach dem Verlassen der Sauna möglichst kalt und ausgiebig abgeduscht. Die Kälte des Wassers im Tauchbecken und Kneipp'sehe Güsse vervollständigen die abschließende Kältebehandlung.

Wir alle, - nicht nur die Finnen, müssen in Zukunft bescheidener leben und essen - weniger, aber gehaltvoller als bisher. Wir müssen und werden auf die sauren Genüsse unserer Zeit zum größten Teil verzichten, wahrscheinlich mehr dem Zwang gehorchend denn dem eigenen Triebe.

Wir werden uns auf eine mineralstoffüberschüssige Ernährung umstellen und wieder Kräutertee zwecks Schlackenlösung trinken wie zu Großmutters Zeiten, Gemüse aus dem eigenen Garten und mehr Rohkost essen als bisher, gleichfalls wieder mehr Wasser trinken. Wir sollten überhaupt eher ein Volk von Gemüsebauern werden als eines der Getreideanbauer und Viehzüchter.

Die Generationen vor uns haben ein Leben lang Schlackenlösung und Durchspülung ihrer Körper mit von ihnen gesammelten Kräutern und mit dem Trinken von Wasser betrieben. Diese bunte Mischung nannten noch unsere Großmütter HAUSTEE. Eine solche Kräutermischung kann alle chemischen Elemente enthalten, aus denen der Mensch besteht, aus denen mithin auch alle möglichen Schlacken bestehen können. Wir haben als Nachfolger

| Riegel * | Sb Al Ag | | | Au Bi As | | | Ca Cu Cr | | | Ce Cl Cs | | | Er Cd Fe | | | F Gra Ge | | | H Hf In | | | J Ir K | | | Co Li La | | | Hg MgMn | | | Na N Ni | | | O Os P | | | Pt Rb Pb | | | Se SnSm | | | S V Si | | | Zr W Zn | | |
|---|---|---|---|---|---|---|---|---|---|---|---|---|---|---|---|---|---|---|---|---|---|---|---|---|---|---|---|---|---|---|---|---|---|---|---|---|---|---|---|---|---|---|---|---|---|---|---|---|
| Johanniskraut | | | ■ | ■ | ■ | | | | ■ | | | | | | | | ■ | | ■ | | | | | | ■ | | | | ■ | ■ | | | | | ■ | | | | | ■ | ■ | ■ | ■ | ■ | | | ■ | ■ |
| Schafgarbe | ■ | | ■ | ■ | | | ■ | ■ | | | ■ | | ■ | | ■ | ■ | | | ■ | | ■ | | ■ | ■ | ■ | | ■ | ■ | ■ | | ■ | ■ | ■ | ■ | | ■ | ■ | | | ■ | ■ | | | ■ | ■ | ■ | | ■ |
| Ringelblume | ■ | | ■ | ■ | | | ■ | ■ | | | ■ | | | ■ | ■ | ■ | | | | ■ | ■ | ■ | ■ | | | | ■ | | | | | ■ | | | ■ | ■ | | | ■ | | | | ■ | | ■ | | ■ | ■ |
| Kamille | ■ | ■ | | | | ■ | | | | | | | | | ■ | | | ■ | | | | | | | | | | ■ | | | ■ | | | ■ | | ■ | ■ | | | | ■ | ■ | ■ | | | ■ | ■ | ■ |
| Schöllkraut | | | | | ■ | ■ | | | | | ■ | ■ | | | ■ | | ■ | ■ | | | | | | ■ | ■ | | ■ | | | | ■ | | | | | | | ■ | | ■ | | ■ | ■ | ■ | ■ | | ■ | ■ |
| Holunderblüte | ■ | | | | | | ■ | ■ | ■ | | | | ■ | ■ | ■ | | | | | ■ | ■ | ■ | | | | | | ■ | ■ | | | | | | ■ | ■ | ■ | | | | ■ | | | | ■ | | ■ | ■ |
| Bohnenhülsen | ■ | | | | | | | ■ | | | ■ | | | | | | | | | | ■ | ■ | ■ | ■ | | ■ | ■ | ■ | | | ■ | | | | | | ■ | | | | ■ | | ■ | ■ | ■ | | | ■ |
| Lindenblüte | | ■ | ■ | | | | | | | ■ | | | | | | | | | | | | | | | | | | | | | | | ■ | | | | | | | | | | | ■ | | | | ■ |
| Zinnkraut | ■ | ■ | | | | ■ | | ■ | | | ■ | | | ■ | | | | ■ | | | ■ | | | ■ | | | ■ | | | | ■ | | | | | ■ | | | ■ | | | | | ■ | ■ | ■ | | ■ |
| Löwenzahn | | | | | | ■ | | | | | | | | | ■ | | ■ | ■ | | | | | | ■ | | | | | | | ■ | | | | | ■ | | ■ | | | | ■ | ■ | ■ | | ■ | | ■ |

*Aus dem Buch: „Die Leisenkur", Vanselow-Leisen, Turm-Verlag

der Heilpraktikerfamilie Leisen erforscht, welche 55 Elemente in welchen Teekräutern wirksam sind und eine umfassende Rezeptur entwickelt.

**Schlackenlösung durch Verdrängung des mineralischen Teils der Schlacke mit:**

- Wasser
- Tee
- Gemüsesäften
- homöopathischen Potenzen

Ein solcher Tee ist am ehesten in der Lage, alle möglichen Schlacken zu lösen. Dabei müssen wir uns noch einmal vergegenwärtigen, daß Schlackenlösung grundsätzlich die Reaktivierung der ehemaligen, vormals neutralisierten Säuren und Gifte bedeutet. Die erneute Neutralisierung der durch den Tee wieder zu neuer Aktivität erweckten Säuren hat, wie wir mittlerweile wissen, durch energiereiche Mineralstoffe aus vegetarisch-vollwertiger Ernährung oder aus geeigneten Nahrungsergänzungsmitteln zu erfolgen. Auch Gemüsesäfte, wie sie Apotheken, Drogerien, Bioläden und Reformhäuser anbieten, sind hervorragende Mineralstoffspender.

Die Ausscheidung der nach erneuter Neutralisierung ausscheidungsfähigen und -pflichtigen Neutralsalze und nach Möglichkeit auch freischwimmender Säuren erfolgt über die Nieren und den Darm, aber ebenso über die Haut. Deshalb sind die verschiedensten Anwendungen einer wirkungsvollen basischen Körperpflege so wichtig.

Schauen wir uns das abgedruckte Teerezept an, dann finden wir, daß jedes Element vertreten ist. Mit diesem Rezept wurden keinerlei arzneiliche Wirkungen beabsichtigt, sondern damit sollte ganz gezielt die komplexe Stofflichkeit des Menschen auf seiner untersten, im wahrsten Sinne des Wortes elementaren Ebene berücksichtigt werden. Es stammt von Matthias Leisen aus den 20er Jahren dieses Jahrhunderts.

Wichtig ist bei der stofflichen Versorgung des Menschen neben dem Vorhandensein sämtlicher Elemente deren energetische Wertigkeit.

Der Tee stellt eine Verdünnung dar, die aufgrund des Vorhandenseins sämtlicher Elemente in der Lage ist, sämtliche Schlacken zu lösen. Diese können ihrerseits auch aus allen unterschiedlichen Elementen zusammengesetzt sein. Weiter als zur Schlackenlösung reicht jedoch die Energie der Elemente eines Tees nicht! Dieses unvermeidbare Manko liegt in der Zubereitung des Tees mit kochendem Wasser begründet.

**Schlackenlösung durch Verdrängung des Säurerestes durch:**

- Obstessig
- Apfelessig
- Essigsäure!

**Vorsicht: Desto mehr Säure, desto höher ist der Neutralisierungsbedarf!**

Einige Heilpraktiker bezeichnen einen Kräutertee, hergestellt aus einem Liter Wasser und einem gestrichenen Eßlöffel Teekräuter als eine homöopathische D4-, andere als eine D6 -Verdünnung. Sie führen die Fähigkeit eines solchen Tees, Schlacken in ihren vorderen mineralischen Teil und den sog. Säurerest zu lösen, auf die entsprechenden Fähigkeiten homöopathischer Verdünnungen zurück.

Es muß an der naturwissenschaftlich nicht nachweisbaren Energetik eines solchen Tees liegen, weshalb dieser in der Lage ist, beispielsweise harnsaures Kalzium oder oxalsaures Kalzium zu lösen. Dieses Phänomen ist besonders vom Grünen Hafer bekannt. Diese beide Salze sind im Labor nicht wasserlöslich. Wieso soll dann gerade ein Kräutertee das schaffen, was im chemischen Labor nicht möglich ist?!

Der Unterschied zwischen Labor und destilliertem Wasser auf der einen Seite und zwischen Körper und Tee auf der anderen Seite ist im WILLEN des Körpers zu sehen, Schlakken auszuscheiden und in der FÄHIGKEIT des Tees, Schlacken zu lösen.

## Verschlackung therapieren

- Säureherkunft analysieren
- Säuren reduzieren
- Stoffwechselschwächen diagnostizieren und therapieren
- Schlacken lösen
- Säuren neutralisieren

**Ableitungsmaßnahmen**:

- Tee trinken
- Wasser trinken
- basische Körperpflege
- Massagen
- Lymphdrainagen
- u.U. Darmsanierung
- u.a. Maßnahmen

Ganz offensichtlich sind die Elemente, welche in dem Kräutertee enthalten sind, von einer ungleich höheren energetischen Wertigkeit als die Atome des destillierten Wassers im Labor.

Beim Tee begegnen wir darüberhinaus dem Phänomen, daß seine Energie wohl dazu ausreicht, die bislang bestehende Verbindung zwischen beispielsweise Kalzium und Harnsäure oder zwischen Kalzium und Oxalsäure zu lösen. Die energetische Potenz des lösenden Kalziums ist jedoch nicht groß genug, um nach dem Kraftakt der Schlackenlösung auch noch denjenigen zu vollbringen, die jetzt wieder frei gewordene Säure erneut zu binden und als ausscheidungsfähiges Neutralsalz via Niere oder Darm aus dem Organismus hinauszubefördern. Für diese Aufgabe bedarf es eines Kalziums oder eines anderen Mineralstoffes mit einer wesentlich höheren energetischen Potenz. Dieser Mineralstoff muß entweder aus vegetarischer Ernährung, aus zugeführten Nahrungsergänzungsmitteln oder schlimmstenfalls aus körpereigenen Depots stammen bzw. entnommen werden.

Eine gewisse schlackenlösende Funktion haben auch verschiedene Gemüsesäfte, wie sie beispielsweise deutsche Reformhäuser in jedem Frühjahr anbieten, z.B. Säfte von Brennessel, Löwenzahn, Artischocke, o.ä.

Zur Neutralisierung von Säuren und Giften taugen nur Mineralstoffe von hoher energetischer Wertigkeit. Frisches Obst, Gemüse, Gewürze und Getreide, oder aus diesen schonend hergestellte Nahrungsergänzungsmittel, sind die Lieferanten energiereicher Mineralstoffe.

Es ist wie bei Shakespeare's "Der Widerspenstigen Zähmung". Säuren wie die Schwefelsäure oder die Salzsäure oder die Salpetersäure sind von einer derartig hohen energetischen Aggressivität, daß nur ein gleichfalls extrem energiereiches beispielsweise Kalziumatom in der Lage ist, diese Säure zu bändigen resp. in eine befriedigte oder befriedete "Ehe" zu führen und dort zu halten.

Für den Abtransport von Säuren, Giften und Salzen muß sogar das Transportmedium Wasser voll Energie sein. Deshalb empfehlen wir Besonnung, Magnetisierung oder Verwirbelung von Wasser vor dem Trinken, nicht das Kochen oder Destillieren.

Es sollte auch stets mehr Wasser als schlackenlösender Tee getrunken werden, wenigstens die gleiche Menge. Diese Empfehlung gilt im Prinzip desto konsequenter, je verschlackter oder vergifteter eine Person ist. Viele Faster, die über einen sauberen Organismus verfügen, kommen ohne zusätzliches Wasser zurecht.

**Warum erfolgen Ausscheidungen?**

- wegen „Überfüllung"
- wegen Stoffwechselschwächen z.B. der Leber oder der Bauchspeicheldrüse
- wegen des Ausscheidungscharakters der anfallenden Säuren bzw. Schlacken
- wegen hormoneller Gründe
- wegen Streß
- wegen „Ausscheidungstyp"

Wichtig ist eine reichliche Mineralstoffversorgung natürlich auch während der Schwangerschaft und Stillzeit. Seit Jahrhunderten, vielleicht sogar seit Jahrtausenden, reichen die jungen Mütter einen Spruch von Generation zu Generation. Dieser Spruch lautet: "Jedes Kind kostet Dich einen Zahn".

Dieser Zahnverlust ist natürlich nichts anderes als Mineralstoffverlust. Das wachsende Leben fordert mit diesem Zahn seinen Preis in Form von Mineralstoffen und Spurenelementen zum Aufbau seines Körpers. Erhält der wachsende Körper diese Stoffe nicht aus der täglichen Nahrung der Mutter, dann entnimmt er sie aus ihrem Körper.

Die Folge dieser neun Monate dauernden Mineralstoffentnahme können sein: Zahnverlust, Haarverlust und Hautverlust. Letzter zeigt sich in den sog. Schwangerschaftsstreifen. All diese unliebsamen Begleiterscheinungen einer Schwangerschaft sind total unnötig und überflüssig. Die Mineralstoffversorgung der werdenden Mütter muß lediglich während der Schwangerschaft und dann in der Stillzeit drastisch über das normale Maß hinaus erhöht werden.

Hin und wieder werden während oder am Ende von Schwangerschaften Hämorrhoiden oder Pickel beobachtet. Diese können als Folge der Ausscheidungsunterbrechung gedeutet werden. Es findet ein Stau von Schlacken und Giften hinter der Leber statt, der Pfortaderrückstau, welcher an den Hämorroiden endet.

Auch Pickel während der Schwangerschaft dürfen als Folge der neun Monate unterbleibenden Säure- und Giftausscheidung gedeutet werden.

Der weibliche Chemismus parkt Säuren und Gifte weiterhin und scheidet sie entweder durch die Pickel aus oder staut sie hinter der Leber, wenn diese überlastet ist. Eine Leberstärkung durch basische Wickel oder durch das Trinken von Säften von Artischocke, Löwenzahn und Mariendistel ist deshalb während der Schwangerschaft anzuraten. Ebenso wichtig sind entschlackende, basische Fuß- und Vollbäder.

Ein Liter energiereiches Wasser pro Tag während der Schwangerschaft ist gleichfalls zu empfehlen.

Wir haben gesehen, daß Verschlackung hierarchisch ansteigend erfolgt, wobei der Körper generell versucht, eine "Hierarchie der Lebenswichtigkeit" ( Seite 90) einzuhalten, weshalb er mit der Schlackendeponierung in den Fettgeweben beginnt, diese über die Bindegewebe und Muskeln fortsetzt, bis er eines Tages gezwungen ist, Schlacken auch in Organen und letzten Endes in den lebenswichtigen "Zentralen" Herz und Gehirn zu deponieren.

**Ausscheidungen vermeiden:**

1. Säuren und Gifte vermeiden
2. Stoffwechsel / Leber stärken
   - Wickel
   - Löwenzahn / Artischocke /
   - Mariendistel
3. Ausscheidungsfunktionen stärken
   - Einläufe / Colon-Hydro-Therapie
   - Nierenwickel (Zwiebel oder Base)
   - Darmsanierung (Candida o.ä.)
4. Neutralisierungspotential stärken
   - Küche
   - Nahrungsergänzung

Betreiben wir jetzt eine generelle Entschlackung mit dem regelmäßigen Trinken von 1-2 Liter Tee, mit einer mineralstoffreichen und gleichfalls vitalstoffreich-vegetarischen Ernährung mit dem Trinken von ca 1,5 Liter Wasser und mit einer sinnvoll begleitenden basischen Körperpflege, dann passiert Entschlackung genau die gleiche Hierarchie abwärts, wie die Verschlackung diese Hierarchie aufwärts vor sich gegangen ist.

In letzter Zeit ist eine weitere Methode der Schlackenlösung in Mode gekommen, diejenige mittels Obstessig. Diese Schlackenlösung funktioniert über die Lösung des Säurebestandteiles aus der Schlacke, während Wasser, Tee und homöopathische Potenzen über den mineralischen Bestandteil lösen.

Die Lösung mit der Essigsäure des Obstessigs ist besonders drastisch und erzielt deshalb auch oft sehr gute Anfangserfolge der Schlackenlösung. Allerdings erfordert die Schlackenlösung mit Obstessig ein besonders hohes Maß an Neutralisierungspotential mit energiereichen Mineralstoffen und Spurenelementen und logischerweise eine konsequente Ausleitungshilfe mittels ein bis zwei Liter Wasser pro Tag und mit basischer Körperpflege über die Haut. Leider wird die konsequente Mineralisierung oftmals ebenso vernachlässigt wie die gleichermaßen wichtige basische Ableitung.

Während bei der Lösung über Wasser, Tee und homöopathische Potenzen lediglich die Säure aus Schlackenlösung zu neutralisieren ist, müssen bei der Lösung mit Essigsäure nicht nur die aus den Schlacken gelösten Säuren sondern auch die Essigsäure als solche neutralisiert werden.

Im Laufe der Menschheitsgeschichte haben sich die Notwendigkeiten, Möglichkeiten und Mittel der Schlackenlösung gleichermaßen weiterentwickelt. Die Menschen des Altertums waren nicht vergiftet und nur wenig verschlackt. Ihnen genügte die Lösung ihrer wenigen Schlacken mittels reinen Wassers. So gingen denn, wie überliefert ist, die Großen der Antike in die Wüste oder in die Höhlen oder Wälder, um dort bei wenig Nahrungsaufnahme lediglich zu trinken. Zur Schlackenlösung genügte damals reines Quell- oder Brunnenwasser.

Schauen wir uns die Bilder von Tintoretto oder Rubens an, dann sehen wir, daß die Verschlackung im Mittelalter erhebliche Fortschritte gemacht hat. Deshalb kochten die klugen Frauen des Mittelalters Kräutertee. Er besitzt eine wesentlich höhere Fähigkeit, Schlakken zu lösen, als lediglich Wasser.

Die Zeiten schritten fort, der berühmte "Fortschritt", und die Verschlackung mit ihm. Die Neuzeit bescherte uns erste Vergiftungen und daraus folgende Krankheiten oder Todesfälle. Die aufkommende Problematik beantwortete Samuel Hahnemann mit der Erfindung seiner homöopathischen Potenzen. Diese lösen noch intensiver als ein breit gefächerter Kräutertee. Allerdings bergen sie die Gefahr von Erstverschlimmerungen oder Heilkrisen, wenn sie ohne begleitende Neutralisierung und basische Ableitung empfohlen und praktiziert werden.

Die letzten Jahre bescherten uns zwei weitere Möglichkeiten bzw. Erfindungen zum Entschlacken. Der eine Weg ist die von uns beschriebene Schlackenlösung mit dem Obstessig bzw. der Essigsäure. Dieser Weg bringt in der Tat eine drastische Schlackenlösung, birgt aber bei längerer Anwendung auch die Gefahr einer Azidose von Zellen und Körperflüssigkeiten, wenn nicht parallel drastisch neutralisiert und konsequent basisch abgeleitet wird. Nach unserer Meinung genügen zur Neutralisierung auch nicht die im Obstessig enthaltenen Mineralstoffe.

Die logische Antwort auf die Not von Verschlackung und Vergiftung unserer Zeit scheint die von uns erfundene Entschlackung und Entgiftung in drei Schritten zu sein. Es ist die relativ schonende Schlackenlösung mittels Tee, dann als begleitenden Schritt die Neutralisierung der gelösten Gifte und Säuren mittels energiereicher Spurenelemente und Mineralstoffe, als nächstes der Abtransport mittels Wasser und so parallel wie am Ende der Entschlackungskette die basische Ableitung von Schadstoffen über die Haut.

Oecotrophologen, Köche und erfahrene Hausfrauen haben einen guten Küchentip, um Kalzium aus beispielsweise Rinderknochen zu lösen. Sie geben der kochenden Brühe einen Schuß Essig hinzu. Essigsäure ist also ein guter Knochen- d.h. Kalziumlöser. Das jedoch kann nicht der Sinn einer Entschlackung sein. Insofern sollte man sich vor einer hohen Menge von regelmäßig getrunkenem Obstessig, Apfelessig o. ä. hüten. Wenn man diesen Weg jedoch aufgrund der guten Schlackenlösung geht, dann immer nur in Begleitung mit viel Neutralisierung, Ausschwemmung und basischer Ableitung.

Dabei erfolgt die Neutralisierung mit energiereichen Mineralstoffen, die Ausschwemmung mit dem Trinken von Wasser und die basische Ableitung vorwiegend mit Fuß- und Vollbädern.

Wir sollten in Zukunft darauf achten, daß wir nicht aus einer Zeit, in welcher zu wenig Wasser getrunken wurde, unversehens in eine Zeit geraten, in der das Wassertrinken übertrieben wird. In der Natur herrscht auch nicht ununterbrochen Hochwasser!

Ein Liter pro Tag mag zusätzlich zu der sonstigen Flüssigkeitsaufnahme in der Regel genügen. Im übrigen halten wir es mit dem Schöpfer und dem Fuhrmann Johannes Schroth und legen einmal pro Woche einen Ruhe- bzw. Trockentag ein.

# Die zielgerichtete Entschlackung

**Jeder Mensch wünscht sich ein möglichst hohes Maß von subjektiv empfundenem Wohlbefinden und objektiv meßbarer Gesundheit. Dabei steht sicherlich der Wunsch nach subjektiv empfundenem Wohlbefinden an erster Stelle. Dieses wird oft durch Unpäßlichkeiten oder Schmerzen in ggf. nur einem einzigen Körperteil oder Organ beeinträchtigt. Oft hilft zur Überwindung von Schmerz, Symptom oder dahinterstehender NOTLAGE eine zielgerichtete Entschlackung.**

Nicht jeder von irgendeiner Verschlackung Betroffene mag sich die Zeit für eine langsame und organisch verlaufende Abwärtsentschlackung, für eine generelle Entschlackung, nehmen. Ihn oder sie quält eine Gichthand, oder es quälen schwarze Diabetikerfüße, denen schon die Amputation droht. Oder es plagen das Raucherbein oder der Pilz auf den Zehennägeln.

Dann wird selbstverständlich und sofort zielgerichtet entschlackt. Nehmen wir als Beispiel ein Erlebnis, welches wir vor Zeiten auf der großen Stuttgarter Gesundheitsmesse, der PRO SANITA, mit der Leiterin der dortigen Volkshochschule, Abteilung Gesundheit, hatten. Sie berichtete uns von einer Fastengruppe, die sie gerade leitete. Zwei Damen hätte sie dabei, die seien mit Arthrose in den Knien zu ihrer Fastengruppe gestoßen, um sich einmal gründlich zu entschlacken. Jetzt säßen diese beiden Damen zwei Abende pro Woche in der Fastengruppe und zwar mit scheußlich dick geschwollenen Knien voll arger Schmerzen. Sie wisse als Leiterin der Gruppe nicht, wie es zu diesen Knien gekommen sei und auch nicht, wie sie Abhilfe schaffen könne.

**Entschlackung**

**Schlackenlösung durch:**
- Tee / Obstessig
- Gemüsesäfte
- Homöopathica

**Neutralisierung der gelösten Säuren durch:**
- vollwertig-vegetarische Küche
- Mineralstoffe
- Nahrungsergänzungsmittel

**Ausscheiden von Säuren und Salzen durch:**
- Wassertrinken
- basische Körperpflege

**Reinigung und Belebung durch:**
- Sauerstoff
- Gewürze

Auf unsere Frage, welche Art von Fasten sie denn praktiziere, berichtete sie uns von einem konsequenten Teefasten. Da war die Sache natürlich sofort klar. Die Dame hatte lediglich den ersten der drei notwendigen Schritte einer konsequenten und erfolgreichen wie komplikationslosen Entschlackung praktiziert, - leider als einzigen!

Sie hatte mit dem Tee vorhandene Schlacken, in diesem Falle harnsaure Salze, in den Knien der beiden „Arthrosedamen" gelöst und dabei die ursprüngliche Harnsäure wieder zum Leben erweckt. Eine Schlacke lösen heißt ja, dieses Salz in den vorderen mineralischen Teil und den sog. SÄUREREST aufzubrechen, also die bisherige so stabile wie chemisch neutrale Verbindung zu "lösen".

Der zweite wichtige Schritt der Säureneutralisierung und der dritte Schritt der konsequenten und erfolgreichen Ausleitung von neutralisierten Salzen und sogar von blanker Säure durch die Haut und über die Nieren war bei ihr und ihren Schützlingen unterblieben.

Mit dem Tee, ganz offensichtlich ein starker Löser harnsaurer Salze, vielleicht Grüner Hafertee, hatte sie in den Knien der beiden Arthrosedamen die dort befindlichen Harnsäureschlacken gelöst und in Harnsäure und energetisch verbrauchtes Kalzium überführt. Diese Säure biß und ätzte jetzt in den Zellen und Geweben, in den Kapseln und Knorpeln der Knie, so daß dem Körper mangels Zufuhr von reichlich Wasser, neutralisierenden Spurenelementen und Mineralstoffen zwecks Säureneutralisierung nichts anderes übrigblieb, als in großen Mengen Körperflüssigkeit in die Knie zu schicken, um dort die aus Schlackenlösung angefallenen Säuren zu verdünnen und nach und nach abzutransportieren.

## Möglichkeiten der basischen Entschlackung

### äußerlich

| **Anwendungen:** | **zu, bei, als:** |
|---|---|
| - Waschungen | - Intimpflege |
| - Abreibungen | - Muskelverspannung |
| - Hand- /Armbäder | - Gicht |
| - Fußbäder | - Fußpilz / Raucherbein |
| - Vollbäder | - Allergien / Psoriasis |
| - Spülungen | - Kopfhöhlen / Scheide |
| - Wickel | - Leber / Migräne / Ischias |
| - Salzsocken | - Diabetes / „schwarze Füße" |
| - Salzhandschuhe | - Gicht |

### innerlich

- mineralstoffüberschüssige Ernährung
- vegetarisch-vollwertige Ernährung
- Tee trinken!
- Nahrungsergänzung / Mineralstoffe
- basischer Einlauf
- Colon-Hydro-Therapie

Jetzt wußte unsere Dame von der Volkshochschule schon einmal Bescheid, was sie angerichtet hatte, wollte natürlich weiter wissen, was nun zu tun sei. Wir haben ihr die reichliche Gabe von Mineralstoffen und Spurenelementen an die beiden Damen empfohlen, pro Tag 1 bis 2 Liter Wasser, dazu jeden Tag 3-4 basische Fußbäder von wenigstens 30-60 Minuten Dauer oder länger, jeden zweiten Tag oder auch jeden Tag ein basisches Vollbad von nach Möglichkeit einer bis zwei Stunden Dauer und über die Nacht basische Wickel um die Knie, nach Möglichkeit noch die bewährten SALZSOCKEN, über die Nacht angezogen.

Für die Bereitung dieser Salzsocken nimmt man ein Liter warmes Wasser, gibt einen gestrichenen Teelöffel basisches Badesalz hinein, löst dieses gut auf und gibt dann in die milchige Lauge ein paar dicke Schafswoll- oder Baumwollsocken hinein. Wenn diese durch und durch naß sind, werden sie stramm ausgewrungen und dann angezogen. Auf diese feuchten Socken kommt ein Paar gleichfalls dicke, trockene und entsprechend größere Socken. Natürlich sollen auch die feuchten Socken nicht eng sitzen, damit der Blutkreislauf nicht behindert wird!

Jetzt geht es mit oder ohne Wärmflasche, je nachdem wie warm oder kalt die Füße sind, mit den Salzsocken und den Kniewickeln ab ins Bett.

Bei unseren beiden Arthrosedamen war innerhalb einer geplanten Generalentschlackung mittels Fastenkur aufgrund eines groben Fehlers der Fastenleiterin mit dem Fehlen des zweiten und dritten Schrittes einer richtigen Entschlackung plötzlich eine zielgerichtete und lokale Entschlackung und Entsäuerung notwendig geworden. Wir haben damals der Fastenleiterin versprochen, daß sie mit einer zielgerichteten basisch-mineralischen Entschlackung innerhalb von höchstens 3-4 Tagen einen durchschlagenden Erfolg haben würde. Er ist eingetreten.

Derartige lokale, zielgerichtete Entschlackungen kann man erfolgreich bei zahlreichen Verschlackungskrankheiten praktizieren. Hier seien vor allen Dingen das RAUCHERBEIN genannt, aber auch die "Schwarzen Füße" des amputationsgefährdeten Diabetikers, ebenso wie Gicht, Muskelverspannungen, Rheuma und beispielsweise auch Vereiterungen bzw. Verschlackungen der verschiedenen Kopfhöhlen. Bei diesen haben sich tage- oder sogar wochenlange Spülungen mit einer basischen Lauge bewährt, die immer wieder aufgeschnieft wird, bis sie im Inneren des Kopfes den Rachen hinunterläuft.

Bei Rhinitis und Sinusitis empfehlen sich diese Spülungen gleichermaßen. Man kann auch den kleinen Finger immer wieder in die basische Lauge oder auch in basisches Badewasser tauchen und dann, so weit es geht, in die Nasenlöcher einführen.

Zur Herstellung einer derartigen Lauge wird eine Messerspitze eines basischen Badesalzes auf eine Tasse oder einen Mundbecher warmen Wassers gegeben und dann diese Lauge aufgeschnieft. Hierfür eignen sich basische Salze wie Kaiser Natron, Meine Base, Bullrich Vital, usw.

**Basisches Badesalz**
**für / gegen / bei:**

- Schlacken- und Giftausscheidung
- Säureausscheidung
- Selbstfettung der Haut
- Antidepressivum
- Nasenspülungen
- Wickel / Leberwickel
- Basentrunk
- Massagesalz
- Salzsocken
- Salzhandschuhe
- Salzhemd
- Vollbad
- Fußbad
- Sitzbad
- Handbad
- Armbäder

Schwache Laugen, hergestellt mit den o.g. Salzen eignen sich auch zum Gurgeln bei Halsentzündungen, vereiterten Mandeln und auch bei schlechtem Mundgeruch.

Viele Menschen benutzen derartige Salze mittlerweile auch zum Zähneputzen, oftmals unter Verzicht auf eine Zahnbürste. Man kann mit dem angefeuchteten Zeigefinger Salz aufnehmen und damit Zähne und Zahnfleisch reiben und massieren. Zu grobe Körner schlägt man vor dem Einführen in den Mund mit einer starken Bewegung ab.

Für die Reinigung der Zahnzwischenräume sind gute Zahnstocher wahrscheinlich sinnvoller als der Gebrauch von Zahnbürsten.

Auch gegen Kopfschmerzen und Migräne kann man oft erfolgreich mit lokaler Entschlakkung angehen. Man kann sogar bei bestimmten dramatischen Säureattacken erste Hilfe leisten, indem man gezielt ein starkes basisches Gegengewicht zu dem bestehenden Säureherd schafft. Das gilt in besonderem Maße für dramatische Säureattacken, wie sie beispielsweise der Herzinfarkt, der Gichtanfall und der Schlaganfall darstellen. Wir kommen darauf noch zu sprechen. Oft schafft schon das Trinken von klarem Wasser Besserung!

Immer mehr Menschen haben Probleme mit den Ohren und ihrer Hörfunktion. Von Tinnitus und Gehörsturz ist immer öfter die Rede. Auch für eine Entschlackung der Ohren und des ganzen Kopfes mit seinen zahlreichen cerebralen Funktionen, auch der Augen, haben sich regelmäßige basische Nasenspülungen bewährt.

Dann gibt es den großen Bereich der Verpilzungen, der sich oftmals von selbst erledigt, wenn man nur dem Pilz sein saures Lebensmilieu von pH-Werten zwischen 4 und 6 durch eine hinreichend konsequente Basenkur entzieht. Dazu werden basische Scheidenspülungen, Sitzbäder oder regelmäßige und lange dauernde Fußbäder genommen, um sich erfolgreich lästiger Pilze in der Scheide, auf der Fußhaut oder auf den Fußnägeln zu erwehren.

Bei Pilzen im Fußbereich helfen besonders erfolgreich die gerade schon erwähnten Salzsocken. Während der Basenkur sollte man vor allen Dingen die Schuhe sorgfältig desinfizieren. Dazu werden die Schuhe innen wiederholt mit ätherischem Teebaumöl mittels eines Parfümzerstäubers eingesprüht.

Bei Migräne, Muskelverspannungen, Muskelkrämpfen und Ischias haben sich nebst basischen Vollbädern und dem Basentrunk auch feuchte Wickel mit einer basischen Lauge als hilfreich erwiesen.

Ein Phänomen tritt uns bei der Wahl der richtigen Temperatur für Wickel und Bäder entgegen. Es gibt beispielsweise Frauen, die unter Migräne leiden, je näher die Tage kommen. Sie helfen sich dann oftmals mit eiskalten Wickeln in den Nacken. Sie haben die Erfahrung gemacht, daß warme oder sogar heiße Wickel ihre Schmerzen sogar noch verschlimmern.

Ein derartiges Erleben macht sowohl körperchemisch wie auch -energetisch einen Sinn, entspricht die Säure doch der Wärme und die Base/Lauge der Kälte. Logischerweise werden Säureattacken mit Wickeln pariert, die etwas unterhalb der Körpertemperatur liegen.

Man kann hier noch ein Übriges tun, indem man in die betroffenen Muskelpartien zusammen mit einem geeigneten Massageöl etwas basisches Salz einreibt und damit die sogenannte SALZMASSAGE betreibt. Diese läßt gewissermaßen ein BASENPOLSTER auf der Haut zurück, in welches der Körper gern weitere Säuren hineinschiebt, - das Weltgesetz der Osmose im Kleinen angewandt. Derartige basische Salze mit pH-Werten der daraus erstellten Lauge zwischen 8,0 und 8,5 sind mittlerweile so konzipiert, daß man sie sowohl als Zahnputzsalz wie als Badesalz wie auch als Massagesalz einsetzen kann oder natürlich erst recht für die Zubereitung von Laugen für Wickel, Spülungen, usw.

**zielgerichtete Entschlackung mit:**

- Handbädern
- Armbädern
- Fußbädern
- Wickeln
- Spülungen
- Waschungen
- Salzsocken
- Salzhandschuhen
- Salzhemd

Besonders wichtig und eilig ist die lokale, zielgerichtete Entschlackung dann, wenn es sich um den Erhalt amputationsgefährdeter Zehen oder Füße handelt. Zwanzigtausend derartige Amputationen werden zur Zeit Jahr für Jahr in Deutschland durchgeführt. Das ist oftmals bei älteren Diabetikern der Fall, bei denen nicht selten sogar die Unterschenkel amputiert werden.

Diese Glieder werden manchmal regelrecht schwarz vor mangelhafter Durchblutung. Im Endstadium fangen die Gewebe an zu verfaulen, wenn sie kaum oder gar nicht mehr mit Blut, Sauerstoff und anderen Nährstoffen versorgt werden. Gerade in solchen Fällen hat sich oft eine so drastische wie zielgerichtete Entschlackung bewährt. Dieses muß mit großer Sorgfalt geschehen.

Dazu werden wenigstens 1 1/2 Liter oder noch mehr Kräutertee pro Tag getrunken, dazu die gleiche Menge an Wasser. Zwangsläufig muß dann eine absolut überreichliche Versorgung mit Mineralstoffen und Spurenelementen aus geeigneten Nahrungsergänzungsmitteln erfolgen, um die gelösten Säuren, die als regelrechte Fluten aus den Schlackenhalden dieses Organismus hervorgehen, nach Möglichkeit gänzlich in ausscheidungsfähige Neutralsalze zu überführen. Diese können dann mit dem Urin ausgeschieden werden.

Möglicherweise gelingt das jedoch nicht ganz wegen der schon besprochenen Nierensprerre bei ph-Wert 4,4 bis 4. So helfen wir uns über den Tag mit bis zu sechs Fußbädern von immer wenigstens 30 Minuten Dauer und lassen noch ein Vollbad von nach Möglichkeit ein bis zwei Stunden Dauer pro Tag nehmen.

Nachts geht es dann mit den Salzsocken ins Bett. Dabei ist auf einen ganz bequemen Sitz zu achten! Diese Socken dürfen niemals spannen oder zu eng sitzen, und sie sollen vor dem Anziehen stramm ausgewrungen werden. Der "Schwarze Fuß" sollte in dieser Zeit der Entschlackung keinen unnötigen mechanischen Belastungen ausgesetzt werden. Also sollten dort beispielsweise Massagen unterbleiben. Der Körper hilft sich selbst. Man sollte nicht unbedingt gelöste Säuren in den Stoffwechsel schieben. Der ist schon belastet genug. Hier müssen Säuren und Schlacken über die Haut hinaus mit Fußbädern, Wickeln und Salzsocken!

**Salzsocken bei:**

- Fußpilz
- Nagelpilz
- Hautjucken (Säure)
- Fußschweiß
- Raucherbein
- schwarze Füße
- Durchblutungsstörungen
- Grippe
- Kopfschmerzen
- Migräne

Oft dauert eine derartige zielgerichtete Entschlakkung 3 - 6 Wochen, und der ehemals amputationsgefährdete Fuß ist wieder weiß und voll durchblutet. Eine solche Entschlackung ist natürlich desto erfolgreicher, je früher sie durchgeführt wird. Die gleichzeitige Einnahme von Ginkgo-Präparaten und Zwiebelöl-Kapseln ist zu empfehlen, ebenso ein basischer Einlauf pro Woche.

Ganz offensichtlich ist die Haut in der Lage, Säuren direkt auszuscheiden, im Gegensatz zu den Nieren, die mit dem Urin vorwiegend ausscheidungsfähige Neutralsalze ausleiten.

Die Juweliere können ein Lied davon singen, wie zerfressen ihnen manches Schmuckstück unter die Augen kommt. Ursächlich können es nur äußerst aggressive Säuren gewesen sein, z. B. Schwefel- und Salpetersäure!

Die chinesische Medizin weiß seit Jahrtausenden: "Was Niere und Blase nicht ausscheiden können, das muß der Darm ausscheiden. Was dieser nicht ausscheiden kann, das muß die Lunge tun. Wenn alle zusammen nicht genug Giftstoffe ausscheiden können, dann muß die Haut einspringen. Und was schließlich die Haut nicht mehr ausscheiden kann, das führt zum Tode."

**Badedauer**
**für Fuß- und Vollbäder**

1/2 Stunde Minimum
1 Stunde besser
2 Stunden gut
3 Stunden optimal
9 Stunden erfolgreich erprobt

Die Haut ist mithin ein hochqualifizierter Säure- und Schlackenausscheider, dessen Fähigkeit und Funktion wir uns unbedingt zunutze machen sollten!

Setzen wir also in Zukunft wieder wie zu Großmutters Zeiten mehr Fußbäder und Wickel, mehr Salzsocken und beispielsweise auch Hand- und Armbäder bei den verschiedensten Verschlackungskrankheiten ein! Warum soll sich jemand mit einer Gichthand nicht mit einer Schüssel voll basischer Lauge vor den Fernseher setzen und seine unappetitlich dick geschwollene und verquollene Hand eine Stunde oder sogar zwei Stunden darin baden? Der Handschweiß lehrt uns, daß über die Innenflächen der Hand ähnlich ausgeschieden wird, wie der Fußschweiß über die Fußsohle.

Man muß schon etwas für seine Gesundheit tun, und wenn es drei oder vier basische Fußbäder pro Tag und Salzsocken über Nacht sind, wenn man beispielsweise endlich von seinem seit vielen Jahren therapieresistenten Fuß- oder Nagelpilz befreit werden will!

Wo wir schon im Badezimmer sind, werfen wir einen kurzen Blick auf die Zahnpflege. Bei dieser begegnet uns eine weitere sichtbare, steinharte Schlacke, der Zahnstein. Er bildet sich aus der Zahnplaque, die ununterbrochen, Tag wie Nacht, aus den Zahntaschen nach außen dringt und auch eine saure Müllentsorgung des Körpers darstellt. Diese Zahnplaque, zusammen mit der Essigsäure aus den Süßwaren, neutralisiert durch Kalzium des Zahnes oder aus dem Speisebrei, bildet Schicht für Schicht den immer stärker werdenden Zahnstein.

Dessen Zusammensetzung ist mit absoluter Sicherheit von Mensch zu Mensch so unterschiedlich, wie jeder Mensch sich anders ernährt oder anders verhält. Nur eines haben alle Zahnsteine gemeinsam. Sie sind chemisch sauer, d.h. aus Säuren unterschiedlichster Herkunft unter Hinzuziehung von basenbildenden Spurenelementen und Mineralstoffen gebildet. Hier hilft nur eines, die basische Mundpflege, wie sie beispielsweise die Inder mit dem Kauen der Bethelblätter praktizieren. Dabei streuen sie noch basischen Kalk auf die Blätter. Dieses Volk hat bekanntermaßen die besten Zähne aller Völker dieser Erde, wobei ihnen sicherlich ihre vegetarische Ernährung zusätzlich hilft.

Wir praktizieren ein Gleiches, indem wir im Sommer Löwenzahnblätter kauen, oder indem wir unsere Zähne mit einem basischen Salzgemisch putzen und mit diesem danach noch ausgiebig den Mund- und Rachenraum ausgurgeln. Eine derartige Lösung kann man sogar zum eigenen, guten Wohlbefinden hinunterschlucken.

Das tun Kinder heute ja oft mit den im Augenblick in Gebrauch befindlichen Zahnpasten, die in aller Regel mit künstlichen Fruchtaromen ausgestattet sind. Der hohe Anteil an Schaumbildnern in diesen Cremes ist jedoch eine mittelschwere Katastrophe für den Verdauungsschlauch, der vom Mund bis zum After reicht!

Ein Basicum, ein basisches Salz also, auf der Zahnbürste oder besser noch auf dem angefeuchteten Zeigefinger, das ist die richtige Mundpflege, die jedem Zahnstein innerhalb von einigen Wochen den Garaus machen kann. Der Zahnstein hält den Spannungsunterschied zwischen dem eigenen pH-Wert von vier bis fünf und dem basischen pH-Wert des Putzsalzes von ca. 8,5 nicht aus. Er platzt ab und verkrümelt sich im wahrsten Sinne des Wortes.

Da bleibt dem Zahnarzt nur noch die Frage: "Wie haben Sie denn das gemacht?" Ganz einfach. Er/sie hat zielgerichtet, lokal und basisch entschlackt.

Schon haben wir viele Möglichkeiten punktueller, zielgerichteter Entschlackung kennengelernt: Hand- und Armbäder, Fußbäder, Wickel, Spülungen und Salzsocken. Warum soll die gichtkranke westfälische Bäuerin nicht mit Salzhandschuhen zu Bett gehen?! Diese werden logischerweise ebenso zubereitet, wie wir das bei den Salzsocken gelesen haben.

Basische Waschungen sind eine großartige Wohltat für den Intimbereich, dort besonders im heißen Sommer. Da schwitzt man viel, läuft sich ggf. sogar wund. Aber das alles muß gar nicht sein!

Vor kurzem schrieb uns ein Heilpraktiker aus Holland, daß er unter Zuhilfenahme eines basischen Badesalzes einen "Wolf" bei einem Mann in kurzer Zeit kuriert habe, was ihm zuvor in langwierigen Bemühungen nicht gelungen sei.

Alles Cremen und Sprayen hatte über Jahre nichts gebracht. Regelmäßige Sitzbäder in dem basischen Bad mit anschließenden Sonnen- und Luftbädern brachten innerhalb von zwei Wochen die totale Abheilung aller wunden Stellen im Genital- und Analbereich.

Über die phänomenale Wirkung einer Lauge, die er sich regelmäßig zubereitet hatte, berichtete uns vor kurzem ein Kunde aus Crailsheim. Er meldet seinen wunderbaren Erfolg. Er ist 74 Jahre alt und litt seit etlichen Jahren unter Übergewicht. Sein Arzt hatte ihm geraten, wenigstens 6 - 10 kg abzunehmen. Er habe zu viel Wasser im Körper. Wie das Wasser jedoch hinauszuschaffen sei, das hatte ihm sein Arzt nicht gesagt. Er solle ABNEHMEN!!

Mit dem Abnehmen hatte es jedoch nicht geklappt. Das Wasser im Körper blieb Herrn L. treu. Er konnte es auch nicht "abnehmen". Er war, wie er im Nachhinein in Zusammenarbeit mit uns feststellte, einfach zu versauert und verschlackt und litt unter der ihm von uns genannten "Wasserretention zwecks Säureverdünnung". Er war, wie wir formulieren, "wasserdick".

Instinktiv hatte er dann folgendes gemacht und berichtete uns am Telefon: "Seit drei Wochen mache ich mir jeden Morgen einen halben Liter Wasser, auf welchen ich einen ganzen Teelöffel basisches Badesalz gebe. Diese Lauge trage ich mit einem Schwamm auf den nackten Körper auf, vom Haaransatz bis zu den Fersen und Fußspitzen. Dann ist der halbe Liter weg. Die Lauge lasse ich auftrocknen.

Mit dieser Methode habe ich innerhalb von drei Wochen drei Kilogramm abgenommen. Und es waren drei Liter Wasser, die ich via Urin ausgeschieden habe!! Der Doktor klopft mir jetzt auf die Schulter und sagt: "Machen Sie weiter so!" Dabei weiß er gar nicht, was ich überhaupt mache. Und ich sage es ihm auch nicht!

Was sagen Sie dazu?"

Wir sagen dazu, daß es sich hier um einen klassischen Fall handelt, wie das Weltgesetz der Osmose so instinktsicher wie naturwissenschaftlich richtig angewendet worden ist. Die Schaffung eines drastischen Basenpolsters auf der Haut setzt den Körper für Stunden in die Lage, mit der auf der Haut aufgetrockneten Lauge im ph-Wert von ca 8,5 Säuren und Schlacken auszuscheiden, bis auf der Haut der "normale" pH-Wert von ca. 6,8 bis 7 erreicht ist.

Sind diese Säuren ausgeschieden, bedarf es der bisherigen Wasserzurückhaltung zwecks Säureverdünnung nicht mehr, und der Körper scheidet dieses jetzt nicht mehr benötigte Verdünnungswasser via Nieren mit dem Urin aus. Diese Beobachtung haben schon viele sog. "Wasserdicke" während langer Vollbäder gemacht. Während dieser Bäder müssen sie manchmal ein- oder sogar zweimal zum Wasserlassen aus der Wanne. Aufgrund der starken Ausscheidung von Säuren und Schlacken ist Verdünnungswasser in den Geweben frei geworden und in die Blase geströmt.

Herr L. berichtete uns im weiteren Verlauf des Gespräches noch davon, daß er sich jeden Tag rundum wohler fühle und auch ein ganz anderes Hautgefühl bekommen habe. Er wolle noch hinzufügen, daß er selbstverständlich die mit dem Schwamm aufgetragene Lauge auftrocknen lasse, und sie NICHT abfrottiere.

Wer meint, daß auch er möglicherweise an der jetzt beschriebenen "Wasserzurückhaltung zwecks Säureverdünnung" leidet, der macht einen einfachen Test, indem er morgens beim Aufstehen die Hände zu Fäusten ballt. Spannt das sehr, dann liegt hiermit sehr wahrscheinlich ein Zeichen für eine derartige Wasserzurückhaltung zwecks Säureverdünnung vor. Dann ist ein Vorgehen angezeigt, wie es Herr L. praktiziert hat, natürlich auch wiederholte Handbäder, Vollbäder und Fußbäder. Ein Liter Wasser, täglich getrunken, wird auch von Nutzen sein!

Handbäder haben schon bei zahlreichen älteren Personen unappetitliche braune Altersflecken auf den Händen verschwinden lassen, wenn sie nur lange genug praktiziert werden. Dabei ist in aller Regel zu beobachten, daß diese Flecken zuerst rot werden, dann rosa, bevor sie sich auflösen. Das geht logischerweise desto besser, je konsequenter auch innerlich entschlackt und remineralisiert wird.

Gehen wir die drei notwendigen Schritte einer jeden Entschlackung durch, so müssen wir uns als erstes dem seit ewigen Zeiten bewährten Kräutertee zuwenden. Den stellten früher im Mittelalter „Hexen" zusammen. Diese klugen Frauen, welche zu verbrennen eine große Schande war, kannten sich mit den Menschen so gut aus wie mit den Pflanzen und Tieren. Sie hüteten das von Generation zu Generation überkommene Wissen unseres Volkes um die vielen Zusammenhänge im Naturreich. Das war ganz bestimmten herrschenden Kreisen der damaligen Zeit ein Dorn im Auge, und diese wertvollen Frauen starben zu Tausenden auf den Scheiterhaufen des Mittelalters. Wir für unsere Person entschuldigen uns noch heute für dieses schändliche Verhalten unserer männlichen Vorfahren.

Unsere Hexen, unsere Hegefrauen, wußten genau Bescheid, wann sie wo welches Kraut schneiden mußten. So gingen sie denn beispielsweise für bestimmte Kräuter nachts in den Wald und schnitten dort Heilkräuter auf Lichtungen bei Vollmond. Daran war überhaupt nichts Dummes! Vielmehr zeugte solches Tun von einem absolut tiefen Naturverständnis.

Auf der Waldlichtung herrschen ganz bestimmte energetische Verhältnisse. Deshalb wächst dort kein Baum, aber das Heilkraut. Und dieses entfaltet ganz besondere Kräfte bei Vollmond.

Wir haben versucht, an das Wissen dieser weisen Frauen anzuknüpfen und die notwendige Zusammensetzung eines Teegemisches erforscht, welches sämtliche Elemente enthält, aus denen auch unser menschlicher Chemismus besteht. Es ist dafür Sorge getragen, daß auch in der Natur so selten vorkommende Elemente wie beispielsweise Osmium, Hafnium oder Cerium noch hinreichend oft vorkommen, damit ein solcher Tee zu einem wirklichen LEBENSMITTEL wird.

Das Vorhandensein aller am menschlichen Chemismus beteiligten Elemente sorgt gleichzeitig für eine harmonische Ausgewogenheit der expansiv rechtsdrehenden und der impansiv linksdrehenden Energie. Diese entsprechen der Yang- bzw. Yin-Energie.

Ein derartiger Tee ist ein geeigneter Schlackenlöser. Nur müssen wir wissen, daß ein guter Schlackenlöser Säuren schafft, die mit Mineralstoffen neutralisiert und mit Wasser ausgeschwemmt sein wollen. Bevor wir uns diesen Stoffen zuwenden, verlieren wir noch einige Worte zur Zubereitung eines Kräutertees. Ein knapp gehäufter Eßlöffel der trockenen Kräuter reicht für die Zubereitung eines ganzen Liters Tee. Dazu werden die getrockneten Kräuter mit kochendem Wasser überbrüht und ggf. kurz untergerührt. Dann läßt man 3-5 Minuten ziehen und gießt durch ein Sieb ab.

Wer will, kann einen zweiten, dann kalten Aufguß aus den im Topf verbliebenen Kräutern herstellen und diesen für seine Blumen in Haus und Garten verwenden. Sie werden es ihm danken.

Von einem derartigen Tee sollte man wenigstens jeden Tag einen ganzen Liter trinken. Eine Tasse bringt wenig. Zwei Liter sind angezeigt während einer drastischen Entschlakkung. Dazu wird immer wenigstens die gleiche Menge an Wasser getrunken. Bei einer vorsichtigen Entschlackung beginnt man entweder ganz und gar ohne Tee oder mit höchstens einer Tasse pro Tag. Wasser gibt es aber von Anfang an!

Verwendung findet Kräutertee auch beim Einlauf. Für diesen verwenden wir einen Liter Tee, dem wir eine Prise basischen Salzes hinzufügen. Die Temperatur sollte etwas unterhalb der Körpertemperatur liegen, also bei etwa 36° C.

Der Tee fließt innerhalb weniger Minuten in die Ampulla recti. Sofort breitet sich eine wohlige Wärme im unteren Bauchraum aus. Kaum ist der Tee eingelaufen, kneifen wir unsere rektale Muskulatur zusammen und gehen in die KERZE, wie wir das im Gymnastikunterricht unserer Schulzeit gelernt haben. Jetzt beherrschen wir sie zwar nicht mehr so senkrecht wie noch zu Pennälers Zeiten. Aber mit einiger Mühe bringen wir unser Gesäß doch in eine passable Schräglage.

Sofort marschiert der Tee in Richtung Nabel. Da lacht der Dickdarm. Je länger wir die Kerze aushalten, desto besser. Wer schafft mehr als zehn Sekunden?

Dann hat die Kerze erst einmal ausgesorgt, und wir gehen wieder in die Horizontale, in welcher wir uns einmal rechtsherum rollen. Das tun wir deshalb, weil die Anatomie des Darmes diese Drehung als erste erfordert.

Dann geht es wieder in die Kerze, dann zurück in die Horizontale und dann in die Linksrolle, dann wieder in die Kerze, dann in die Rechtsrolle usw.. So fahren wir 5-10 Minuten fort. Dabei nehmen wir immer wieder dann leichte Pressuren und Massagen des Bauches vor, wenn wir im Liegen entspannen. Man kann vor dem Einlauf seinen Bauch mit Olivenöl einreiben. Hat man Probleme mit Blähungen, gibt man einige Tropfen ätherisches Kümmelöl dazu.

Mit unweigerlicher Sicherheit naht bald der Zeitpunkt, an welchem sich ein immer stärkerer Druck auf die Schließmuskulatur bemerkbar macht. Jetzt wird es Zeit, mit dem Bodenturnen aufzuhören, um sich mit entblößtem Analbereich dem aufgeklappten Ort der Erlösung zu nähern. Das beglückende Erleben unerwartet vieler und wohltuend warmer Ergüsse ist kaum in Worte zu fassen. Die Pressuren und Massagen des Bauches werden bis zum Ende der Darmentleerungen fortgesetzt.

Es gibt kein Kneifen und kein Brennen. Der Tee ist ja nichts, was der Darm wie den Pflaumensaft oder die Lösung von Bittersalz oder Glaubersalz mit Entsetzen abstößt. Es ist einfach das Volumen der eingeflossenen warmen Flüssigkeit, welche jetzt hinausdrückt. Dabei nimmt der Tee, unterstützt durch Kerzen, Rollen, Massagen und Pressuren einen Müll aus dem Darm mit, wie man ihn in dieser Menge sicher nicht für möglich gehalten hat.

Plötzlich ist der Bauch, der sich immer so hart angefühlt hat, was man immer auf eine intakte und durchtrainierte Bauchmuskulatur zurückführte, weich wie bei einem Baby. Es war gar nicht die Bauchmuskulatur, die den Unterleib so hart machte! Es war nichts als lange Zeit nicht abgesetzter, verhärteter Stuhl!

"Der Tod sitzt im Darm", sagen die Naturheilkundler. Spülen und drücken wir ihn einfach hinaus! Nehmen wir uns einen Tag im Monat oder wenigstens im Vierteljahr als Fasten- und Reinigungstag vor! Essen wir an diesem Tag weniger als normal! Essen wir an diesem Tag vegetarisch und trinken an diesem Tag 1 bis 1 1/2 Liter Kräutertee und die gleiche Menge Wasser dazu. Und machen wir am Abend dieses Tages unseren Einlauf.

**Kräutertee**

- Schlackenlöser löst Schlacken
- Schlackenlösung ist erneute Schaffung „alter" Säuren / Gifte
- Säuren schaffen Unbehagen oder Fastenkrisen
- Säuren sind verantwortlich für die sog. Erstverschlimmerung
- Erstverschlimmerung wird vermieden durch Säure- und Gift neutralisierung mit

**Mineralstoffen**

Dann haben wir den ersten wichtigen Schritt zu einer Reform unserer Volksgesundheit und erst recht zu unserer eigenen getan. Dann haben wir bald die Wurzel unserer Gesundheit sauber und gesund, unseren Darm.

Eine weitere gute Möglichkeit, schnell und gut Entschlackungs- und Entsäuerungswirkungen zu erzielen, ist das SALZHEMD. Wir bereiten uns wieder eine Lauge aus einem Liter körperwarmen Wassers unter Hinzufügung von einem gestrichenen Teelöffel basischen Badesalzes. In die milchige Lauge geben wir einen Baumwollrolli, lassen ihn pitschnaß werden und wringen ihn dann stramm aus. Jetzt wird er mit der Restfeuchte für die Nacht auf den Oberkörper gezogen.

Wir geben noch einen oder zwei trockene Pullis darauf, damit niemand friert oder sich erkältet. Mit diesem Salzhemd sind schon beeindruckende Erfolge bei Hautallergien, Neurodermitis, Schuppenflechte, Ekzemen, bei Akne und Furunkeln und allen möglichen negativen Erscheinungsbildern der Haut erzielt worden. Selbstverständlich ist dieses Salzhemd auch bei Problemen der Lunge und Leber, der Nieren und des Herzens angezeigt. Ein besserer und wirkungsvollerer Schlackenmagnet für den ganzen Oberkörper ist kaum denkbar als gerade dieses Salzhemd!

# Die Bedeutung der Mineralstoffe

**Mineralstoffe neutralisieren Säuren. Mineralstoffe sind die Garanten unserer Gesundheit und unserer Schönheit. Diese blühen und dauern, solange wie unsere Mineralstoffdepots der Haut, der Haare, der Nägel und Knochen, der Sehnen und Kapseln und des Blutes gefüllt sind. Zahlreiche anorganische und organische Säuren und Gifte zwingen unseren Chemismus unablässig, Mineralstoffe zwecks Säure- und Giftneutralisierung zu opfern. Eine unserer wichtigsten chemischen Lebensaufgaben ist es, für einen ständigen Mineralstoffüberschuß aus der täglichen Nahrung und aus Nahrungsergänzungsmitteln zu sorgen, damit unsere Mineralstoffdepots möglichst lange unangetastet bleiben, und damit auch unsere Gesundheit und Schönheit.**

Heute glänzen viele Leistungssportler nicht nur mit körperlichen Höchstleistungen, sondern auch mit einer "hohen Stirn". Sie haben ihre Mineralstoffversorgung sträflich vernachlässigt und unwissend kontinuierlichen Mineralstoffraub aus dem Haarboden zwecks Neutralisierung der bei ihnen im Übermaß anfallenden Milchsäure betrieben. Dieser Mineralstoffraub zwecks Säureneutralisierung ist Schuld an ihrem frühzeitigen Haarausfall.

Von diesem sind besonders Jogger, Bodybuilder, Fitneß-Fans und Hochleistungssportler aller möglichen Sportarten betroffen. Besonders die Fußballer, Boxer, Radrennfahrer und die Langstreckenläufer!! Sie müssen bei ihrem hohen Anfall an Milchsäure aus starker Muskeltätigkeit große Mengen an Mineralstoffen und Spurenelementen zu sich nehmen, um die entstandene Milchsäure zu neutralisieren. Tun sie das nicht, greift der Organismus zwecks Säureneutralisierung die körpereigenen Bestände an. Das erfolgt leider beim Mann in erster Linie mit dem Zugriff auf die Mineralstoffe des Haarbodens. Die Folgen werden sehr schnell sichtbar.

Nach unseren Forschungsergebnissen sind für den Haarausfall der Männer vor allen Dingen folgende Säuren oder Stoffe verantwortlich: Harnsäure!! Zucker!! Nikotin! Azetylsalizylsäure! Milchsäure!!! Schwefelsäure!! Essigsäure! Kaffee!!! Gerbsäure!!!

Mittlerweile können wir bestätigen, daß selbst dort wieder Haare zum Vorschein kommen, wo sich noch der Rest einer Wurzel regte oder daß selbst aus jahrzehntelangen Glatzen erneut ein Haarflaum sprießen kann. Man muß nur lange genug konsequent entschlacken und im Übermaß den Körper mit energiereichen Mineralstoffen versorgen. Eine derartige, zumindest ein bis zwei Jahre betriebene Mineralstoffkur bei gleichzeitiger Reduzierung jeglicher Säurebildung aus Fleischverzehr, Süßwaren-

**Energiereiche Mineralstoffe**

**neutralisieren Säuren und Gifte und füllen geleerte Mineralstoffdepots auf:**

- Haut
- Haare
- Nägel
- Zähne
- Knochen
- Knorpel
- Gefäße
- Kapseln

konsum, Rauchen und Kaffeetrinken und natürlich auch aus übertriebener Muskeltätigkeit regeneriert verlorengegangenen Haarwuchs manchmal bereits innerhalb von Monaten. In der Regel verläuft die Regenerierung in drei Zeitstufen von jeweils etwa sechs bis zwölf Monaten Dauer.

Eine solche Mineralstoffkur mit täglich einigen Teelöffeln energiereicher Nahrungsergänzungsmittel hilft sogar bei kreisrundem Haarausfall, so wurde uns mittlerweile berichtet. Bitte denken Sie bei lokalem, stellenweisem oder kreisrundem Haarausfall immer über möglicherweise ursächliche Vergiftungen nach, und stellen Sie diese ab!

In vielen fabrikmäßig hergestellten Mineralstoffpräparaten werden Mineralstoffe in Form von Zitraten, Carbonaten oder Lactaten angeboten. Sie kommen also in Form von Salzen in den Körper, sind selber „neutralisierte Säuren“. Deshalb können sie wenig mineralisierende oder sogar neutralisierende Wirkungen entfalten, sind sie doch selbst bereits Salze, entweder der Milchsäure, Kohlensäure oder Zitronensäure.

Dieser Argumentation kann nur entgegengehalten werden, daß es im Körper starke Säuren gibt wie beispielsweise die Schwefelsäure, die Harnsäure, die Oxalsäure, welche die relativ schwache Kohlensäure, Zitronensäure und Milchsäure aus den Salzen verdrängen, um sich der dann freien Mineralstoffe zu bemächtigen. Dadurch verbleiben jedoch logischerweise die jetzt frei werdenden Säurereste bzw. Säuren, ihrerseits Neutralisierung bzw. Verstoffwechselung suchend. Die energiereichsten Mineralstoffe liefern Natur und Küche mit frischen Kräutern, Gemüsen, Gewürzen und Obst, oder aus diesen Gottesgaben hergestellte Nahrungsergänzungsmittel, die keine chemische Veränderung erfahren haben.

Wenn ein Mann die Wiederbelebung seines verlorenen Haarwuchses konsequent betreiben möchte, dann sei ihm folgendes geraten:

1. Bestandsaufnahme: Woher kommen die haarraubenden Säuren oder Gifte?
2. Die Vermeidung einer weiteren Versauerung und Vergiftung
3. Säureneutralisierung und absolut überreichliche Remineralisierung durch die Einnahme großer Mengen geeigneter und vor allen Dingen energiereicher Mineralstoffpräparate, gleichzeitig eine vitalstoffreiche, vegetarische Ernährung mit hohem Rohkostanteil, Gemüsesäfte, usw.
4. Ausleitung und Neutralisierung gelöster Säuren und Schlacken durch basische Bäder, Duschen, Waschungen, Wickel, Spülungen, usw., auch durch das Auftupfen von basischer Lösung auf die kahlen Stellen, Unterstützung der Ausleitung durch das Trinken von ca. 1 Liter Wasser pro Tag
5. Von Beginn der Haarkur an wird den ganzen Tag über der Haarboden von vorne nach hinten “leergeschoben“. Die in den Haarboden transportierten Säuren werden regelmäßig mit beiden quer aufliegenden Zeigefingern aus dem Haarboden von der Stirne beginnend nach hinten weggedrückt, dann noch den Nacken hinunter in den Rücken. So kann und muß immer wieder frisches, säurefreies Blut nachströmen.

Mittlerweile gibt es geeignete Massagegeräte, welche die Durchblutung des Haarbodens anregen und auch hilfreiche Haartinkturen und Energetica zur Wiederbelebung verlorenen Haarwuchses.

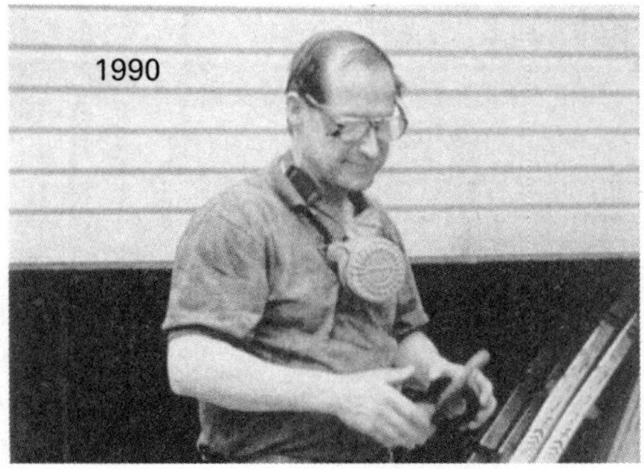


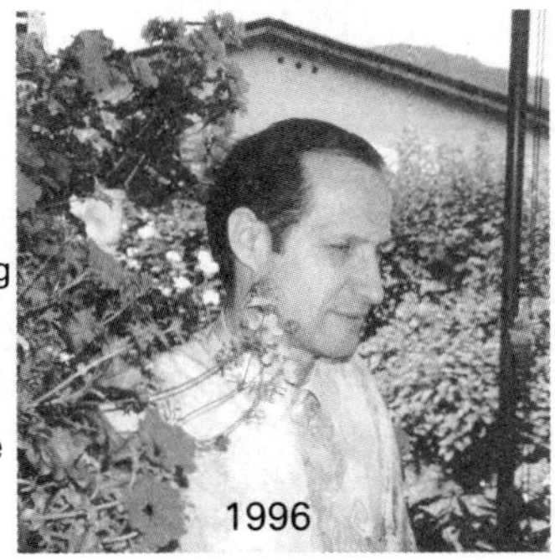


Norbert Zeitvogel Nach einem halben Jahr konsequenter Remineralisierung fragte ihn sein Hausarzt: „Wo haben Sie sich denn diese Haare einpflanzen lassen?!"

Von überragender Bedeutung ist jedoch von Anfang an die überreichliche Mineralstoffzufuhr! Sie muß nicht nur die Neutralisierung der täglich anfallenden Säuren gewährleisten, sondern auch die Wiederauffüllung des mineralstoffentleerten Haarbodens. Bei konsequenter und disziplinierter Durchführung der von uns entwickelten Haarkur regt sich erneuter Haarwuchs erfahrungsgemäß nach ca. sechs Monaten. Nach dieser Zeit tritt als erstes ein Haarflaum zutage wie bei einem Neugeborenen. Nach einem weiteren halben bis ganzen Jahr folgen feine, dünne Haare. Es dauert dann noch einmal monatelang, bis sich dieses feine Haar stärkt und festigt.

Nach einer solchen Kur fragte den Schlossermeister Norbert Z. aus Sinsheim sein Arzt, nachdem er innerhalb weniger Monate drastischer Remineralisierung sein längst verlorenes Haupthaar zurückgewonnen hatte: "Wo haben Sie sich denn diese Haare einpflanzen lassen?" Nichts hatte er sich einpflanzen lassen. Er hatte sich nur ein halbes Jahr lang drastisch remineralisiert! Solche „schnellen Wunder" sind aber leider nicht die Regel.

Sogar bei vorher absoluter Haarlosigkeit eines 25-jährigen jungen Mannes ist es ihm gelungen, innerhalb von 6 Monaten mit der gerade geschilderten Methode zuerst die Schamhaare, dann die Körperbehaarung, dann Augenbrauen und Wimpern und zum Schluß die Kopfbehaarung wieder zum Vorschein zu bringen.

Auch tonsurähnliche "Platten" sind mit dieser Methode wieder zugewachsen. Disziplin und Ausdauer sind jedoch immer wichtige Begleiter. Selbstredend ist der haarlose Mann in aller Regel verschlackt. Deshalb beginnt er erst nach ein bis drei Monaten, schlackenlösenden Tee zu trinken, setzt dann natürlich die Reminalisierung mit größter Konsequenz fort. Das gilt auch für die basische Ableitung von Säuren und Schlacken über die Haut. Er hat zuerst die Säuren und Gifte zu neutralisieren und auszuscheiden, die in seinen Körperflüssigkeiten und Zellen schwimmen. Bis er mit der Schlackenlösung anfängt, trinkt er die ersten ein bis drei Monate seiner Kur gescheiterweise energetisiertes Leitungswasser,

**Mineralstoffe für:**

- Säureneutralisierung
- Mineralisierung
- Remineralisierung
- Haarwuchs
- Potenz
- Prostata
- Wechseljahre
- Verdauung
- Chemotherapie
- Leistungssportler
- Jogger
- hyperaktive Kinder
- Sauna / Fitness
- Geriatricum

Osmosewasser o.ä. und Gemüsesäfte. Diese lösen keine Schlacken, sind aber bei der Remineralisierung hilfreich. Das gilt zumindest für die Gemüsesäfte.

Der erneute Haarwuchs in Form eines ersten Flaumes wird bald seine Disziplin und seine Bemühungen belohnen. Dieser Lohn ist nicht nur ein optisch attraktives Erscheinungsbild, sondern auch eine ganz neue Lebensqualität. Das gilt gleichermaßen für Körper, Geist und Seele.

Trotzdem mag es eine verschwindend geringe Zahl von Männer geben, bei denen der frühzeitige Haarausfall erblich oder hormonell bedingt ist. Ausnahmen haben schon immer die Regel bestätigt. Die Regel aber lautet uneingeschränkt, daß der Haarausfall des Mannes seine Ursache in einem frühzeitigen Mineralstoffverzehr hat.

Leider sind die Menschen heute äußerst verwöhnt und erwarten immer eine SOFORT-WIRKUNG. Aber organische Entwicklungen in des Wortes doppelter Bedeutung benötigen ihre Zeit und, von Mensch zu Mensch verschieden, auch unterschiedlich große Mengen von Mineralstoffen für die angestrebte Remineralisierung.

Bei dieser Gelegenheit sei noch einmal auf die Wichtigkeit der energetischen Ausstattung der verwendeten Spurenelemente und Mineralstoffe hingewiesen, wenn diese zur Wiedererweckung von Haarwuchs beitragen sollen. Diese Mineralstoffe müssen unbedingt aus dem Pflanzenreich stammen, wo sie mit wichtigen sichtbaren und unsichtbaren kosmischen Energien ausgestattet worden sind. Für den von uns immer wieder zitierten Energiereichtum von Mineralstoffen sorgt der Kosmos!

Sehen wir uns jetzt einige Bereiche an, wo eine hinreichende Mineralstoffversorgung von besonderer Wichtigkeit ist. Da ist natürlich einmal der lebenslange Bedarf für die Säureneutralisierung, dann derjenige für eine Remineralisierung geleerter Mineralstoffdepots. Das trifft für so viele Erscheinungsformen zu wie lockeres Zahnfleisch, verlorenen Haarwuchs, Krampfadern, Potenzschwäche, Osteoporose, usw.

Für die Frau ist eine verbesserte Mineralstoffversorgung sofort ab dem Beginn der Wechseljahre von größter Wichtigkeit. Das Gleiche gilt für Jogger und jede Art von Leistungssportlern.

Besonders wichtig ist eine hohe Mineralstoffversorgung auch vor Saunabesuchen. Diese bringen sowohl Mineralstoffverluste als auch einen Milchsäureschub aus dort üblicher sportlicher Betätigung.

**Neuer Haarwuchs wie?**

- Schluß mit Säuren und Giften
- Übermineralisierung
- Kopfmassagen
- Entschlackung
- Alkalisierung der Kopfhaut!

Sieht man sich z.B. einem steil ansteigenden Laktatspiegel, also einer regelrechten Milchsäureflut ausgesetzt, und das noch bei gleichzeitigem Mineralstoffverzehr in der Sauna, dann werden ggfl. die Zellen des Herzmuskels so sauer mit pH-Werten zwischen 6,4 oder sogar 6,2, daß dort das Kapillarblut stark angesäuert wird. Dadurch werden die roten Blutkörperchen steif und steifer, bis sie regelrecht erstarren. Dann können ganz bestimmte Muskelpartien nicht mehr mit frischem Blut, also mit Sauerstoff und notwendigen Nährstoffen versorgt werden. Herzkrampf, Sauerstoffnot - der Herzinfarkt tritt möglicherweise ein.

Jetzt könnte eine erste und zwar basische Hilfe lebensrettend sein. Sie wird nur in den seltensten Fällen praktiziert, weil sie praktisch kaum jemand mehr kennt. Selbst ein halber Liter klares Wasser wäre hilfreich!

Die basische Erste Hilfe besteht aus einem Basentrunk, einer basischen Abreibung und einem nachfolgenden großflächigen basischen Wickel. Basen- Infusionen werden als Erste Hilfe heute noch oder wieder in therapeutischen Praxen und in der Intensivmedizin angewandt.

Der vom Herzinfarkt Betroffene liegt in aller Regel in Todesangst auf einer Liege, und seine Pupillen sind klein wie Stecknadelköpfe. Er ist weiß wie die berühmte "Kalkwand", und seine Haut perlt von kaltem Angstschweiß.

Seine Gliedmaßen schlottern. Der ganze Mensch ist nur Todesangst und Todesnot. Bevor der Notarzt zur Stelle ist, bereiten wir in Windeseile eine Tasse oder ein Glas Wasser zu, worin wir einen halben Teelöffel Natron oder basisches Salz rühren. Diese Lauge wird flott getrunken. Der Mann wird gänzlich entkleidet und ebenso gänzlich mit einer Lauge abgerieben, wie er sie gerade getrunken hat.

Wir haben noch eine weitere Schüssel mit einer basischen Lauge zubereitet, indem wir zwei Liter körperwarmes Wasser genommen und einen ganzen Eßlöffel Natron oder basisches Salz hineingegeben haben. Mit dieser Lauge bereiten wir jetzt einen großen Wickel, indem wir in diese Lauge beispielsweise ein großes Handtuch geben, dieses dann auswringen und damit den ganzen Thorax vorne abdecken. Dann wird warm zugedeckt.

Aus eigenem Erleben können wir berichten, daß diese Methode bei Herzanfällen und Herzinfarkten bereits innerhalb weniger Minuten einen durchschlagenden Erfolg bringen kann. Der Krankenwagen ist hier trotzdem gerufen worden, und man kann dann immer noch entscheiden, ob man mitfährt, wenn er endlich eingetroffen ist.

Wir haben einen Fall erleben dürfen, wo der mit der soeben beschriebenen basischen Ersten Hilfe behandelte Mann auf das Krankenhaus verzichtet hat. Seitdem hat er seine

Ernährung generell geändert. Er hat sich wochen- und monatelang entschlackt und dabei 10 kg Gewicht verloren. Davon war das meiste zwecks Säureverdünnung bislang zurückgehaltenes Wasser. Dieses hat er innerhalb von zwei Wochen über die Nieren ausgeschieden.

Derartige mögliche Säureattacken sind nicht nur der Herzinfarkt, sondern auch der Schlaganfall und die Migräne, natürlich auch sog. Rheumaschübe, auch Gehörsturz, Kopfschmerzen oder andere plötzlich auftretende Schmerzen, aber natürlich auch der Muskelkater und der Muskelkrampf.

Immer wieder sind der gleiche Weg und die gleichen Maßnahmen angezeigt, wie wir sie eben als basische Erste Hilfe beim Herzinfarkt beschrieben haben, immer begleitet von ca. einem halben Liter Wasser, schluckweise getrunken.

Derartige Erkenntnisse müßten sich noch viel mehr in weiten Teilen des Sportes durchsetzen. Für den Chemismus des Sportlers mangelt es an zwei wichtigen Erkenntnissen. Er oder sie sorgt erstens nicht für eine hinreichend hohe präventive Mineralstoffzufuhr zwecks Neutralisierung der zu erwartenden Milchsäure. Die Körperpflege der Sportler ist zweitens auch nicht konsequent basisch, um die Säuren nach Wettkampf oder Training aus den mit Milchsäure überfrachteten Muskeln zu ziehen.

Man schaue sich einmal die Schlußphasen von Radrennen an! Da laufen die Betreuer oft neben den Rennfahrern her, nachdem diese die Ziellinie passiert haben. Wenn diese Männer aufhören zu treten, fallen sie oftmals stocksteif samt ihrem Fahrrad um und müssen dann von ihren Betreuern regelrecht aufgefangen werden. Leider erwischt auf langen Etappen der Muskelkrampf den oder die Radrennfahrer auch schon einmal, bevor sie ihr Ziel überhaupt erreichen.

Sie wären niemals so stocksteif von ihrem drastischen Milchsäurekrampf, wenn sie sich präventiv vor dem Rennen stunden- und tagelang mit geeigneten Mineralstoffen überversorgt hätten. Der eingetretene Krampf wäre schnell vorbei, wenn man den armen Rennfahrer jetzt mit ganzen Fluten einer geeigneten basischen Lauge wiederholt abwaschen und abreiben oder in eine bereitstehende Badewanne ins Basenbad legen würde.

Bei Migräne, bei Kopfschmerzen und bei sonstigen undefinierbaren, plötzlichen Schmerzen empfiehlt es sich, ein oder zwei Gläser reines Wasser zu trinken und schnell ein warmes oder sogar ein heißes Fußbad zu machen, natürlich ein stark basisches. Dieses zieht schnell Säure aus dem Körper in die Füße. Diese polare Wechselwirkung kennen wir von der Fußreflexzonenmassage. Gesetze, die in der Physik gelten, gelten analog auch in der Chemie. Materie ist ohnedies nur organisierte Energie, und so sind alle Grundgesetze dieses Universums identisch.

Bei den Kindern gilt es, die Zähne zu erhalten und ihnen für das Leben zu einem stabilen Knochenbau zu verhelfen. Ohne reichliche und energiereiche Mineralstoffe ist das nicht möglich. In der ganzen Zeit des Wachstums ist also die Zufuhr energiereicher Mineralstoffe oberstes Gebot.

Stellen sich dann die ersten Hautunreinheiten mit Pickeln und Akne ein, darf in aller Regel auf Überfrachtung des kindlichen Organismus mit Säuren und Stoffwechselschlacken aus den vielen Genußmitteln unserer Zeit geschlossen werden. Auch hier hilft in aller Regel eine außerordentliche Mineralisierung. Durch eine Neutralisierung der ansonsten über die Pickel austretenden Säuren und Schlacken werden Akne und Hautunreinheiten überflüssig und verschwinden in aller Regel sehr schnell.

Selbstredend ist eine hohe Mineralstoffversorgung besonders wichtig für den älteren Menschen. Speziell seine Mineralstoffdepots sind naturgemäß geringer ausgestattet als diejenigen jüngerer Menschen. Insofern ist eine reichliche Mineralstoffzufuhr eine gute Vorsorge für ein langes und möglichst beschwerdefreies Leben.

Besonders wichtig ist ein Schub energiereicher Mineralstoffe am Abend für die Stoffwechselprozesse und Neutralisierungsvorgänge, die nachts ablaufen.

Für die Ernährung über den Tag gilt folgende Binsenweisheit: Morgens sauer, mittags neutral, abends basisch-mineralisch.

Wer also meint, auf seine Tasse Kaffee pro Tag nicht verzichten zu können, der trinkt sie am Morgen, quasi als „Säurepeitsche". Damit sollte es dann gut sein. Der Tag bringt in der Regel noch Säuren genug. Wassertrinker starten statt mit Bohnenkaffee mit einem viertel bis zu einem halben Liter Wasser in den Tag und kommen dadurch bestens in Schwung.

Werden diese in der Nacht aus Mangel an energiereichen Mineralstoffen nicht neutralisiert, finden sie sich bei vielen Menschen morgens in regelrechten Wassersäcken, also mit Wasser verdünnt, unter den Augen. Man drücke diese Flüssigkeit durch die Tränenkanäle hinaus!

Man leckt dazu außen über beide Daumen, speziell über das erste Gelenk, knickt beide Daumengelenke ab, ballt eine Faust und drückt mit den beiden abgewinkelten und angefeuchteten ersten Daumengelenken den Schlackensaft aus den Augensäcken. Dabei reibt man immer wieder von unten nach oben, bis man die Tränensäcke möglichst gänzlich entleert hat.

Von dieser Möglichkeit der Entschlackung via Tränenkanal hat bislang kaum ein Therapeut gehört. Sie funktioniert trotzdem!

# Fastenkrise und Fastengau

**Dem Fastengau fallen jedes Jahr viele Männer zum Opfer. Beim Betreiben von Entschlakkung oder Fasten werden Schlacken gelöst und die ursprünglichen, vormals neutralisierten Säuren und Gifte reaktiviert. Falsch verstandene sportliche Betätigung oder auch Überanstrengung auf dem Ergometer führen zu einem hohen Anfall von Milchsäure. Das Herz verkraftet die Säuremenge nicht mehr. Es verkrampft. Herzinfarkt und Tod treten ein, der Fastengau, der größte anzunehmende Fastenunfall.**

Viele ältere Menschen, natürlich auch jüngere, bedienen sich heute zur möglichst langen Gesunderhaltung oder zur Rückgewinnung ihrer verlorengegangenen Gesundheit einer uralten Methode, die in sämtlichen Hochkulturen dieser Erde üblich war und ist. Sie fasten.

Wir haben am Beispiel unserer Stuttgarter Fastenleiterin gesehen, daß gerade beim Fasten relativ viele Fehler gemacht werden, was die Beachtung der körperchemischen Vorgänge angeht. Der "Dreisprung der Entschlackung" wird oftmals in den Fastengruppen nicht beachtet. Es werden mittels Trinken von Tee nur Schlacken gelöst, und die Körper der Faster werden mit den Säuren aus dieser Schlackenlösung überschwemmt. Das kann alle möglichen unangenehmen Folgen haben, von Aggressivität, Depressionen und Passivität bis zu Eiterbeulen und Ekzemen, bis zu den schon beschriebenen Arthroseknien, bis zu allen möglichen Schmerzen, Ödemen und anderen mißliebigen Erscheinungen.

## Fastengau

**(Gau: größter anzunehmender Unfall)**
**Der größte anzunehmende Fastenunfall ist der Herzinfarkt!**

- Der normale Lebensrhythmus wird abrupt geändert.
- Es gibt nur noch Schlackenlöser zu trinken, nichts mehr zu essen.
- Aus Schlackenhalden werden Säurefluten gelöst.
- Ein Neutralisierungsangebot unterbleibt.
- Ein Ableitungsangebot unterbleibt.
- Starke Muskeltätigkeit bewirkt einen Milchsäureschub, der pH-Wert der Herzmuskulatur sinkt von 6,9 bis auf 6,4 / 6,2.
- Erythrozytenstarre tritt ein.
- Die Kapillargefäße der Herzmuskulatur werden nicht mehr durchblutet.
- Herzinfarkt = extremer Sauerstoffnotstand tritt ein.
- Die „basische Erste Hilfe" bei Herzinfarkt unterbleibt.
- Der Tod tritt ein.

Sogar der größte anzunehmende Fastenunfall, der von uns sog. FASTENGAU, ist möglich, der Herzinfarkt. Diesem sind in Fastenkuren sicherlich schon Hunderte, wenn nicht Tausende von Männern zum Opfer gefallen.

Wir sind dieser Sache durch den Verlust eines Bekannten auf die Spur gekommen. Es war vor etwa sechs Jahren, als wir uns gerade intensiv sowohl mit der Körperchemie als auch damit beschäftigten, wie wirkungsvolle Mineralstoffprodukte und basische Körperpflegemittel beschaffen sein müßten. Der Mann war damals 50 Jahre alt und ein sehr erfolgreicher Manager, der im Leben alles erreicht hatte, was sich ein Mann nur wünschen kann: Eine wunderhübsche Frau und zwei Kinder, eine schöne Villa, zwei fesche Autos, eine Karriere bis zum Vorstand usw. usw.

Aber auf ihn traf der Trivialspruch zu, daß er bis zu seinem 50. Lebensjahre mit seiner Gesundheit dem Geld hinterhergelaufen war und sich jetzt anschickte, mit dem verdienten Geld der verlorenen Gesundheit hinterherzulaufen. Er fuhr in eine Fastenklinik, um den ersten Schritt in ein neues Leben zu tun. Er fuhr in seinem weißen Mercedes hin und kam im schwarzen Mercedes zurück.

Was war geschehen? Sein normaler Lebensrhythmus war abrupt geändert worden. Keine Termine mehr und kein Hotelessen, kein Streß und kein gewohnter Tagesrhythmus mehr. Selbstverständlich auch kein Fleisch und kein Kaffee, kein Dessert und kein Cognac mehr, keine Zigaretten, usw. Es gab nur noch schlackenlösenden Tee zu trinken und gar nichts mehr zu essen.

Körperchemisch wurden nun aus riesigen Schlackenhalden große Säurefluten gelöst, die den ohnehin schon mineralstoffverarmten Körper durchströmten.

Der zweite Schritt des notwendigen "Dreisprunges der Entschlackung" unterblieb. Ein Neutralisierungsangebot aus der Verabfolgung von reichlich Mineralstoffen gab es nicht, keine zusätzlichen, energiereiche Mineralstoffe zur Säureneutralisierung, auch keine vollwertige vegetarische Kost und keine Gemüsesäfte, auch keine ein bis zwei Liter Wasser zum Ausschwemmen.

Gleichfalls gab es keine ununterbrochenen ableitenden basischen Bäder, Abreibungen und Wickel! Dafür gab es drastische Milchsäureschübe aus dem berühmt-berüchtigten Belastungs-EKG auf dem Ergometer. Wieviele Männer mögen dabei nicht schon schlapp gemacht haben, ohne daß die behandelnde Ärzteschaft durchschaute, was da körperchemisch vor sich ging?!

Bei derartig starker und ungewohnter Muskeltätigkeit bewirkt ein großer Milchsäureschub mit dem Absinken der Zellwerte bis auf Werte von unter pH 6,4 die Ansäuerung in den Kapillarbereichen, leider auch in der Herzmuskulatur. Die dadurch eintretende anfängliche Erythrozytensteife, dann Erythrozytenstarre, ist die Ursache für den Herzinfarkt.

**Die Erythrozytenstarre**

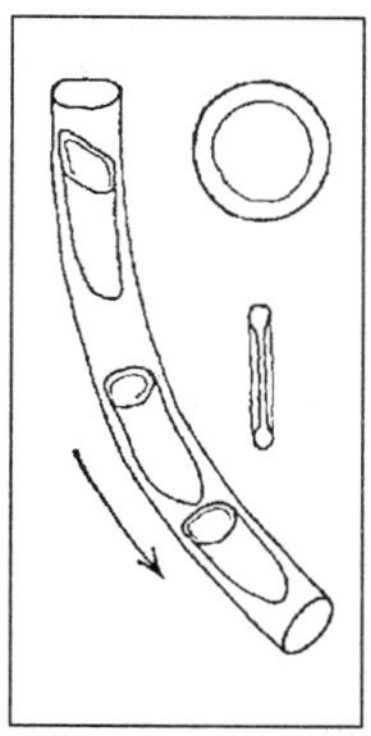

Bei pH-Werten von ca. 6,5 - 6,4 kommt es zur zunehmenden Versteifung der roten Blutkörperchen, bei pH 6,2 zur Starre. Der normale pH-Wert des Herzmuskels liegt bei 6,9.

**Erste Hilfe ist BASISCH!**

Unser Kunde erlitt ihn auf einem Trimm-Trab, der ihm den sog. "Rest" gab, den "finalen Milchsäureschuß". Leider unterblieb die mögliche basische Erste Hilfe mit dem von uns bereits beschriebenen Basentrunk, der basischen Abreibung und dem basischen Thoraxwickel. Exitus!

Dieser Mann wollte sicherlich nicht nur eine einmalige Kur machen! Sondern er wollte sicherlich seinen Lebensstil überhaupt ändern. Es ist mit einer einmaligen Kur auch nicht getan. Der ganze augenblickliche Lebensstil ist davon geprägt, daß wir zuviel essen, zuviel Genußmittel und Fleisch "genießen", daß wir zuviel Streß, Ärger, Angst und Überanstrengung erleiden und daß viele wichtige Erleben zu kurz kommen, wie Bewegung in frischer Luft, ein fröhliches Lied oder ein harmonisches Zusammenleben.

Derartige Verhaltensweisen wie Urlaub im eigenen Lande, das Trinken von klarem Wasser, Wanderungen bei Wind und Wetter, - und dann noch mit einem fröhlichen Lied auf den Lippen, stehen z. Zt. nicht hoch im Kurs. Das tun sie ebensowenig wie bescheiden oder vegetarisch essen, wie Tee trinken oder sich basisch waschen, baden oder sonstwie basisch körperpflegen.

Als Gesundheitsapostel mag man es bedauerlich und natürlich auch für falsch halten. Aber es ist Tatsache, daß die Mehrheit unserer Bevölkerung z.Zt. relativ unbeirrt auf dem sauren Genußwege marschiert, wiewohl tagtäglich mehr Menschen Einkehr halten und den Weg und die Verhaltensweisen der letzten Jahrzehnte als schädlich für Körper, Geist und Seele erkennen.

**Erste (basische) Hilfe bei Säureattacken**

- Basentrunk
- basische Abreibungen
- basische Wickel

**Mögliche Säureattacken:**

- Herzinfarkt
- Schlaganfall
- Migräne
- Muskelkater
- Muskelkrampf
- Rheumaschub / Gichtanfall
- Gehörsturz
- Kopfschmerzen
- plötzliche Schmerzen

Nach so vielen Jahrzehnten der Irrwege nimmt es nicht Wunder, wenn trotz vieler guter Vorsätze auf dem nun als richtig erkannten Wege Fehler gemacht werden. Das lehrt uns die Stuttgarter Fastengeschichte und das lehrt uns überhaupt beispielsweise die Existenz aller möglichen Fastenkrisen. Die dürfte es bei einem körperchemischen Verständnis dessen, was beim Fasten abläuft, überhaupt nicht geben.

Wörtlich schrieb uns im Jahre 1996 eine Dame aus 29575 Altenmedingen: "Ein weiteres Problem bei mir ist. Immer, wenn ich eine Entschlackung oder Teefasten mache, scheiden meine Nieren weniger aus, als ich trinke (z. T. bis zu 50 %), obwohl organisch alles in Ordnung ist".

Ja, organisch ist sicherlich alles in Ordnung. Die "Chemie" war auch in Ordnung und der Vorgang logisch. Nur diese Logik konnte sich die Dame nicht erklären und sonst in ihrem Umfeld anscheinend auch niemand. Ganz sicher hatte sie sich schon anderweitig um die Klärung ihrer Frage bemüht.

Es war nichts als ein klarer Fall von ausschließlicher Schlackenlösung ohne ein mineralisches Neutralisierungsangebot und ohne ein basisches Ableitungsangebot und die tägliche Ausschwemmung mit ein bis zwei Litern reinem Wasser. Die ausschließliche Schlackenlösung überschwemmte den Organismus dieser Dame mit Säuren aus vormaligen Schlackendepots, und so sinnvoller- wie notwendigerweise hielt der Körper sofort Flüssigkeit zwecks Säureverdünnung zurück.

Wir werden immer wieder gefragt, wie lange denn eine Entschlackung zu dauern hat. Darauf haben wir immer die gleiche Antwort, und die lautet: "Eine Entschlackung hat immer wenigstens 10 % der Zeit zu dauern, die man sich verschlackt hat." Das können dann schon einmal 2-3 Jahre sein!

Oftmals wird jedoch eine Entschlackung so schnell abgebrochen, wie sie begonnen worden ist. Eine Entschlackungs- oder Fastenkrise stellt sich ein. Dem bis dahin noch Entschlackungswilligen geht es plötzlich subjektiv empfunden schlechter als vorher. Das hat er nun wirklich nicht gewollt.

Niemand sagt ihm, daß er sich jetzt zwar subjektiv schlechter fühle, es ihm aber objektiv besser gehe, was die Gesamtbilanz seiner Gesundheit angehe. Schlacken seien gelöst und auf dem Wege nach draußen, auch wenn sie dabei Kopfschmerzen, Migräne oder andere Unpäßlichkeiten erzeugen sollten. Dabei müssen nicht einmal diese Heil- oder Fastenkrisen zwangsläufig eintreten. Auch nicht das, was man allgemein als Erstverschlimmerung bezeichnet. Alle diese als negativ empfundenen Begleiterscheinungen einer Entschlackung treten nur dann auf, wenn die zentralen Gesetzmäßigkeiten einer sinnvollen Entschlackung nicht beachtet werden. Denken wir zurück an unsere Stuttgarter Arthrosedamen!

## Fastenchemie

**unsere Steuerungsinstrumente bei Entschlachung und Fastenkrise:**

**1. Kräutertee**
- desto mehr, desto mehr gelöste Säuren
- desto weniger, desto weniger gelöste Säuren aus vormaligen Schlacken

**2. Mineralstoffe**
- desto mehr, desto mehr Säuren und Gifte werden neutralisiert
- desto weniger, desto weniger Säuren werden neutralisiert

**3. Wasser, energiereich, mineralstoffarm**
- die eineinhalbfache Menge wie Kräutertee

**4. Basische Körperpflege**
- desto mehr, desto mehr Säuren und Gifte werden ausgeschieden
- desto weniger, desto weniger Säuren und Gifte werden ausgeschieden

Diese Gesetze einer sinnvollen Entschlackung haben sich noch längst nicht in allen Reha-, Fasten- und sonstigen Kliniken herumgesprochen. Logischerweise berichtete uns vor kurzem eine ältere Dame aus München, wo wir vor über 500 Heilpraktikern referiert hatten, folgendes: Sie sei mit ihren 60 Jahren vor Zeiten in einer Fastenkurklinik gewesen. Nach zwei Tagen Teetrinken habe sie vor Schmerzen steif im Bett gelegen und sei erst nach einigen Tagen wieder auf die Beine gekommen. Auf ihre Fragen, ob das alles seinen richtigen Gang nehme, habe man ihr bedeutet, daß sie doch sehe , daß ihr Körper reagiere! Derartige Erstverschlimmerungen oder Heilkrisen seien absolut "normal".

Das sind sie in der Tat solange, wie man von den drei körperchemisch notwendigen Schritten jeder Entschlackung nur den ersten der Schlackenlösung praktiziert!

Es gilt jedoch die Gesetzmäßigkeit vom "Dreisprung der Entschlackung".

Der erste Schritt ist die Schlackenlösung mittels Teetrinken, wobei aus den alten Schlacken energetisch verbrauchte Mineralstoffe und wiedererweckte Säuren hervorgehen.

Der zweite Schritt ist die Neutralisierung der wieder virulent gewordenen Säuren mittels energiereicher Mineralstoffe und Spurenelemente aus geeigneten Nahrungsergänzungsmitteln und aus einer die Entschlackung begleitenden vegetarischen und mineralstoffreichen Kost. Die Ausleitung wird unterstützt durch die Ausschwemmung mit Wasser. Dazu wird die eineinhalbfache bis doppelte Menge des Kräutertees an Wasser getrunken.

Der dritte Schritt jeder Entschlackung hat eine konsequente Säure- und Schlackenausleitung mit den unzähligen Möglichkeiten einer sinnvollen basischen Körperpflege zu sein. Viele Fastengruppen und -institutionen verdeutlichen ihren Fastern die besondere Wichtigkeit von Schlacken- und Säureableitung von Anfang der Fastenkur an. Bei jedem informativen Vortrag oder sonstigem Beisammensein haben die Faster ihre Füße im basischen Fußbad.

So werden Erstverschlimmerungen, Heilkrisen und Fastenkrisen vermieden. Sie sind absolut überflüssig und resultieren nur aus Unkenntnis körperchemischer Abläufe während jeder Entschlackung. Ohne Heil- und Fastenkrisen bricht in Zukunft niemand mehr eine Entschlackungskur ab.

Dann wird das Ziel jeglichen Fastens und jeglicher Entschlackung erreicht. Dann wird aus der ehemaligen Verdichtung der Zellen, Gewebe und Membranen eine Lichtung. Dann wird aus der ehemaligen Vergiftung eine Entgiftung. Dann wird aus der ehemaligen Steifheit und Starre eine neue Elastizität. Dann können die Säfte wieder durch die Gefäße und die Zellen und Membranen zirkulieren. Dann zirkulieren erneut nicht nur schlackenfreie Säfte, sondern parallel zu diesen auch die alten Energien.

Dann blüht die Schönheit mit den wieder aufgefüllten Mineralstoffdepots erneut auf, und am Horizont erscheint die Möglichkeit eines langen und erfreulichen Lebens einer erwartungsdurstigen Seele in einem mineralstoffreichen, schönen Körper.

Die sog. Fastenkrisen werden allerdings erst dann der Vergangenheit angehören, wenn alle drei Steuerinstrumente des Fastens konsequent und richtig eingesetzt werden, die Schlackenlösung mit Kräutertee, die Säurene- und Giftneutralisierung mit Mineralstoffen, die Ausschwemmung mit Wasser und die Ableitung von Säuren, Giften und Schlacken mit einer basischen Körperpflege.

**Fastenkrise**

**= Säurekrise durch Schlackenlösung**
**= Säureattacke OHNE Neutralisierung**
**= Säureattacke OHNE Ausleitungshilfe**

**Symptome:**
- lokale Schwellungen
- Ekzeme
- Eiterbeulen
- Herzinfarkt
- Furunkel / Körpergeruch
- Aggressionen
- Depressionen
- Kopfschmerzen u.a. Schmerzen

# Die vorsichtige Entschlackung

**Die "vorsichtige Entschlackung" wird bei allen hochgradig verschlackten oder vergifteten Personen durchgeführt nach Schlaganfällen, Herzinfarkt, bei Polyarthritis, Neuro-dermitis, Psoriasis, Allergien, usw. Der normale Dreisprung der Entschlackung: Schlackenlösung, Säureneutralisierung, Ausschwemmung und basische Ableitung wird umgekehrt!!**

**Die vorsichtige Entschlackung beginnt mit Säure-und Schlackenableitung über die Haut und mit Säureneutralisierung durch energiereiche Mineralstoffe. Der ansonsten erste Schritt einer normalen Entschlackung, die Schlackenlösung, kommt bei der vorsichtigen Entschlackung erst nach einigen Wochen als dritte und letzte Maßnahme zur Anwendung, oder man beginnt die Schlackenlösung vorsichtig mit höchstens ein bis zwei Tassen Kräutertee pro Tag. Dazu gehört gleichzeitig eine vegetarisch-vollwertige Ernährung und ein reichliches Angebot neutralisierungsfähiger Mineralstoffe, dazu ein Liter energiereiches, weiches Wasser.**

Jetzt wird klar, daß wir und wie wir jede Entschlackung steuern können, um jede Fastenkrise zu vermeiden: Trinken wir mehr oder weniger geeigneten Tee, lösen wir mehr oder weniger Schlacken und schaffen logischerweise auch mehr oder weniger Säuren. Das zu wissen, ist besonders wichtig, wenn hochgradig verschlackte Personen entschlackt werden sollen. Bei denen wird nämlich gescheiterweise bzw. sogar zwingend die "vorsichtige Entschlackung" praktiziert.

Mit der größeren oder geringeren Gabe von Mineralstoffen können wir mehr oder weniger gelöste Säuren neutralisieren. Fallen viele Säuren an, oder sind schon viele Säuren und Schlacken vorhanden, muß naturgemäß die Mineralstoffgabe besonders hoch sein. Es wird immer die doppelte Menge Wasser wie schlackenlösender Tee getrunken.

Gleichfalls muß die basische Ableitungskomponente besonders konsequent dann praktiziert werden, wenn viele Säuren gelöst werden oder aus Muskeltätigkeit angefallen sind.

Die eben zitierte "vorsichtige Entschlakkung" wird besonders bei Herzinfarktgefährdeten oder bei Personen angewandt, bei denen ein Schlaganfall zu befürchten ist oder die gerade einen erlitten haben. Deren Säure- und Schlacken-

## Das oberste Gebot der Entschlackung:

**„Je verschlackter - desto vorsichtiger entschlacken!"**

**Beginnen mit:**

1. Säureneutralisierung mit:
   Spurenelementen und Mineralstoffen
2. Säure- und Schlackenableitung über die Haut mit:
   basischen Bädern, Spülungen, Wickeln

**nach ca. 14 Tagen beginnen mit:**

3. Schlackenlösung mit
   ansteigenden Trinkmengen schlackenlösender Tees

pegel ist nämlich so hoch, daß man zu Beginn einer Entschlackung keine weiteren Säuren aus Schlackendepots lösen soll.

Diese Personen bekommen am Beginn ihrer Entschlackung geeignete Mineralwässer, wie beispielsweise Volvic oder Evian zu trinken oder energetisch verbessertes Leitungswasser und dazu reichlich Mineralstoffe zwecks Säureneutralisierung. Sinnvoll ist auch das Trinken von Gemüsesäften und von Pflanzenpreßsäften. Von letzeren nimmt man immer einen bis zwei Eßlöffel auf ein Glas und füllt dann mit stillem Mineralwasser auf. Besonders geeignet sind Säfte von Artischocke, Löwenzahn, Mariendistel und Brennessel.

Gleichzeitig werden alle möglichen basischen Ableitungsmaßnahmen ergriffen, wie Vollbäder, Sitzbäder, Fußbäder, Kopf- bzw. Nasenspülungen, Körperwickel, Salzhemd, usw.

**Keine Säurefluten aus Schlackenhalden lösen!!**

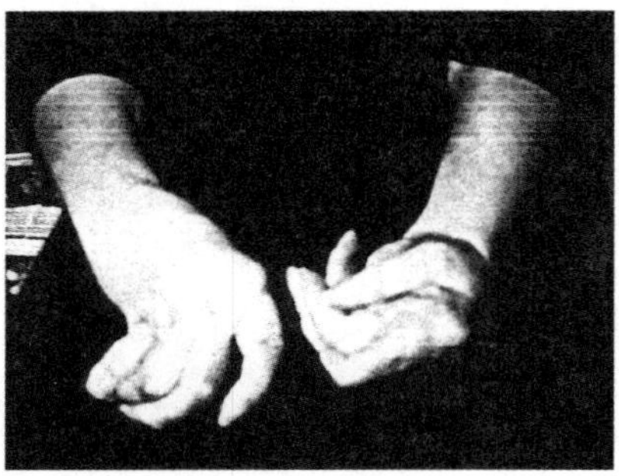

**Zuerst neutralisieren, dann ab- und ausleiten, dann erst lösen!**

Nach 1–2 Wochen oder länger konsequenter Neutralisierung, Ausschwemmung und Ableitung kann man dann mit dem Lösen von Schlacken und mit dem Trinken von Kräutertee beginnen, zuerst 1–2 Tassen und dann über die Wochen und Monate steigernd bis zu 1 oder 1,5 Liter pro Tag.

Selbstverständlich werden die Gabe von Mineralstoffen und die basische Ableitung konsequent weitergeführt, eher noch gesteigert. Das gleiche gilt für konsequente Ausschwemmung mit 1 bis 2 Liter Wasser pro Tag.

Wir haben für diese „vorsichtige Entschlakkung“ das oberste Gebot der Entschlackung geprägt. Es lautet: „Je verschlackter – desto vorsichtiger entschlacken!“

Bei der vorsichtigen Entschlackung rückt der üblicherweise erste Schritt, die Schlackenlösung, an die letzte Stelle. Säureneutralisierung in Blut, Lymphe und Zellen und die basische Ableitung von Säuren und Schlacken über die Haut haben bei dieser Form der Entschlackung absoluten Vorrang!

Man sieht es den Menschen an, wie hochgradig verschlackt sie sind. Man merkt es in der Regel an einer Art Steifheit und Starre, die den ganzen Körper mit all seinen Reaktionen und Bewegungen befallen hat. Oftmals sind diese Personen dann noch aufgequollen oder aufgedunsen, unsere schon wiederholt angesprochene „Wasserzurückhaltung zwecks Säureverdünnung“. Unwillkürlich sagt man sich nach einem Zusammentreffen mit einer derartigen Person: „Er / Sie hat mir diesmal gar nicht gefallen!“

Nach ein paar Tagen oder Wochen hört man dann, daß dieser bedauernswerte Mensch an einem Herzinfarkt oder Schlaganfall verstorben ist. Sprechen wir derartige Personen, die uns in aller Regel ja am Herzen liegen, doch an und raten ihnen zu einer so vorsichtigen wie konsequenten Entschlackung. Wir wissen jetzt, wie man so etwas macht!

Es gibt hochgradig verschlackte oder vergiftete Männer und Frauen, die können sich kaum noch bewegen, beispielsweise bei Polyarthritis deformans, MS, Bechterev o.ä.. Oder Sie leiden wie bei der Fibromyalgie an nicht endenden Schmerzen am ganzen Körper. Wer ihnen helfen möchte, der wickelt sie in den "Spanischen Mantel" ein, eine erweiterte Ableitungsform über das SALZHEMD hinaus.

Eine oder zwei warme wollene Decken werden auf das Bett gelegt, darauf ein Bettlaken, welches in unserer mittlerweile bekannten basischen Lauge gelegen hat und dann ausgewrungen worden ist. Auf dieses feuchte und warme Laken wird in einem angenehm warmen Zimmer unser Patient gelegt und vorsichtig ganz und gar bis auf den Kopf mit diesem Laken bedeckt. Er soll schön bequem liegen. Dann wird er mit den Decken solange zugedeckt, bis es ihm angenehm warm ist. Es soll ihm niemals vor Hitze und vor Schwitzen unangenehm werden. Er soll auch keinerlei Ängste bekommen.

Dieser "Spanische Mantel" ist eine wunderbare basische Ableitungshilfe und kann pro Tag für mehrere Stunden angewandt werden. Natürlich können derartige Männer und Frauen auch wiederholt mit einer basischen Lauge mit pH-Werten zwischen pH 7,5 und pH 8,5 abgerieben werden. Man kann hier auch basische Lauge auftrocknen lassen, wie wir das von Herrn L. aus Crailsheim kennengelernt haben.

Ein besondere Form der „vorsichtigen Entschlackung" haben wir für weit fortgeschrittene Stadien von z. B. Decubitus und Offenem Bein, also Ulcus cruris, entwickelt. Bei diesen beiden Krankheiten ist das betroffene Gewebe manchmal in einem derartig desolaten Zustand, daß man es nicht verantworten kann, weitere Gifte, Säuren und Schadstoffe durch diese aufgebrochenen Geschwüre auszuleiten. Es ist deshalb die Therapieform der „entlastenden Entschlackung" zu wählen.

Mit allen zur Verfügung stehenden Methoden basischer Wickel, basischer Einlaufe, des Baunscheidtierens, mit Genitalspülungen, Schröpfen oder Aderlaß, mit dem Ansetzen von Blutegeln, mit Hilfe von Sauerstofftherapien, der Colon-Hydro-Therapie, des Ölziehens usw. wird versucht, die bislang durch den Ulcus austretenden Schadstoffe umzuleiten und dort auszuleiten, wo das Gewebe ausleitungsfähig ist. Beim Fußbad bleibt also der vom Ulcus betroffene Fuß draußen. Das gleiche gilt beim Vollbad.

Diese Methode bzw. Therapieform der „entlastenden Entschlackung" ist auch bei Hämorrhoiden einzusetzen. Hier haben wir es mit einem Rückstau von Schadstoffen im Blut der Pfortader zu tun, der von der Leber bis hinab zum Anus reicht. Der Körper öffnet im Analbereich die Gefäße, um sich des vergifteten Blutes zu entledigen, zu dessen Verstoffwechselung die Leber entweder wegen der vorliegenden Giftmenge oder wegen einer bestehenden Schwäche nicht in der Lage ist. Insofern ist bei Hämorrhoiden als erstes die Leber mit dem Auflegen basischer Wickel zu stärken, aber auch mit der Einnahme von Mariendistelsamen, mit Hilfe von Löwenzahn- oder Artischockenpräparaten. Bei Vergiftungen ist die Mariendistel, auch ihre Samen, das Kraut der Wahl.

Die zweite Maßnahme bei der Behandlung von Hämorrhoiden ist nächst der Leberstärkung die Vermeidung aller möglichen Säuren, Gifte und Schadstoffe. Das können ebenso Genußmittelgifte sein wie Umweltgifte wie ein zu hoher Fleischkonsum, zuviel Gewürze usw.

**Der umgekehrte Dreisprung der vorsichtigen Entschlackung**

1. Säure- und Giftneutralisierung durch energiereiche Mineralstoffe
2. Säure- und Schlackenausleitung mit Wasser und basischen:
   - Fußbädern
   - Voll- und Teilbädern
   - Salzsocken und Salzhandschuhen
   - Wickeln
   - Spülungen
   - Ganzkörperwickeln
3. Schlackenlösung durch Kräutertee
   - weiter neutralisieren!
   - weiter ableiten!

Die dritte hilfreiche Maßnahme zur Überwindung der Hämorrhoiden ist die ableitende Entschlackung, wie wir sie eben mit Fuß- und Vollbäder, mit Wickeln, Baunscheidtieren, Schröpfen usw. beschrieben haben. Mit Einläufen und der Colon-Hydro-Therapie wird man zu Anfang vorsichtig sein, kann sie jedoch zunehmend einsetzen, je nachdem wie sich die Situation im Analbereich verbessert.

Als äußerst erfolgreich und auch schnell wirksam bei Hämorrhoiden haben sich ausgiebige basische Vollbäder erwiesen. Diese können oder sollen vier bis sechs Stunden dauern. Nach etwa zwei bis drei Stunden sollte man einige Eßlöffel basisches Badesalz zugeben, um erneut Pufferkapazität zur Neutralisierung ausgetretener Säuren zu schaffen. Man kann natürlich auch ein neues Bad ansetzen.

Zur äußerlichen Hilfe und Anwendung eignen sich Analbäder in einer Abkochung von Eichenrinde und das anschließende Eincremen mit Pappelknospensalbe.

Für die an Offenem Bein oder Hämorrhoiden erkrankten Personen ist es begleitend zu den jetzt geschilderten Therapien äußerst wichtig, sich vollwertig-vegetarisch zu ernähren und mit der Einnahme einer energiereichen Nahrungsergänzung das Neutralisierungspotential im gesamten Stoffwechsel drastisch zu erhöhen. Dadurch wird die Menge von Säuren und Giften stark reduziert, die sonst zu dem vielleicht schon desolaten Gewebe des Geschwüres strömen oder die sonst die „Staumenge" der Gifte und Säuren in der Pfortader unnötig vergrößern.

Mit diesen Maßnahmen einer verstärkten Stoffwechselhilfe durch geeignete Mineralstoffe, mit dem Verzicht auf die sauren Genüsse unserer Zeit als Verursacher von Säuren und Vergiftungen und mit der von uns entwickelten Therapie der Entlastungsentschlackung lassen sich sicherlich viele Verödungen von Hämorrhoiden vermeiden. Das gleiche gilt sicherlich für die vielen zigtausend Amputaionen, die jedes Jahr an Zehen und Füßen durchgeführt werden.

Da haben wir die zahlreichen Möglichkeiten basischer Körperpflege: Das basische Vollbad von nach Möglichkeit 60 – 120 Minuten Dauer oder länger sorgt nicht nur für eine wirkungsvolle Schlacken- und Säureausscheidung, sondern es regt auch in wunderbarer Art und Weise die Selbstfettung der Haut an. Diese wird heute im Übermaß und zur Unzeit schon bei Kleinkindern ununterbrochen mit Fetten und Ölen eingerieben, so daß die Talgdrüsen bald verkümmern.

Immer wieder wird uns davon berichtet, daß selbst Damen mit ehemals regelrechter Pergamenthaut innerhalb von Wochen und Monaten nach derartigen basischen Bädern "eine Haut bekommen haben wie ein Engel". So hat uns einmal eine Dame wörtlich und überaus glücklich berichtet.

In basischen Bädern schiebt der Körper Schlacken, Säuren und Gifte durch die Schweiß- und natürlich durch die Talgdrüsen nach außen in das basische Milieu des Badewassers. Dabei wird die Talgdrüse zu sinnvollem Tun und ihrer eigentlichen Bestimmung, der Fettung der Haut, angeregt.

Unwillkürlich meinen viele Personen, die sich in einem solchen Bade alle 5-10 Minuten mit einem griffigen Waschlappen oder einer Badebürste abreiben, daß in dem Badesalz doch irgendein Fett oder Öl versteckt sein müsse, so schön perlt das Wasser bald von der Haut. Dieses Abperlen wird immer augenfälliger, je länger das Bad währt. Nur zu verständlich, weil jetzt immer mehr ausgeschieden und gleichzeitig immer mehr Talg produziert wird!

Natürlich gibt es auch Dinge, die unter derartigen basischen Bädern oder unter der ganzen basischen Körperpflege extrem leiden. Das sind besonders alle Arten von Pilzen. Eine konsequente basische Körperpflege mit Vollbädern und regelmäßigen Fußbädern, und vor allen Dingen mit der regelmäßigen Anwendung von Salzsocken hält kein Fußpilz und auch kein ansonsten jahrelang therapieresistenter Nagelpilz aus. Nach einigen Wochen gibt er entnervt auf und verkrümelt sich im wahrsten Sinne des Wortes.

Ein weit verbreiteter Irrtum ist es zu glauben, daß von Pilzen befallene Personen nur äußerlich betroffen sind. Leider erstrecken sich jedoch die Pilzgeflechte oftmals durch den ganzen Körper, bis in die Blut- und Lymphsysteme, selbst bis in das Gehirn. Deshalb ist besonders bei Mykosen der Basentrunk (siehe Tabelle Seite 170) und das Trinken von bis zu 1,5 Liter energiereichen Wassers so wichtig. Der Basentrunk erreicht jede Körperzelle und erst recht alle Körpersäfte. Auf ein Wasserglas nehmen wir immer eine Messerspitze der im Markt befindlichen Basensalze wie z.B. Kaiser Natron, Bullrich Vital, Meine Base, Basica, Erbasit o.ä.

Der Ehemann einer Frau aus dem münsterländischen Ort Greven wußte uns folgends zu berichten: Er kam eigentlich, um sich bei uns dafür zu bedanken, daß es einer Ärztin aus Düsseldorf mit Therapiebegleitung durch die von uns entwickelte basisch-mineralische Körperpflege gelungen sei, daß seine Ehefrau nach 35 Jahren so chronischer wie latenter Krankheit endgültig wieder gesund geworden sei.

Die Ärztin habe sich auf die Darmreinigung mit der Colon-Hydro-Therapie spezialisiert. Zu Hause habe der Patient nach ihrer Anweisung Tee zu trinken, mineralstoffüberschüssig und energiereich zu essen und möglichst oft und lange basisch zu baden. Die Darmreinigung würde immer dann durchgeführt, wenn Bauchschmerzen anzeigten, daß der Darm als quasi Mülldeponie wieder voll sei. Das sei in den letzten zwei Jahren fast ein Dutzend mal bei seiner Frau der Fall gewesen. Jetzt sei ein letztes Stadium von Körperreinigung erreicht.

Seine Frau könne merken, wie sich letzte Pilzgeflechte im Kopf lösten und sich von dort in Richtung Darm bewegten. Er selbst habe im Schauglas während der letzten Darmspülung diese ausgewaschenen Pilzgeflechte vorbeischwimmen gesehen.

Dieses Erleben widerlegt die offiziell vertretene These, daß Verpilzungen der inneren Organe nur durch, wenn auch wegen ihrer Nebenwirkungen bedenkliche, systemische Antimycotica eliminiert werden können.

Jetzt wisse er, daß seine Frau während 35 Jahren nie richtig krank gewesen sei, sondern nur an einer immer weiter fortschreitenden Versauerung, Verschlackung und an allen möglichen Vergiftungen und natürlich auch Verpilzungen gelitten habe.

Diese Frau war bzw. ist ein Ablagerungstyp. Andere Menschen scheiden allen Unrat durch die Haut aus. Das sieht zwar optisch nicht attraktiv aus, ist aber für die Körperchemie bzw. den Stoffwechsel natürlich sinnvoll und vorteilhaft.

Bliebe anzumerken, daß die intensivste Verpilzung durch quasi alle Körperregionen und -funktionen bei AIDS zu beobachten ist. Logischerweise gehört bei dieser Krankheit die "vorsichtige Entschlackung" praktiziert!! Der Aidskranke ist in aller Regel so geschwächt, versauert und verpilzt, daß man seine Gesundheit arg gefährden würde, würde man ihm ein ausschließliches Teefasten verordnen. Er gehört vorrangig mit einer vegetarisch-vollwertigen Kost gestärkt, auch mit energiereichen Mineralstoffen überreichlich versorgt und von Giften entlastet. Für den Aidskranken ist auch eine hohe Sauerstoffversorgung von großer Wichtigkeit.

Einer unserer Kunden, ein Drogist aus Westfahlen, hat eine Drei-Monats-Entschlackung entwickelt, die sich nach seinen Angaben besonders bei Neurodermitis, Schuppenflechte, bei Allergien, Polyarthritis und vielen anderen Zivilisationskrankheiten bewährt hat.

Drei-Monats-Entschlackung:

1. 14 Tage Teefasten-Kur mit einem täglichen basischen Vollbad von einer Stunde Dauer, dazu je ein Teelöffel Mineralstoffe zu jeder Mahlzeit
2. Wöchentlich zwei basische Vollbäder mit 60-120 Minuten Dauer und länger während der nächsten acht Wochen
3. Von der 3. bis zur 10. Woche einschließlich wird basisch-vegetarische Vollwertkost gegessen
4. Die 11. und 12. Woche wird wiederum eine abschließende 14-tägige Teefasten-Kur wie unter Punkt 1 gemacht
5. Zufuhr von reichlich Mineralstoffen und Spurenelementen während der drei Monate zwecks Neutralisierung der gelösten Schlacken
6. 1,5 Liter Wasser pro Tag
7. Verzicht auf Süßwaren und Weißmehlprodukte, auf Alkohol, auf Nikotin und Kaffee, Milch, Milchprodukte und Fleisch, nach Möglichkeit auch auf verzichtbare Medikamente, vor allen Dingen auf Schmerzmittel

In aller Regel steigen Allergiker und Neurodermitiker hochzufrieden und ohne daß ihnen die Haut juckt, aus einem basischen Bade. Aber auch hier bestätigt die Ausnahme die Regel. Bei jeder tausendsten Person juckt es möglicherweise noch viel schlimmer als vorher. Diese Körper sind dermaßen vergiftet und verschlackt, möglicherweise noch mit dem in ihnen abgeladenen Körpermüll von Vater und Mutter belastet, daß soviel Säure und Gift nach draußen dringen, daß sie am Ende des Bades regelrecht in der Oberhaut steckenbleiben. Jetzt hilft erprobterweise die “saure Schlußspülung“.

Diese bereitet man aus einer Mischung von Apfelessig, Obstessig oder KANNE Brottrunk und Wasser im Verhältnis 1:2 zu. Das „saure Spülwasser“ läßt man sich über den Körper laufen. Bald hört das Jucken auf.

Die Spülung hat die mit sauren pH-Werten von pH 3-6 juckenden Säuren mit eigenen pH-Werten zwischen pH 2 und pH 3 aus der Oberhaut vertrieben. Man muß die körperchemischen Tricks nur kennen!

Es gibt noch eine weitere bewährte Hilfe für besonders empfindliche Neurodermitiker oder an Schuppenflechte Erkrankte. Sie fügen ihrem basischen Vollbad 2 Liter Tee bei, den sie aus zwei gehäuften Eßlöffeln Kraut von Stiefmütterchen und Zinnkraut zubereitet haben.

Als hilfreich zur Hautpflege hat sich ein Hautöl erwiesen, welches man aus fünfzig Milliliter Weizenkeimöl zubereitet, welchem man zwanzig Tropfen Cajeputöl und einen Tropfen Vitamin E beifügt.

# Multiple Sklerose

**Die Multiple Sklerose hat zwei Wurzeln bzw. Ursachen, energetische und stoffliche Verzehre. Beide Ursachen müssen analysiert, abgestellt und die entstandenen Defizite aufgefüllt werden.**

Eine gründliche Entschlackung und in Zukunft sorgfältige Reinhaltung des gesamten Organismus ist vor allen Dingen für alle MS-Kranken zwingende Notwendigkeit.

Die Schulmedizin sieht diese Krankheit nach wie vor als unheilbar an und hat lediglich Cortison im Angebot, um das Befinden bei MS zu bessern. Ein Heilungskonzept gibt es nicht, auch keine schlüssige Definition, was MS überhaupt ist.

Nach unserer Meinung speist sich die Entstehung von MS aus zwei Wurzeln. Die erste ist eine energetische Störung entweder des Schlaf- oder des Arbeitsplatzes. Aber auch andere energetische Defizite oder Verzehre kommen als ursächlich infrage.

Die zweite Wurzel von MS ist eine jahrelange Überfrachtung des Körpers mit Genußmittelgiften, Säuren oder mit anderen Giften, möglicherweise auch Medikamenten.

Ist die auslösende energetische Störung ermittelt, wird entweder der Schlaf- oder der Arbeitsplatz gewechselt!

Danach wird für einige Monate der Körper generell gereinigt, indem jeden Tag 1 l Kräutertee getrunken wird, indem jeden Tag reichlich energiereiche Mineralstoffe zugeführt werden und indem wochenlang jeden oder wenigstens jeden zweiten Tag ein basisches Vollbad von nicht unter 1 Stunde Dauer genommen wird, dazu über den Tag zwei bis drei basische Fußbäder. Zusätzlich zu dem Liter Kräutertee werden bis zu 2,5 Liter magnetisiertes und/oder verwirbeltes Wasser oder Osmosewasser getrunken. Die Magnetisierung über den Magnetiten halten wir bei MS für besonders wichtig.

Gleichzeitig wird die Ernährung auf vegetarisch-vollwertig umgestellt, nach Möglichkeit aus biologisch-dynamischem Anbau mit einem möglichst hohen Rohkostanteil, wie man es gut verträgt.

Als nächstes wird selbstredend auf sämtliche Genußmittelgifte unserer Zeit wie Bohnenkaffee, Schwarzen Tee, Zigaretten, Alkohol, Schmerzmittel, Süßigkeiten, Fleisch usw. verzichtet. Auch übertriebene Muskeltätigkeit, soweit noch möglich, ist zu unterlassen!

Die Naturheilkunde weiß noch einige Hausmittel, die sie bei MS für hilfreich hält. Da ist als erstes das Nachtkerzenöl, welches es in Kapseln zu kaufen gibt. Zwei bis drei Kapseln über den Tag mögen genügen.

Wer sich gern einreiben oder massieren läßt, der verwendet dazu Johanniskrautöl oder Olivenöl, auf den Rücken rechts und links von der Wirbelsäule aufgetragen und dort einmassiert. In das Öl wird etwas basisches Salz, Natron, Meine Base o.ä. gegeben und mit einmassiert.

## Was der MS-Kranke zu beachten hat:

1. Schlaf- und Arbeitsplatz energetisch, und zwar sowohl elektro-physikalisch als auch radiästhetisch untersuchen lassen!

2. Gestörten Platz verlassen!

3. Körperchemische Reinigung des Körpers mit Teetrinken, Säureneutralisierung mit Mineralstoffen und Säure-, Gift- und Schlackenausschwemmung mit basischer Körperpflege und Wasser trinken, vorzugsweise magnetisiertes Wasser.

   Alle ein bis zwei Wochen wird ein basischer Einlauf gemacht, ein Liter Kräutertee mit einer Messerspitze basischen Salzes.

4. Vegetarisch essen, möglichst aus biologisch-dynamischem Anbau mit einem möglichst hohen Rohkostanteil (z.B. Ewers-Diät)

   Samen und Nüsse wie süße Mandeln, Cashewkerne, Walnüsse, Haselnüsse, Kürbiskerne und Sonnenblumenkerne nicht vergessen!

5. Lymphdrainage

6. Genereller Verzicht auf Genußmittel wie Bohnenkaffee, Schwarzer Tee, Süßigkeiten, Fleisch, Schmerzmittel, Nikotin und Alkohol

7. Spazieren und Wandern an der frischen Luft

8. Lichtbäder, also Sonnen des nackten Oberkörpers zur Energetisierung des Organismus

9. Salzmassagen rechts und links von der Wirbelsäule

Blütenpollen gelten als hilfreich, ebenso die Vitamine D, C und E.

Das Vitamin D bildet unser Körper selbst aus Fett. Dazu benötigt er Sonnenlicht. Deshalb sind nicht übertriebene aber regelmäßige Sonnenbäder und Spaziergänge an der frischen Luft für MS-Kranke wichtig.

Eine Therapeutin, mit der wir eng und freundschaftlich zusammenarbeiten, hat sich ein eigenes Forschungsfeld erschlossen. Sie beschäftigt sich intensiv mit dem vorgeburtlichen

Erleben ihrer Patienten. Sie hat versucht, die Ursachen der Multiplen Sklerose zu erforschen und ist dabei nach eigenem Bekunden auf eine interessante Spur gestoßen.

Sie meint, daß bei Männern wie bei Frauen, die an MS leiden, oftmals ein Kindesverlust eine der energetischen Ursachen sei. Damit gebe es neben den beiden von uns reklamierten energetischen Ursachen der Erdstrahlen und der elektro-physikalischen Störungen eine dritte energetische Wurzel für MS.

Sieht unsere Therapeutin bei Frauen einen leiblichen Kindesverlust als mögliche MS-Ursache, so ist das ihrer Meinung nach bei Männern ein Kindesverlust im übertragenen Sinne, also der Verlust des „liebsten Kindes". Das „liebste Kind" kann ebenso der Betrieb oder der Beruf sein, ebenso wie der Schrebergarten oder natürlich auch ein leibliches Kind, der beste Freund, Verwandte oder die Ehefrau.

In ihrer Praxis sind als mögliche Ursachen bei Frauen deren Kindesverluste durch Sterilisation, durch Abtreibung, durch Totaloperation, Fehlgeburten, selbst durch Entführungen oder auch durch eigene Zeugungsunfähigkeit oder diejenige des Mannes festgestellt worden, oder auch dessen Zeugungsunwilligkeit.

Wir haben bereits im Kapitel SCHWANGERSCHAFT auf die Wichtigkeit hingewiesen, das werdende Leben von der ersten Sekunde an liebevoll zu hüten und zu pflegen.

# Krankheitsvorbeugung und Gesundheitsvorsorge

**In unserem Land und in unserer Zeit gibt es keine vom Staat oder von den Krankenkassen betriebene Gesundheitsvorsorge oder Krankheitsvorbeugung. Beide Aufgaben müssen wir deshalb selbst in die eigenen Hände nehmen! Wichtige Maßnahmen sind die Vermeidung stofflicher Über- oder Unterversorgungen und gleichzeitig die Vermeidung energetischer Verzehre oder Belästigungen. Wichtige Maßnahmen zur Krankheitsvorbeugung und Gesundheitsvorsorge sind gleichfalls die Vermeidung von Genußmitteln und von Verhaltensweisen, die zu Säuren und später zu Verschlackungen führen. Jegliche Übertreibungen und Unterlassungen sind ebenso zu vermeiden, wie maßvolle Bewegung und der Genuß von Sonne, Luft und Wasser zu fördern sind.**

Wir vergegenwärtigen uns noch einmal unsere wichtigsten chemischen Lebensaufgaben. Es sind dies als erstes eine mineralstoffüberschüssige Ernährung, damit wir jeden Tag in der Lage sind, die anfallenden Säuren und Gifte zu neutralisieren und zu verstoffwechseln.

Die erfolgreiche Lösung dieser chemischen Lebensaufgabe bedeutet die Verhinderung der Entmineralisierung der Schatzkammern unseres Lebens, der Zähne und Knochen, des Haarbodens, der Knorpel, Gefäße und Organe. Entmineralisierung erfolgt zwecks Säure- und Giftneutralisierung. Entmineralisierung ist gleichbedeutend mit Säureneutralisierung und Schlackenbildung.

Die nächste wichtige chemische Lebensaufgabe ist eine kontinuierliche Schlackenlösung und -ausscheidung aus allen möglichen Depots in den Fett- und Bindegeweben, in den Muskeln und Organen, in den Gelenken, Knorpeln und Kapseln.

Achten wir darauf, daß wir immer in der Lage sind, anfallende Säuren und Gifte schnell innerchemisch zu neutralisieren oder über die Haut und die Nieren auszuleiten!

Deshalb müssen wir alle in Zukunft täglich mehr Wasser trinken als bisher. Ein oder eineinhalb Liter gutes, weiches Leitungswasser, mineralstoffarmes Heilwasser oder Osmosewasser sollte unsere Tagesration sein. Dieses Wasser kann auf verschiedenen Wegen energetisch verbessert werden. Dazu eignet sich eine Verwirbelung nach Viktor Schauberger, eine stundenlage Besonnung nach Jakob Lorber und auch eine magnetische Aufwertung, indem man immer einen Magnetiten in seinem Trinkgefäß liegen hat und diesen vor dem Wassertrinken einige Stunden wirken läßt.

Es muß uns ein Herzensanliegen sein, eventuell geleerte oder geräuberte Mineralstoffdepots durch die Zufuhr von reichlich Mineralstoffen und Spurenelementen wieder aufzufüllen.

Und zum guten Schluß haben wir darauf zu achten, daß wir durch viel Bewegung an frischer Luft und im schönen Sonnenlicht reichlich Sauerstoff zu uns nehmen und so unseren gesamten Körper mit seinen Zellen, Geweben und Membranen, seinen Gefäßen und Organen sauber und von Parasiten freihalten. Dabei ist neben vielen Gewürzen der Sauerstoff unser wichtigster Helfer!

**Was ist Gesundheitsvorsorge?**

- Vermeidung von Säuren/Giften
- Lösung der vergiftenden Schlacken
- Ausscheidung und Ausschwemmung der gelösten Säuren und Gifte
- Schonung und Wiederauffüllung der Mineralstoffdepots

Noch eine große Bitte liegt uns am Herzen: Übertreiben Sie nichts! Wenn Sie zu den Menschen gehören sollten, die jetzt jahrzehntelang den Konsum all der in diesem Buch besprochenen und beklagten sauren Genüsse übertrieben haben sollten, dann setzen sie diese Verhaltensweise des Übertreibens nicht mit der exzessiven Praktizierung von Schlackenlösung, Sauerstoffkonsum, übertriebener Muskelbeanspruchung, usw. fort!

Alles will in Maßen durchgeführt werden, auch vorsichtig dosiert und lieber über einen langen Zeitraum. Es gilt uneingeschränkte die Einsicht, daß oft "weniger mehr ist".

Machen Sie sich nichts daraus, daß man dann längere Zeit gebraucht, um zu dem erwünschten Ziele zu gelangen. Aber man kommt dann wenigstens und vor allen Dingen sicher an!

Denken und akzeptieren Sie bitte immer, daß es auf dem gesundheitlichen Felde kaum allgemeinverbindliche Gesetze gibt. Jeder von uns ist ein selbständiges Individuum, mit eigenen Gegebenheiten des Stoffwechsels, mit eigenen Notlagen, Wünschen, Fähigkeiten, Möglichkeiten, usw. Was für die Ehefrau ein Wundermittel ist, das bringt dem Ehemann eventuell gar nichts. Sie kann beispielsweise eine drastische Entschlackung mühelos vertragen. Er muß den Weg der "vorsichtigen Entschlackung" wählen, usw.

Übernehmen Sie niemals ungeprüft irgendwelche Ratschläge aus der Verwandtschaft oder Bekanntschaft, von Kunden, Freunden, usw.! Es kann dem Kegelfreund geholfen haben und für Sie genau das Falsche sein. Wenn Sie es probieren, dann ganz vorsichtig und langsam. Ebensogut kann es für Sie die allerhöchste Zeit sein, diesen Tip umzusetzen. Möglicherweise müssen Sie es noch schneller und drastischer als Ihr Ratgeber tun. Alles ist von Fall zu Fall und immer individuell zu überlegen und zu tun.

Diese Betrachtung mündet in unsere Forderung, daß sich jeder selbst in hoher Verantwortung und auch mit einem Höchstmaß an Überlegung um seine eigene Gesundheit kümmern muß. Das darf jedoch nicht dazu führen, daß wir uns nur noch mit unserer Gesundheit oder Krankheit beschäftigen. Daran würde sogar derjenige krank, der sich bislang einer guter Gesundheit erfreut hat.

In einem Gemeinwesen, welches sich von Geburt an um die Gesundheit seiner Bürger kümmerte, ist oder wäre eine derartige Beschäftigung überhaupt nicht nötig. Dann wären wir alle gesund und könnten uns mit einem sinnvollen Erleben unserer Inkarnation widmen. Statt dessen werden wir zur Zeit über die Genußversprechen ausgebeutet und haben uns jetzt mit den gesundheitlichen Folgen herumzuplagen.

Versuchen Sie also, möglichst innerhalb von ein paar Monaten oder längstens Jahren gesund, rein und schlackenfrei zu werden, Ihre Mineralstoffdepots wieder aufzufüllen und dann lange beschwerdefrei zu leben. Wir wünschen es Ihnen.

Ganz sicher haben Sie in dem jetzt von Ihnen gelesenen Buch Erkenntnisse und Hypothesen kennengelernt, die Ihnen vorher noch nicht begegnet sind. Seien Sie sicher, daß wir nichts geschrieben haben, wovon wir uns nicht in jahre- und jahrzehntelanger Forschungsarbeit überzeugt hätten oder was wir in der Praxis bestätigt gefunden haben.

Obwohl es nicht das Thema dieses Buches ist, haben wir uns Gedanken über eine sinnvolle Gesundheitsvorsorge und wirkungsvolle Krankheitsvorbeugung gemacht.

Was gehört nach unserer Meinung zu einer sinnvollen Krankheitsvorbeugung und Gesundheitsvorsorge?

1. Vermeidung krank machender Genußmittelgifte wie Alkohol, Kaffee, Zigaretten, Rauschgifte, Zucker und sonstige Süßwaren
2. Vermeidung von Suchtmitteln, Drogen und auch Vermeidung von übermäßigem Arzneimittelkonsum
3. Vermeidung möglicher Gefährdungen wie kranke Sexualpartner, krank machende Stoffe wie Asbest, Chlor, Fluor, Lösungsmittel, usw.
4. Vermeidung von verschiedenen Fehlverhalten, Übertreibungen, Weglassungen, Einseitigkeiten und daraus resultierender Mängel oder Überfrachtungen. Als Beispiele mögen dienen: Zuviel Sport, zuviel Fleisch, zu wenig oder zuviel Fett o.ä.
5. Bewußtes Gesundheitsverhalten mit viel Bewegung in frischer Luft, vielfältige und abwechslungsreiche, möglichst vegetarische Kost, bescheidene Ernährung, ausgeglichene Psyche, ausgeglichene Sexualität
6. Präventive Stärkung von Kondition und Konstitution im Säuglingsalter, in Kindheit und Jugend, in den Wechseljahren und im Alter
7. Präventive Befriedigung vorhersehbarer Bedarfe, z.B. für das Wachstum und die Schwangerschaft, für Erkältungskrankheiten, Alterungsprozesse, usw.
8. Ergreifen von wirksamen Maßnahmen, um die normalerweise im Lebenszyklus zu erwartenden Krankheiten und Schwächungen zu vermeiden, solche der Kindheit, der Schwangerschaft, der Wechseljahre und des Alters
9. Stärkung der körperlichen Gesundheit durch Ernährung mit möglichst naturbelassenen Lebensmitteln bei gleichzeitiger Vermeidung denaturierter und gentechnisch veränderter Nahrungsmittel
10. Möglichst weitgehende Vermeidung schädlicher Umwelteinflüsse wie Elektrosmog, Erdstrahlen, belastetes Trinkwasser, vergiftete Atemluft, nukleare Zehrung
11. Vermeidung der sogenannten Reizüberflutung durch Fernsehen, Illustrierte, Kinofilme, Videos, usw.
12. Kontinuierliche Entschlackung und Entgiftung durch Schlackenlösung, Säure- und Giftneutralisierung, Ausschwemmung mit ein bis zwei Liter Wasser und basische Körperpflege

**Die wichtigsten chemischen Lebensaufgaben**

1. **Verhinderung der Entmineralisierung durch mineralstoffüberschüssige Ernährung**
   Entmineralisierung ist Entzug von Mineralstoffen und Spurenelementen zwecks Säure- und Giftneutralisierung
   = Salzbildung
   = Schlackenbildung
2. **Schlackenlösung und -ausscheidung**
3. **Säure- und Giftneutralisierung**
4. **Remineralisierung**
   = Wiederauffüllung der geleerten Mineralstoffdepots

Vorbeugung macht nur einen guten Sinn und Erfolg in vorsichtiger wie wohldosierter Handhabung. Gut gemeinte Übertreibungen können ebenso schaden wie nachlässige Unterlassungen. Das gilt für Felder wie den Sport oder beispielsweise auch für die Versorgung mit Vitaminen, Rohkost, usw.

Wir stellen fest, daß es z. Zt. keine Krankheitsvorbeugung und keine Gesundheitsvorsorge in unserem Lande gibt, sondern daß ganz im Gegenteil von Kindesbeinen an vieles getan wird, was uns alle miteinander krank, süchtig und schwach werden läßt. Das geht beim Impfen los, wo selbst viele Schulmediziner mittlerweile zu der Meinung gekommen sind, daß hier mehr Schaden als Nutzen angerichtet wird. Das setzt sich über den unmäßigen Süßwarenkonsum der Kinder fort bis zu den Raucherzimmern und den Cola-Automaten in den deutschen Schulen, bis zu unzähligen Zigarettenautomaten, Getränkeshops, usw.

Mittlerweile stehen wir mit hunderten von Heilpraktikern und auch mit Ärzten und Kliniken in Kontakt, welche unsere Sicht von Körperchemie bestätigen und uns mit vielen Ergänzungen weiterhelfen, in die Materie noch tiefer einzudringen. Ihnen allen sei an dieser Stelle ganz herzlich Dank.

Es ist an der Zeit, daß die Eigenverantwortung von Mann, Frau und Kind für die Erhaltung der eigenen Gesundheit gestärkt und gefördert wird. Dabei könnte ein Merksatz eine erste Hilfe sein. Diesen Satz haben wir aus dem zentralen Spruch der Frauenbewegung: „Mein Bauch gehört mir!“ abgeleitet. Er heißt: „Mein Körper gehört mir!“

**Mein Körper gehört mir!**

Beherzigen Sie bitte die drei leicht zu merkenden Grundgesetze gesunden Lebens:

**Meide Schädliches!**
**Iß, trink, tue Nützliches!**
**Scheide Schädliches aus!**

**Durch Entsäuerung zu seelischer und körperlicher Gesundheit**

Beck / Ötinger
Buchversand Ötinger, Öhringen

**Heilung ohne Wunder und Nebenwirkungen**

Karl O. Glaesel
Glaesel Verlag, Konstanz

**Stop der Azidose**

Halima Neumann
Fürhoff Verlag, Starnberg

**Fortschritt für alle**

Ausgabe 42
Dr. med. Bertold Kern
Verlag Erika Herbst, Nürnberg

**Zilgrei
Aktiv gegen den Schmerz**

Wolfgang H. Hollweg
Verlag Ganzheitliche Gesundheit

**Der Säure-Basen Haushalt des menschlichen Organismus**

Friedrich F. Sander
Hyppokrates Verlag

**Saure Nahrung macht krank**

Fred Koch, Hendrika Fuhrer
Vier Flamingos Verlag, Rheine

**Die Leisenkur**

Vanselow-Leisen / Feist
Turm-Verlag, Bietigheim

**Ayurveda - Indische Heilweisen für Europäer**

Hp K.-H. Hanusch
Econ Verlag, Düsseldorf

**Wege aus der Strukturkrise im Gesundheitswesen**

Bruno Müller
Henrich Verlag, Wiesbaden

**Blut- und Säftereinigung**

Dr. med. Erich Rauch
Haug Verlag, Heidelberg

**Colon-Hydro-Therapie**

Hp W. Ullrich
Dr. Jopp Verlag, Wiesbaden

**Pilzerkrankungen
Ursache, Symptome,
erfolgreiche Naturheilverfahren**

Hp Paul Mohr
Dr. Jopp Verlag, Wiesbaden

**Sauerstofftherapien**

Hp Paul Mohr
Dr. Jopp Verlag, Wiesbaden

**Entsäuern - Entschlacken - Entgiften und dabei abnehmen**

Teilfasten
Hpn Doris Wroblewski
Ariane Verlag

**Energiereiche Nahrungsergänzung**
Alen GmbH
Siekrey 16
22459 Hamburg
Telefon 040-5897410

**Nahrungsergänzung und basische Körperpflege**
Delta Pro Natura GmbH
Hans Böckler-Straße 5
63263 Neu-Isenburg
Telefon 06102-20010
Fax 06102-200195

**Nahrungsergänzung, Mineralien**
Klopfer Nährmittel GmbH
Adalperostraße 30
85737 Ismaning
Telefon 089-9965530
Fax 089-963446

**Basische Körperpflege und energiereiche Nahrungsergänzung**
Orgon Körperpflegemittel GmbH
Dülmener Straße 33
48163 Münster
Telefon 02536-33100
Fax 02536-9676

**SPIRULINA-Produkte**
SANATUR GmbH
Georg Fischer-Straße 40a
78224 Singen
Telefon 07731-87830
Fax 07731-878381

**Massageinstrumente**
Gisela Zimmer
Postfach 9107
88075 Kressbronn
Telefon 07543-54200
Fax 07543-54201

**Zubehör für die Cellulitebehandlung**
Revital Institut
Tannenäckerstr. 33
70469 Stuttgart
Telefon 0711-8568690
Fax 0711-858898

**Medizinische Badewannen**
Arzneibäderfabrik GmbH
25454 Rellingen
Telefon 04101-34239
Fax 04101-33468

**Edelsteine**
Dieter Welsch
Im Ebes 11
55758 Hottenbach
Telefon 06785-97720
Fax 06785-977222

**Basische Körperpflege und energiereiche Nahrungsergänzung**
ORGON AG
Rahmensbüelstrasse 14
CH-8843 Schindellegi
Telefon +41 1-7847931
Fax +41 1-7847914

E & M Vital
Lerchenweg 14
A-4502 St. Marien
Telefon +43 7227-21100

De Zonnevlecht - Hofeig B.V.
Midbuulweg 12
NL-6021 AA Budel
Telefon +31 495-492173
Fax +31 495-430885

HAARINSTITUT
Werner Vonach
Arlbergstr. 118
A-6900 Bregenz
Tel. +43 5574-61900
Fax +43 5574-619006

Royal Spirit GmbH
Grünentorgasse 4
A-1090 Wien
Telefon +43 1-3108024
Fax +43 1-3108087

## A



## B



## C



## D

## E



## F



## G



## H



## I



## K

## O



## P



## R



## S

## T



## U



## V



## W



## Z